生物安全领域
公共卫生研究方法集萃

特别顾问　吴沛新

主　编　李　涛

副 主 编　崔艳梅　韩允瑞

编　者　刘　璐　姚　涵　陈　营

　　　　　张馨怡　张小可

U0224235

中国协和医科大学出版社

北　京

图书在版编目(CIP)数据

生物安全领域公共卫生研究方法集萃／李涛主编. -- 北京：中国协和医科大学出版社，2025.3. -- ISBN 978-7-5679-2559-5

Ⅰ. Q81

中国国家版本馆 CIP 数据核字第 2024ET5428 号

主　　编	李　涛
策划编辑	张　凌
责任编辑	魏亚萌
封面设计	邱晓俐
责任校对	张　麓
责任印制	黄艳霞
出版发行	**中国协和医科大学出版社**
	（北京市东城区东单三条 9 号　邮编 100730　电话 010 – 65260431）
网　　址	www. pumcp. com
印　　刷	三河市龙大印装有限公司
开　　本	787mm × 1092mm　　1/16
印　　张	18.5
字　　数	410 千字
版　　次	2025 年 3 月第 1 版
印　　次	2025 年 3 月第 1 次印刷
定　　价	88.00 元

（版权所有，侵权必究，如有印装质量问题，由本社发行部调换）

在全球化的背景下，生物安全领域的挑战日益严峻，特别是随着新型冠状病毒感染（COVID-19）大流行的到来，世界对生物安全的认识达到了前所未有的高度，生物安全问题不仅关系到个体健康，还涉及国家安全、经济发展和社会稳定。这场全球性的公共卫生危机不仅考验了各国的应急响应能力，也暴露了在生物安全监测、预警和应对方面存在的不足。因此，加强生物安全领域公共卫生的研究和实践，提高对生物安全威胁的预防、监测和应对能力，已成为国际社会的共同任务。

党的二十大报告指出，必须坚定不移贯彻总体国家安全观，提高公共安全治理水平。为应对我国生物安全领域面临的风险，我们必须加强生物安全领域公共卫生的研究和实践，以提高应急响应和公共卫生能力。本书编写的初衷源于对全球生物安全形势和新时代公共卫生治理新要求、新指示的深刻认识，旨在为生物安全领域内公共卫生、卫生政策与管理等相关专业学生、研究者和从业者提供一个较为全面的研究方法集萃，帮助他们快速了解和概览专业领域的研究方法，以指导进一步的学习和实践。

本书作为一本综合性的研究工具书，汇集了生物安全和公共卫生领域的核心研究方法，包括定性定量资料收集、政策分析方法、计量分析方法、生物数学模型、流行病学和循证医学方法等相关内容，详细阐述了各类方法的适用范围、操作步骤及实际案例，每种研究方法都有其独特的应用场景和优势。研究者可以根据研究目的与条件，选择合适的研究方法，以获得准确可靠的研究结果。

本书融入公共卫生研究的新知识、新案例，将生物安全领域公共卫生专业理论知识与实践设计应用有机结合，综合培养读者的专业知识、研究实践素质和能力，具有以下特点。

（1）理实融合，内容前瞻。集合院校、科研机构等多方力量，依据最新研究进展，按照研究实际需求，将方法学理论、研究范式及典型研究案例纳入本书内容。

（2）模式先进，编排合理。采取实践导向的研究模式，结构化、模块化、系统化精心编排书籍内容，满足理论学习、案例学习、模块化学习等不同学习方式的需求。

（3）形态创新，数字引领。采用图、文、表并茂的编排形式，所配套数字资源形式多样、信息技术应用充分、内容丰富，附专属学习资源二维码方便使用者浏览和学习，有效激发学生学习兴趣。

　　本书凝聚了中国医学科学院北京协和医学院编写团队的集体智慧。特别感谢中国医学科学院北京协和医院党委书记、北京协和医学院卫生健康管理政策学院吴沛新院长给予的全程指导，从提纲挈领的主题定位，到核心内容及体例结构的确定，融入了吴院长多年来在生物安全领域的理论思考成果和实践经验总结。感谢中国科学院大学冉勇老师、中国农业科学院姜一峰老师的审阅与指导。本书能够顺利出版，得益于各位领导、老师、同学们的倾情投入，大家专业、敬业、协同的精神令人钦佩和感动，在此致以诚挚的谢意。

　　本书是基于目前生物安全领域公共卫生主要研究方法的概述整合，关于生物安全和公共卫生研究的深度和广度还在不断扩展，加之编写团队水平有限，使本书在一些具体问题的处理上难免存在不尽如人意之处，敬请广大读者批评指正。我们真诚地期望本书能够成为大家经常翻阅的"手边工具书"，愿我们共同学习和进步，为生物安全领域的研究和实践贡献力量。

李　涛

2024 年 11 月

定性资料收集

定性研究是根据社会现象或事物所具有的属性和在运动中的矛盾变化，从事物的内在规定性来研究事物的一种方法或角度。它以普遍承认的公理、一套演绎逻辑和大量的历史事实为分析基础，从事物的矛盾性出发，描述、阐释所研究的事物。进行定性研究，要依据一定的理论与经验，直接抓住事物特征的主要方面，将同质性在数量上的差异暂时略去。定性研究具有探索性、诊断性和预测性等特点，它并不追求精确的结论，而只是了解问题所在，摸清情况，得出感性认识。

定性研究通过对这些非数值型数据的分析来理解现象、探究关系或揭示主题。以下是定性资料的一些主要特点：质性特征、主观性、深度理解、灵活性、丰富性、不易量化、开放性、探索性、上下文重要性、人文性和文化性。总体而言，定性资料的特点使其适用于深入理解和揭示社会现象、人类行为、文化差异等方面。这种类型的研究有助于破解问题的复杂性，提供更为全面和深刻的洞察。

本书将从文献综述、访谈法、焦点小组、问卷调查法、专家咨询法（德尔菲法）、观察法六种常用的方法进行详细介绍。

第一节 文献综述

一、定义及特点

文献综述在学术论文及毕业论文中均占有十分重要的地位，是阐述研究内容时常用的一种论文表达形式。同时一篇有深度的论文，文献综述是必不可少的内容。文献综述在不断发展、完善的过程中形成如下特点。

（一）综合性

文献综述中的"综"要求在进行一个研究内容的文献综述时，需要针对该目标进行大量资料的搜集，并将其综合分析，以最精练的语言概括最全面的内容。综述内容覆盖面广，在资料收集之后对其进行文献综述时需要考虑到的内容十分广泛，历史背景、前人的研究成果、研究现状、发展动态以及研究中存在的争议点等均是文献综述需要覆盖的内容。需要强调的是，综述不应是材料的罗列，而是对阅读和收集的材料加以归纳、总结，并做出评论和评价。

（二）评述性

文献综述中的"述"要求在进行文献综述时，需要对收集到的信息进行归纳、总结外，还需全面、深入、系统地分析和评价综述内容，并上升到理论层次，以体现作者个人对此研究的独到见解。同时，还要求指出研究的不足之处，即研究方法是否恰当，研究是否有未涉及领域，理论问题是否有争议、研究空白或者研究不深入，还有哪些理论问题没有解决等，包含所有有待进一步研究的内容。所以，评述是展示研究角度和方法的重要内容，是论文主题的理论基础，是综述的灵魂。

（三）理论性

文献综述作为三次文献，不仅有研究资料、数据等信息内容，还有评论、观点和见解，具有一定的理论性。文献综述既要以时间为线索，总结某一专题的研究成果，分析其研究现状、进展和理论前沿情况，以及展望研究方向；又要以空间为尺度，从世界、国内、省内到本地进行比较研究，以进行借鉴、对比，找出本研究的发展趋势和规律，使研究更有层次性、逻辑性和客观性。

（四）灵活性

文献综述体现了内容和形式多样性。一是文献综述的篇幅大小不等，综述性专著可达数十万字，博士论文的综述通常为几千字，普通论文一般只有几百或上千字；二是其采用的参考文献多少不一，多则超过50条，少则只有10条左右，一般还要有一定数量的外文参考文献；三是文献综述的形式多种多样，有理论性文献综述、历史性文献综述、背景式文献综述、方法性文献综述等。

根据文献综述的如上特点，可以将其定义为以某一研究课题的大量相关文献为基础，对该课题研究的历史背景、研究成果、发展现状、前景展望、争论焦点等信息进行整理与总结，并在其中融入个人观点的一类系统而全面的论述文体。

二、种类

依据文献综述所采取的阐述模式，其被分为背景式综述、历史性综述、理论性综述、方法性综述、整合式综述五类。

（一）背景式综述

背景式综述最为常见，常位于文章的开头部分。采用背景式综述时，课题研究所延伸的范围较广，同时开展的研究数量较多，便于归纳、总结。

1. 研究领域的历史发展　文章会介绍该领域的发展历程，包括重要的里程碑、关键研究和理论的演进。这有助于读者了解研究问题所处的学术环境。

2. 相关研究和理论　作者会回顾先前的研究成果和理论，说明它们对当前研究的影响和重要性。这有助于建立研究问题的连续性，并为作者的工作提供理论基础。

3. 研究问题和动机　作者会详细说明当前研究所关注的具体问题，并解释为什么这个问题值得研究。这有助于激发读者对研究的兴趣，并理解研究的动机和意义。

4. 研究领域的现状和挑战　作者会分析当前研究领域的现状，指出其中存在的挑战和未解决的问题。这有助于凸显作者研究的重要性，并为后续研究提供方向。

（二）历史性综述

历史性综述主要是对一个课题涉及的内容进行综合性介绍，常依历史发展为线索进行展现，因而能清楚地显示该课题的思想及理论的发展历程。

1. 全面性　历史性综述涵盖了特定主题或领域的整个历史发展过程，从最初的阶段一直到最近的发展，提供一个全面的视角，包括重要事件、关键人物和主要思想。

2. 展示重要事件和关键人物　历史性综述会突出展示特定主题或领域中的重要事件和关键人物，解释他们对领域发展的贡献和影响。

3. 强调主要成就和里程碑　综述还会强调特定主题或领域的主要成就和重要里程碑，帮助读者理解领域的发展轨迹和演变过程。

4. 文化、社会和政治背景的影响　历史性综述不仅限于讨论学术或技术方面的发展，还会考虑到文化、社会和政治背景对领域发展的影响。

5. 评价和总结　最后，综述通常会对领域的发展进行评价和总结，提供作者对历史发展的看法和未来的展望。

（三）理论性综述

理论性综述侧重于比较分析，将同一个课题下的不同观点进行罗列，让读者清楚地了解到其间的差别，并应用于理论创新之中。

1. 理论回顾　理论性综述会全面回顾特定主题或领域的相关理论。这包括介绍各种理论的起源、关键概念、基本假设和主要观点。

2. 理论分类　根据理论的理论基础、方法论、应用领域等，对不同的理论进行分类和组织，以帮助读者理解它们之间的关系和区别。

3. 理论应用　综述会探讨各种理论在相关领域中的应用情况，包括描述理论如何被应用于解决实际问题、指导实践行为或推动学术研究。

4. 理论评价　综述会对各种理论进行评价，分析其优缺点、适用范围、局限性等，有助于读者更好地理解不同理论的贡献和局限性。

5. 理论发展趋势　最后，综述会探讨特定理论或理论领域的未来发展趋势，包括对新兴理论、研究方向和方法的展望。

（四）方法性综述

方法性综述所针对的对象为研究方法，即对不同研究方法之间的优缺点与差异进行罗列比较，有助于后来者在进行研究时选择恰当的研究方法。

1. 研究方法回顾　方法性综述会全面回顾特定主题或领域的研究方法，包括定性研究方法、定量研究方法、混合方法、实验设计、调查方法、案例研究等。

2. 方法分类　综述会对不同的研究方法进行分类和组织，以帮助读者理解它们的基本原理、适用范围、优势和限制。这可以根据研究目的、数据收集方式、数据分析方法等方面进行分类。

3. 方法应用　综述会探讨各种研究方法在相关领域中的应用情况，包括描述不同方法如何被应用于解决特定问题、收集和分析数据、验证假设等方面。

4. 方法评价　综述可能会对各种研究方法进行评价，分析其优势、限制和适用性，有助于读者更好地理解不同方法的优势和局限性，并选择适合其研究目的的方法。

5. 方法发展趋势　最后，综述可能会探讨特定研究方法或方法学领域的未来发展趋势，包括对新兴方法、技术和趋势的展望，以及对方法学发展的影响和推动因素的分析。

（五）整合式综述

整合式综述方式以概括性为主，主要是对某一特定研究内容的相关研究动态进行总结，因而注重研究现状的发展情况。

1. 研究问题确定　整合型综述首先会确定一个明确的研究问题或主题。这个问题通常与特定主题或领域相关，需要对已有研究进行综合分析来回答或解决。

2. 文献搜索和筛选　综述作者会进行系统性的文献搜索，以找到所有与研究问题相关的研究。然后，他们会对这些文献进行筛选，选择那些符合特定标准的研究进行综合分析。

3. 数据提取和整合　综述作者会提取每个选定研究中的关键信息和结果，然后将这些信息整合在一起，以便对整个领域的证据进行全面分析。

4. 分析和综合　综述会对提取的数据进行分析和综合，以回答研究问题或解决问题。这可能涉及比较不同研究的结果、识别模式和趋势、分析结果的一致性或差异性等。

5. 结论和建议　最后，综述会得出结论并提出建议。这些结论可能涉及对当前证据的总结、对研究方法和结果的评价、对未来研究方向的建议等。

三、结构

文献综述的特点表明，其主要是评述此项研究的历史背景、现状和发展方向。因此，在对某一研究对象进行文献综述时，需要介绍综述过程中涉及的相关资料，同时对该研究对象的背景、成果、现状、动态、发展及作者个人的评述等进行说明，因此文献综述可以按照如下结构进行撰写，即前言、主体、总结和参考文献。不同结构的内容之间存在着递进关系，同时承载着不同的功能。

（一）前言

前言部分位于文章开头，首先提出问题，对整篇文章进行一个粗略的展示，因而包含写作目的、意义、相关概念、综述范围、研究现状、资料来源、争论焦点等内容。

1. 引入背景　作者会简要介绍所研究的领域或主题的背景，包括相关的历史、发展和现状。这有助于读者了解为什么该主题是重要的，并激发对该主题的兴趣。

2. 研究目的　作者会清晰地陈述该综述的目的和研究问题，可能包括解决特定问题、回答特定研究问题、概述已有文献的结论或探索一个特定主题的发展。

3. 范围和限制　作者会说明该综述的范围，即包括哪些内容和不包括哪些内容。此外，作者也会提及可能存在的限制，如时间限制、语言限制、文献检索方法的局限性等。

4. 预期贡献　作者会描述该综述预计的贡献，即通过综合已有文献来填补知识空白、总结现有证据、提供对特定主题的新见解等方面的贡献。

5. 结构概述　最后，作者会简要概述整篇综述的结构和组织方式，介绍每个部分涵盖的内容，以帮助读者理解综述的整体布局和逻辑结构。

综合来说，文献综述的前言是整篇综述的起始点，旨在向读者介绍研究的背景、目的和范围，并提前展示该综述的预期贡献和组织结构。

（二）主体

主体部分是文章的骨架，这部分内容将文献综述中的"综"与"述"都进行展示，因而此部分占据文章最大的篇幅，一般分三个部分。一是历史背景，按时间顺序介绍此项研究的缘起和各研究阶段的情况，并总结各阶段的研究成果。二是现状分析，梳理国内外的研究现状及各派观点，然后进行总结、归纳和分析，特别是对研究焦点进行分析和比较。三是展望趋势，在分析理论前沿情况的基础上，对此项研究的发展方向和趋势进行展望，以引导研究者开展深入研究。

1. 文献分类与组织　作者会根据主题或研究问题的不同方面，将已有文献进行分类和组织。这种分类可能基于不同的主题、理论框架、研究方法、年代等。通过清晰的组织结构，读者能够更容易地理解不同文献之间的关系和发展趋势。

2. 文献回顾与分析　在每个文献类别或主题下，作者会对各个文献进行详细的回顾和分析。这可能包括对每篇文献的关键观点、方法、结果和结论的概括，以及对文献之间的异同点和联系进行分析。

3. 关键观点和证据呈现　作者会突出展示每篇文献的关键观点和提供的证据或数据。这有助于读者更清晰地理解各个文献的核心内容和贡献，并将它们与其他文献进行比较。

4. 理论框架的应用　如果适用，作者可能会在主体部分应用特定的理论框架来解释已有文献的结果或趋势。这有助于提供对已有文献更深入的理论分析和解释。

5. 文献间的联系和建构　作者会在主体部分探讨不同文献之间的联系和建构，指出它们之间的相互影响、发展路径和理论演变。这有助于读者理解研究领域的知识体系和理论框架。

总的来说，文献综述的主体部分是整篇综述的核心，通过对已有文献的综合性讨论，支持研究问题或主题的探究，并提供对研究领域的深入理解。

（三）总结

总结部分则是对文章的一个总结，即对主体部分阐述的内容进行归纳、总结和概括，并对此进行系统分析和评议，这部分内容需要体现作者个人的观点。

1. 主要发现总结　作者会在总结部分回顾并总结已有文献的主要发现和结论，包括强调关键的研究结果、发现的模式或趋势，以及在不同研究方向或主题下的一致性或差异性。

2. 回答研究问题　如果综述有明确的研究问题或目标，作者会在总结部分回答这些问题，并指出已有文献对这些问题的回应和贡献。这有助于强调综述的主要目的和研究价值。

3. 理论或实践意义　作者会探讨已有文献的理论或实践意义，并指出这些研究对学术界或实践领域的重要性。这可能涉及新的理论洞见、对实践的启示或对政策制定的影响等方面。

4. 未来研究方向　作者会提出对未来研究方向的建议或展望，包括指出已有研究的局限性和未解决的问题，以及对未来研究的发展方向和重点的推测或建议。

5. 总结性陈述　最后，作者会总结整篇综述的核心内容，并强调研究领域的重要性和该综述的贡献。这有助于突出综述的主要观点和结论，以及其对学术和实践的意义。

总的来说，文献综述的总结部分是整篇综述的收尾，通过总结已有文献的主要发现和结论，并提出对未来研究方向或实践的建议，来强调综述的重要性和价值。

（四）参考文献

参考文献部分则是将综述过程中收集并应用到的文献进行罗列，罗列时需做到清晰准确。文献综述的参考文献部分列出了在整篇综述中引用或参考的所有文献。这些文献通常按照特定的引用风格（如 APA、MLA 等）排列，并包括作者、文献标题、期刊名称（如果适用）、出版日期、页码等信息。以下是文献综述参考文献的示例。

1. APA 风格的参考文献示例

（1）Smith, J. K., & Johnson, L. (Year). Title of the article. Journal Name, Volume (Issue), Page range.

（2）Brown, A. B., & White, C. D. (Year). Title of the book. Publisher.

（3）Lee, R. W. (Year). Title of the dissertation or thesis. Institution.

（4）Anderson, E. F. (Year). Title of the report. Organization.

（5）Garcia, H. M. (Year). Title of the conference paper. In Editor(s) (Eds.), Title of the published proceeding (pp. Page range). Publisher.

2. MLA 风格的参考文献示例

（1）Author（s）. Title of the Article. Title of the Journal，vol. volume，no. issue，year，page range.

（2）Author（s）. Title of the Book. Publisher，year.

（3）Author（s）. Title of the Dissertation or Thesis. Institution，year.

（4）Author（s）. Title of the Report. Organization，year.

（5）Author（s）. Title of the Conference Paper. Title of the Conference，date of conference，location of conference.

在列出每篇文献时，通常按照字母顺序对作者姓氏进行排序。此外，如果文献是在线获取的，则需要包括 URL 或 DOI（数字对象标识符）以提供访问链接。总的来说，文献综述的参考文献部分是对整篇综述中引用或参考的所有文献进行详细列出的部分，以便读者能够查阅相关文献并验证信息来源。

四、写作步骤

正确的写作步骤决定着文献综述质量的优劣，也决定着行文过程能否正常进行。一篇文献综述需要经过的步骤，包括课题选择、文献收集与阅读、提纲拟定和成文修改。

（一）课题选择

课题的选择为文献综述的开始，也是其关键所在。通常课题的确定需要考虑以下因素。一是课题是否符合研究者个人研究及兴趣需要。一般选题都与作者专业相符合，作者在此领域有一定的研究，积累了较丰富的素材，有一定的理论成果，了解理论前沿动态。二是课题"新"，研究领域具备拓展空间。课题"新"指的是文献综述所围绕的内容在现实中具有研究价值，可以是近些年新出现的研究内容，也可以是较陈旧的研究课题中的新方向，以能在该研究领域拓展出新的研究成果为准。三是课题覆盖度适中。对于某些拓展面较宽的研究课题进行文献综述时若覆盖范围过广，常会因研究者自身知识储备量、时间及精力等而无法驾驭；而综述时选择的课题覆盖面太小则对研究内容之间的联系难以把握，从而导致综述的成果缺乏参考价值。

（二）文献收集与阅读

在确定选题后需要采用互联网检索及实体资料检索的方式来对相关资料进行收集，收集时需要做到以下几点：一是文献收集要全面；二是文献具有代表性、科学性；三是文献以近期的为佳。文献收集后，首先要着重阅读摘要与总结，以确定其与要做的研究是否相关联，以此决定是否需要将其包括在文献综述之中，之后再对文献内容进行细致的阅读。在阅读过程中，需要完成整理、归纳、分析三项工作。整理则是根据研究需要及相关科学理论分门别类地对重点信息进行整理。在整理后，则需要依据研究问题、目标、方法、观点等为依据对整理内容进行归纳、梳理，保证收集内容的清晰明确。由于收集的文献数量较多，因而前面所整理的内容中难免会存在不一致的部分，对于这些分歧，研究者需要按照客观而科学的评判标准对其做出精确评价，做出是非的判断。

（三）提纲拟定

完成文献的收集与阅读后，可以依据整理的信息，摘要出符合研究内容特性的提纲，以便后期对文章进行全面构思与补充。在拟定提纲时要保证提纲逻辑明确、条理清晰、紧扣主题、层次分明，并注意表达时的准确性及精练性。需要注意的是，若在提纲拟定阶段综述所涉及的研究领域出现新的重大科研成果，则需要重新进行文献收集与整理，以保证综述内容的前沿、合理与充实。

（四）成文修改

文献综述的最后一个步骤则是依据之前拟定的提纲，按照合理的文献综述结构来进行文章的撰写。在撰写过程中要注重内容的准确性与科学性，同时需要将作者自己的想法在综述中进行展现。在全文完成后，则要进行多次认真修改，修改过程中可以听取他人的合理建议，对文章进行最后的完善。而在文章成文过程中若作者产生新的想法或观点，可以重复进行前面的步骤，以提升综述的价值。

五、写作原则

（一）批判性与建设性相结合

批判性是文献综述的核心，它通过批判性思维对研究内容、研究方法、研究进展进行评估，找出前期及当前此领域相关研究的不足，指出研究的局限性、缺陷性，探寻问题的根源，并以此为基础，发现现有研究需创新、发展和完善之处，进一步明确研究的目的和方向，凝练研究的思路和内容。建设性是研究的创新点，是解决前人研究不足的关键，其以文献综述的批判性为基础。批判性发现问题，建设性解决问题，实质就是发现问题、分析问题、解决问题的过程，两者结合共同努力实现文献综述的价值。

（二）"评"与"述"相结合

"述"与"评"是文献综述的两个重要组成部分。"述"是对文献的综合归类、提炼、概括，关键是对已有的观点进行提炼。"评"是以文献分析为基础，在总结、归纳前人的观点后，形成自己的独特观点。"述"需研究者掌握翔实的资料，了解理论前沿动态；"评"需研究者具有扎实的理论功底、深厚的专业底蕴、突出的分析、解决问题能力。"评"以"述"为基础，"述"为"评"服务，两者相辅相成、相得益彰，重评轻述或述而不评都会影响文献综述的完整性。

（三）全面性与针对性相结合

文献综述必须掌握大量的信息数据，尽可能做到全面，需要从历史到当代、理论到实践、国内到国外等多视角、多方位地全面收集信息资料，否则只片面掌握一点数据则谈不上综述。针对性就是坚持问题导向，从浩瀚的文献资料中找出具有代表性的观点，言简意赅地评价，并分析出问题和不足，其关键是要抓住主要矛盾和次要矛盾，寻找突破口，使评述切中要害，切忌"胡子眉毛一把抓"，面面俱到。全面性是指收集掌握数据必须全面，针对性是指论点归纳和评述必须抓住着力点。综述的全面性是针对性的基础，针对性是全面性的提升，两者缺一不可，都是一篇优质文献综述的必要条件。

（四）客观性与科学性相结合

1. 客观性　文献综述的客观性主要有以下三个方面。

（1）撰写时必须客观地提炼和引用他人的观点，针对研究问题有不同的观点时，更不能一言以蔽之，只选择切合该观点的文献，尤其不能根据自己的写作需要篡改和揣摩他人的观点。

（2）评述必须客观公正，对文献观点从经验事实、概念逻辑和检验方法等进行客观评价，不能片面地刻意贬低前人研究成果。

（3）观点采用的客观性，由于文献综述同时有作者本人观点和文献观点，因此写作时必须分清自己观点和文献观点，不能将文献观点作为自己的创新点，或因自己文献收集不足而自诩其观点"填补理论空白"。

2. 科学性　文献综述的科学性主要有以下三个方面。

（1）筛选文献范围要科学，即要紧紧围绕主题筛选文献，不要漫无边际地涉及主题的相关领域，否则综述就会缺乏特色和价值，成为该主题领域内的"通用"综述。

（2）选用参考文献要科学，需可靠、经典、权威、年限较近的文献，保证文献综述的内容合理、科学，能体现该研究领域主流研究状态。

（3）课题选择要科学，课题的创新性决定综述的价值性和科学性，课题选择要切合当前研究需要，避免进行已经被成熟论证过的综述。同时课题选择覆盖面适度，依据作者自身实际情况而定，选择能把握的程度。

总之，客观性是作者观点客观，科学性是作者方法科学，两者都是文献综述可靠性的保证。

总体而言，文献综述作为一种科学文献，是研究者对选题领域的研究现状进行综合分析、归纳、整理，提出自己见解和研究思路的一种评论性文体。文献综述集中反映了学科分支领域的新动态、新趋势、新水平，是科学研究的前提和基础。文献综述也是一种重要的研究方法，可帮助研究者全面了解某一学科的最新进展，并为进一步的研究提供参考。通过掌握文献综述的写作方法和技巧，熟悉其文体特性、结构特点、写作规律，研究者可以提高写作水平，更好地开展学术研究。

六、应用与解读

案例 1-1-1

有研究者在研究实验室生物安全法律规制时使用了文献综述的方法。该文章通过对国内外实验室发展现状、管理体制、法律规范现状进行分析，结合知网等文献数据库和北大法宝等法律数据库搜寻相关国家法律规定和学术研究，并对文献进行归类、比较分析和概括总结。

该文章从三个角度出发进行文献综述。首先是关于实验室生物安全相关概念的文献研究。关于生物安全的定义，不同研究者对生物安全的定义侧重不同，包括生物技术开发过程中可能引发的生物恐怖、生命健康受损、生态平衡失衡等因素。关于生物安全的界定，《中华人民共和国生物安全法》及其他学者的定义包括生物技术的应用以及转基因生物的释放可能对植物基因池、动植物或人类环境造成的不利影响。印度学者认为，生物安全涵盖了生物技术产品对人体、动植物以及生态环境可能造成的影响；联合国粮农组织定义，生物安全为生物技术不当利用导致微生物释放到环境中，对生命健康、动植物生长、生态平衡和遗传资源库造成消极影响的安全问题。关于实验室生物安全的重要性及定义，实验室生物安全旨在保证实验室安全运行，通过增强工作人员的安全防护意识和采取其他有效措施，确保实验操作的安全有效性，实验室生物安全的主要目的是防止致病因子和高传染性危险物质的泄漏和扩散，从而保护生态环境和人体健康。

其次是关于实验室生物安全发展现状的文献综述。这部分综述按照时间顺序进行叙述。2001 年，王君玮指出美国率先提出并发展实验室生物安全的概念，并且建议其他国家也开始大规模建设生物安全实验室。2005 年，高树田指出，自 20 世纪 70 年代以来，发达国家如英国和日本根据世界卫生组织发布的《实验室安全手册》建设了各种安全级别的实验室，并完善了实验室建筑安全建设标准和生物安全管理规范。刘针伶指出，实验室工作人员的安全意识淡薄、法律法规不健全导致实验室安全事故频发，威胁人身安全并可能引发大众恐慌。2011 年，吴丽指出，虽然实验室人员的知识储备、技术能力及良好的设备可以预防大多数实验室安全事故，但与发达国家相比，中国在这些方面仍然存在不足，并直到 20 世纪 80 年代才意识到实验室生物安全事故的危害性。2014 年，董时军指出，生物安全的内容包括实验室生物安全管理在内的八个主要方面，技术缺陷可能导致不良后果和实验室生物安全事故，对人类身体健康和社会安全造成严重后果。

最后一部分是关于实验室生物安全法律化的文献综述。主要讨论了全球和中国在生物安全实验室管理方面的法律和规范措施，以及存在的问题和挑战。在全球法律和规范措施方面，各国积极出台法律规范，以确保生物安全实验室的正常、有效运行。2018 年，世界各地相继发布了一系列法规和指南，如 *Laboratory Biosafety Manual*、*Biosafety in Microbiological and Biomedical Laboratories*（BMBL）等，为实验室生物安全管理提供了可靠依据。在中国法律和规范方面，中国也采取了一系列措施来规范实验室生物安全管理，据2018年的数据，中国已有25项规范性文件，其中包括法律文件，对实验室安全的各个方面都做出了规定。

第二节　访谈法

一、含义

弄清访谈的含义对于正确运用访谈法，减少实际研究中的盲目性有着重要意义。一般认为，访谈是一种有目的性的、个别化的研究性交谈，是通过研究者与被研究者口头谈话的方式从被研究者那里收集第一手资料的一种研究方法。科学研究方法的"访谈"与日常生活中的交谈是不同的，这句话包括以下两层含义。

第一，访谈作为一种研究方法，与日常谈话是有区别的。访谈有明确的目的性，访谈者与受访者接触较为正规。受访者所提供的信息应该大致限定在访谈目的之内。访谈是一种言语事件，本身就是"现实"存在的一种方式，反映的是一种特定的社会现实。

第二，访谈作为一种言语事件，有着方法论的重要意义。"质的研究"中对访谈作为一种言语事件是这样理解的：访谈本身就是参与双方共同建构的一个社会事件，对双方都有一定的"现实"意义。访谈的言语风格是双方共同建构的。双方都是在把访谈作为一种社会事件的理解上进行提问和回答的。访谈者的提问，为对方的意义建构提供了一个契机。而对方回答，不论是回忆还是对现实的描述，都是一种对事实或意义的重构。访谈所获得的结果不是访谈者独自从对方那里"收集"来的，而是交谈双方在访谈这一特定社会情境下相互"建构"出来的。访谈并不能做到所谓的"客观"，必须认识到集体建构社会现实的"真实"。

访谈作为言语事件，其本身是一个有机的整体。交谈双方的每一段对话都是这一言语事件的一个部分，各部分之间是相互联系的。受访者回答不仅是针对问题本身，还针对访谈的整体情境。访谈双方的社会角色、交往目的和个人的兴趣都可能影响到受访者的回答。受访者存在自己接受访谈的动机，这将影响并引导受访者谈话的内容和方式。

访谈作为言语行为，不仅可以表达意义，而且可以"以言行事"和"以言取效"。"以言行事"是指说话者使用语言来完成某种超出语言的行为。"以言取效"是指说话者借助语言来达到改变听话人的思想和行为的效果。

总之，访谈作为言语事件表明访谈不是一个一方"客观"地向另一方了解情况的过程，而是双方相互作用、共同构建"事实"和"行为"的过程。交谈双方实际上是在一起营造访谈的氛围和话语情境。

二、分类

（一）按照结构分类

1. 封闭型访谈　在封闭型访谈中，研究者对访谈的走向和步骤起主导作用，选择访谈对象的标准和方法、所提的问题、提问的顺序以及纪录方式都已经标准化了，研究者对所有受访者都按同样的程序问同样的问题。

2. 开放型访谈　开放型访谈没有固定的访谈问题，访谈者只是起辅助作用，鼓励受访者用自己的语言发表自己的看法。这种访谈的目的是了解受访者自己认为重要的问题，他们看问题的视角，他们对意义的解释，以及他们使用的概念及其表述方式。访谈的形式不拘一格。

3. 半开放型访谈　又称半结构式访谈。在半开放型访谈中，研究者对访谈的结构具有一定的控制作用，同时允许受访者积极参与。研究者事先备有访谈提纲，根据自己的研究设计对受访者提出问题。访谈者在访谈过程中，根据访谈的具体情况对访谈的程序和内容进行灵活的调整。

一般来说，量的研究通常使用封闭式访谈。而质的研究多使用半封闭型访谈和开放型访谈。

深度访谈主要是指其中的半结构式访谈，是根据研究主题制订简要的访谈提纲和范围，无固定的访谈题目和提问顺序；该方法的优势是尽可能多地使被访谈者发表观点，同时又不至于偏离访谈者想要研究的主题。

（二）按访谈的正规程度分类

按访谈的正规程度，访谈可以分为正规访谈和非正规访谈。正规访谈指的是研究者和被研究者事先预定好时间和地点，正式就一定问题进行交谈。非正规访谈指的是根据受访者日常生活的安排，在与对方一起参加活动的时候，根据当时的情形与对方交谈。在"质的研究"中，这两种访谈都可以使用，有时结合使用效果更好。按接触方式，正规访谈又分为直接访谈和间接访谈。直接访谈指研究者与被研究者进行面对面的交谈。间接访谈指的是研究者与被研究者事先约好时间，通过电话等间接方式进行访谈。这两种方法各有利弊，运用时视具体情况以及被研究者的个性特点而定。

（三）按受访者的人数分类

访谈还可以进一步分成个别访谈和集体访谈。前者通常由一名访谈者和一名受访者组成。后者通常由 1~3 名访谈者和 6~10 名参与者组成。

（四）根据访谈的次数分类

访谈还可以分成一次性访谈和多次性访谈。前者主要以收集事实性信息为主，而后者则用于追踪调查，或深入探究某些问题特别是意义类问题，可以有一定的结构设计，逐步由浅到深，由表层到深层，由事实信息到意义解释。在"质的研究"中，一般提倡多次性访谈。

虽然访谈的形式多种多样，但对访谈形式的选择应该依研究的问题、目的、对象、情境和研究阶段不同而有所不同，必要时还可以结合不同的方式。

三、访谈前的准备工作

访谈前的准备工作对保障访谈的顺利进行以及提高访谈的质量有重要意义。访谈前的准备工作通常包括抽取访谈对象、确定访谈时间和地点、建立访谈关系、设计访谈提纲等。下面介绍一下访谈对象的抽样。一般来说，社会科学研究中的抽样可以分成概率抽样和非概率抽样两大类。概率抽样指的是，在被限定的研究对象中，每个单位都具有同样大的被抽中的可能性。而非概率抽样指的是，按照其他非概率标准进行抽样的方式。质的研究中使用得最多的"非概率抽样"方式是"目的性抽样"，即按照研究目的抽取能够为研究问题提供最大信息的研究对象，也称理论性抽样。"质的研究"的研究对象数量较小，不采取概率抽样方式。

（一）目的性抽样的具体策略

1. 极端或偏差型个案抽样　在这种抽样中，研究者通常选择研究现象中非常极端的、被一般人认为是"不正常"的情况进行调查，通过反常现象，研究者可以知道正常现象的定义和行为表现。

2. 强度抽样　它指的是抽取较高信息密度和强度的个案进行研究。它的目的是寻找那些可以为研究的问题提供非常密集、丰富信息的个案。这些个案不一定指非常极端或不同寻常的。

3. 最大差异抽样　它指的是被抽中的样本所产生的研究结果将最大限度地覆盖研究现象中各种不同的情况。如果研究现象异质性很强，抽取少数几个案例，难以反映现象全貌。在这种情况下，可以先找出现象中具有最大异质性的特点，以此为标准筛选研究对象。这么做的主要目的是了解在差异分布状况事物的某一个特点有何种同质或异质表现。

4. 同质型抽样　它指的是选择一组内部成分比较相似即同质性比较高的个案进行研究。这样做可以对个案内部的某些现象进行深入分析。

5. 典型个案抽样　它选择的是研究现象中那些具有一定"代表性"的个案，目的是了解研究现象的一般情况。在质的研究中，对典型个案进行研究不是为了将结果推论到从中抽样的人群，而是为了说明在此类现象中一个典型的个案是什么样子。这种研究的目的是展示和说明，而不是推论。

6. 分层目的抽样　在这种抽样中，研究者首先将研究对象按照一定标准进行分层，然后在不同的层面上进行目的性抽样。这样做是为了在不同层次间进行比较，进而达到对总体异质性的了解。

7. 关键个案抽样　它选择那些可以对事情产生决定性影响的个案进行研究，目的是将从这些个案中获得的结果逻辑推论至其他个案。

8. 效标抽样 它指的是事先为抽样设定一个标准或一些基本条件，然后选择所有符合这个标准或这些条件的个案进行研究。

9. 证实和证伪个案抽样 这种抽样指在研究者已经初步建立结论后，希望通过抽样来证实或证伪自己的初步理论假设。

10. 其他 另外，抽样的具体方式还有滚雪球连锁式抽样、机遇式抽样、目的性抽样、方便抽样等。这些都可以用来挑选被研究者。

（二）注意事项

建立访谈关系是访谈的重要一环。访谈成功与否在很大程度上取决于访谈者与受访者之间的关系。访谈前，访谈者在向受访者告知自己的研究课题时，要尽量做到坦率、真诚，尽自己的可能回答对方提出的问题，帮助对方消除疑虑。访谈者应该向被访者许诺志愿原则，尊重受访者的语言，鼓励其用母语进行表达。如果需要录音，要征得访谈者的同意。至于访谈时间的确定，要尽量以受访者方便为宜。另外，还有访谈提纲的设计，访谈者要保持一种开放、灵活的态度，要尽量避免太多的前设。

四、应用与解读

案例 1-2-1

在对河南省中小规模猪场生物安全现状调查研究中，采用了半结构式访谈法，走访当地畜牧主管部门的工作人员和养殖企业人员，了解生猪养殖的生物安全问题。

通过访谈分析猪场生物安全问题，该文章得出下列结论。基础性生物安全的问题分析，包括养殖场选址不科学，缺乏农田配套、"种养结合"率低，养殖场基础设施建设缺乏统筹规划，畜舍配套设施不完善，养殖场管理制度不健全、执行力弱，消毒不彻底、随意性大、漏消现象严重，疫病重治轻防问题突出，废弃物处理技术落后、资源化利用率低等问题。

案例 1-2-2

在关于医疗机构整合的研究中，通过以下六个方面设计访谈方案，以期全面、立体地认识医疗机构整合，同时了解各方对医疗机构整合的看法和建议等。

1. 明确访谈主题，即了解医疗机构整合的实际管理运行情况。

2. 确定访谈组人员。本研究中的访谈组人员为北京协和医学院和首都医科大学的 5 名在读硕士研究生，均具有卫生政策相关教育背景，具有现场调研和访谈经验。

3. 抽样确定访谈机构和人员。在了解北京医联体整体建设情况的基础上，本研究以涵盖各类医联体为基本原则，抽样选取各类医疗联合体作为访谈对象；在医疗机构和人员选择上，由于访谈主题是了解医联体的整体情况，故主要访谈各级医疗机构的主要负责人、各医疗机构中主管医联体工作的科室负责人及直接参与医联体工作的科员，并在访谈过程中采用滚雪球抽样的方式逐渐扩大访谈样本。

4. 制订简要访谈提纲，包括综合医联体访谈提纲、专科医联体访谈提纲和患者访谈提纲。其中，综合医联体访谈提纲又分为核心医院、二级医院和社区卫生服务中心访谈提纲，专科医联体访谈提纲又分为核心医院和合作医院访谈提纲，共 6 类访谈提纲。另外，鉴于现实情况中同家医疗机构可能同时参与多个医联体建设，则以该院主要参与的医联体为访谈主体，同时增加诸如"本院参与建设的这几个医联体有什么区别"等问题。

5. 确定访谈形式。访谈形式以面对面访谈为主，因客观条件而无法进行面对面访谈的则采用电话访谈。

6. 关于访谈质量的控制，访谈前通过查阅访谈机构在医疗机构整合方面相关资料，由访谈组共同商定访谈内容并调整访谈提纲；访谈中根据实际情况由 1~3 人共同参加、共同记录，征求访谈对象同意后全程录音；访谈后比较核对记录，若仅有 1 人进行访谈，则由 2 人通过录音对访谈记录进行核对；若为电话访谈，对于访谈后存在歧义或不清楚的地方，再次与访谈对象沟通明确。访谈结束后，若有访谈对象想要补充新的观点和看法，本研究也将及时纳入访谈资料并加以分析。

第三节　焦点小组

焦点小组，又称小组深度访谈，是最广泛使用的研究方法之一，最早关于小组访谈的描述出现于博格达斯（Bogardus）的作品中。

一、定义及特点

一个焦点小组不仅仅是让一群人聚在一起交谈，在规模、目的、组成和程序方面，它是一种特殊类型的小组。焦点小组的目的是听取和收集信息。参与者被选中是因为他们有一定的共同特征，而这些特征与焦点小组的课题有一定的联系。研究者在一个宽松的环境中创建焦点小组，鼓励参与者分享看法和观点，而不是强迫参与者参与投票或达成共识。小组讨论邀请几组类似的参与者分别进行讨论，这样研究者才可以确定大致趋势和模式。

焦点小组与其他小组访谈的区别在于：焦点小组访谈的组织性更好，形式更正式，结果产生于访谈转录分析。小团体访谈经常被用来达成共识或者解决问题，而焦点小组的目标是找出每个人的观点，并鼓励人们表达不同观点。焦点小组是为了获得人们的意见总和而不是确定他们的意见。

二、阶段

本部分将简要介绍焦点小组访谈的几个阶段。

(一) 准备阶段

在第一阶段，发起人应制订一个计划，包括项目目的、详细的样本选择、焦点小组的数量和研究者的责任。一旦目的明确，研究者即可进行文献综述，咨询与研究课题相关的专家。

(二) 分组数量

项目的性质决定了焦点小组的数量。定性研究者并不是基于统计意义和样本的大小作出决定，而是根据判断和经验。研究小组的数量与被研究者的变量之间有一定的关系。大多数项目可以用 4～8 组完成，超过 10 组则不太恰当，因为额外的组一般不会产生新的见解或更多的信息。经参与者同意，讨论记录被录音。

(三) 环境设定

根据研究项目的目的，焦点小组的中立性可能是一个问题。一般来说，地点应在会议室、图书馆、老年人中心或者某人的家里。对主持人来说，参与者有姓名牌将有助于其促进讨论的开展。如果条件允许，还可以提前准备一些零食，让参与者感到更放松。常见的环境设定见下。

1. 会议室选择　选择一个安静、舒适的会议室，足够容纳参与者并提供充足的空间，以便他们可以自由移动和交流。

2. 座位布置　将座位布置成一个圆形或半圆形，以便参与者可以直接面对彼此，促进开放和积极的讨论氛围。

3. 设备和工具　确保会议室配备了必要的设备和工具，如投影仪、白板、标记笔、纸张和笔等，以便记录讨论内容和提供必要的支持材料。

4. 音频设备　在大型焦点小组中，可能需要使用音频设备来确保参与者的发言能够清晰地被记录和理解。

5. 舒适度　提供舒适的座椅和环境温度，以确保参与者在讨论过程中感到舒适和放松。

6. 饮食和饮料　如果可能的话，提供饮用水、茶、咖啡和零食，以满足参与者的基本需求，并增加他们的舒适感。

7. 隐私和保密性　确保讨论环境能够提供足够的隐私，并保证参与者的发言不会被外界泄露或记录。

8. 时间安排　合理安排讨论的时间，确保参与者有足够的时间来深入探讨议题，并避免时间过长导致参与者疲劳。

（四）参与者

参与者的选择不是随机的，而是基于研究的目的。样本应该是均匀的变量，每组一般有 6~12 名参与者。研究者要考虑目标人群的人口学特征及其与讨论目标相关的特征。此外，对照组可能会产生重要信息。最后可以为参与者准备相应的礼物表示感谢。

（五）主持人

主持人应该熟练地进行人际沟通且公正，主持人的责任是从参与者的讨论中收集观点，其作用是创造一个支持性、非批判性的气氛，鼓励其他人的参与。在小组讨论的第一阶段，主持人首先要组织参与者进行友好的自我介绍，接着开始讨论一般的问题，然后过渡到具体的问题。主持人使用探索的方法促进互动，缩小讨论或扩大到新问题。同时，主持人应鼓励参与者，如眼神接触和点头。在讨论结束时，主持人总结讨论结果，并要求参与者提供他们认为重要却没有讨论的主题。这种方法可以产生一些没有在讨论中出现的有价值的数据。

（六）数据分析

从焦点小组产生的数据分析是定性的。当人们被问及信仰、态度和价值观等时，他们的反应是分析的焦点。分析往往由主持人完成，同时，最好有三个研究者参与分析，以减少主持人的偏见。第一阶段的分析发生于主持人和研究者，决定要进一步促进哪一反应或重定向。第二个阶段发生于每一个会话，研究者与分享意见和看法的小组互动，并确定会议的主题。最后，研究者审查转录的磁带和注释，再次捕捉关键信息。

三、优劣势

（一）焦点小组优势

作为社会科学研究中最热门的研究方法之一，焦点小组有许多优点。

1. 首先，宽松效应。在一个轻松的群体中，参与者会感觉他们的观点和经验受到重视，更容易表达观点和看法。教育心理学的研究者选择使用焦点小组访谈的一个主要原因是此方法相对简单易行。

2. 其次，依靠研究者的重点是其能够产生大量的数据，并精确感知话题。焦点小组不仅获得了可能无法被观察到的广泛主题，也确保了数据和研究主题紧密相关，这种方式既快又简单。此外，焦点小组访谈有一个快速的周转时间来进行数据收集。因此，在相对短的时间内，研究者可以收集特定的信息。当信息收集缺乏可靠性和有效性时，采用焦点小组的方法是可行的。焦点小组还有其他优势，如它让研究者能够理解人们为什么会这样感受，并让研究者有机会去研究集体意识对某种现象及其周围意义的构造。

（二）焦点小组劣势

1. 焦点小组讨论的引导者往往预设了一些问题，这就更像一个小组内的调查而不是互动的讨论。与早期的焦点小组相比，现在的讨论有 30 个及以上的问题很常见，因此就减少了参与者回应的时间，主持人也会感到匆忙，无法仔细探测细微的反应。

2. 焦点小组是由利益驱动的研究者进行选择和引导，他们不像参与者一样客观。所以总有一些对参与者表述观点的不确定性，特别是主持人，可能会影响组内的互动。

四、应用与解读

案例 1-3-1

在研究上海大学生群体对他国新冠疫情的情感反应——基于焦点小组的实证研究，该项研究中具体采取焦点小组访谈法。焦点小组法通常被用于被访者之间围绕给定主题的讨论，由研究者进行监测，必要时进行指导并记录。焦点小组的显著特点是明确使用小组互动来产生数据，有助于分析人们如何在社会上构建与公共问题相关的意义，并使这些谈判过程和话语斗争变得清晰可见。相较于问卷调查，访谈者可以按照自己希望使用的方法来进行自我表达，更易提供深入且生动的答案。在此基础上，研究者本人也有机会深入了解目标被访者对于某一事件的反应与背后的原因。

焦点小组访谈法作为定性研究方法应用广泛。本研究也将沿着焦点小组讨论的方法，在该方法构建的小型社会交往空间中，分析观看者如何定位自己、定位与远处他者的关系，在互动中梳理其情感与解释。

（一）访谈概况

焦点小组访谈于 2022 年 9 月底至 11 月上旬举行，共计招募 47 人，完成 11 组焦点小组访谈。根据疫情防控政策，焦点小组访谈采用线下和线上（腾讯会议）相结合的方式。在访谈过程中，不强制大家介绍真实姓名，鼓励大家拟定代称，帮助被访者减少对个人信息暴露的担忧；此外，线上的形式不强制要求大家开启视频露脸，减少大家的不适感，保证大家以自然舒适的状态交谈，着重于积极发表观点，创造轻松自在的讨论氛围。

通常情况下，焦点小组的访谈人数在 6~12 人。考虑到讨论话题的敏感性、尽可能增加每位同学发言的机会以及减少因人数过多使小组谈论时间过长而造成的组员疲惫感等因素，每组访谈人数最少 4 位。但访谈前有被试同学突然告知无法参与的情况，研究者表示尊重和理解，所以有 3 人为一组的情况，但根据讨论的情况来看，每位同学都有充足的时间和机会表达自己的观点，且交谈中同学们并非自说自话，而是积极主动地参与到讨论中，整体来看取得了良好的交谈环境。经统计，焦点小组访谈平均时长在 70~80 分钟。

（二）访谈流程

在访谈过程中，研究者首先感谢大家参与，介绍访谈的目的以及知情同意书（访谈前已发送给被试同学阅知并要求其签字）的相关内容；接着，邀请大家简要介绍一下如何称呼，为接下来的交谈预热。介绍完毕，研究者询问大家对新冠疫情的看法。随后，则依次播放美国、印度和非洲国家的新闻视频，按照访谈大纲中的问题灵活询问。笔者作为本文的研究者担任主持人，引导访谈者但不直接参与讨论，也不对被访者的观点做出评判。

（三）资料整理

焦点小组访谈过程中，研究者一边认真倾听被试同学的交谈，一边记录被试者在访谈中提出的关键点，以便后期的资料整理。焦点小组访谈结束后，研究者随即将收集到的语音资料进行文字转录，并仔细进行校对、审核工作。因保密性原则，上述工作全部由研究者本人独立完成。经统计，本研究共转录 11 万余字。根据组别以及发言的顺序为被访者编码，例如 A 组的第一位发言人为 A01，第 2 位为 A02，以此类推。访谈资料按照伦理要求编号后妥善存放。

第四节 问卷调查法

一、定义

问卷调查法是一种收集数据和信息的研究方法，通常用于了解人们的观点、态度、行为和偏好。这种方法通过向受访者提供一系列问题，并要求他们提供有关自己的信息来收集数据。问卷调查可以是定性的（开放性问题，如意见或建议）或定量的（封闭性问题，如选择题或评分量表），也可以是结构化的（固定的问题顺序和选项）或非结构化的（自由回答问题）。这一部分将着重于定性的问卷调查。

二、问卷分类

1. 按调查方式分类

（1）纸质问卷：传统的纸质形式，被发放给被调查者，可以通过书面填写。

（2）在线问卷：通过互联网平台，被调查者可以通过电子设备填写问卷，例如使用调查网站或专用调查工具。

2. 按问题类型分类

（1）开放式问卷：包含开放性问题，被调查者可以自由回答，提供详细的意见或信息。

（2）封闭式问卷：包含封闭性问题，被调查者需要从提供的选项中选择答案，例如选择题、判断题等。

3. 按调查对象分类

（1）个体调查：面向个体被调查者，通常用于了解个体的态度、信仰、行为等。

（2）组织调查：针对组织、机构或团体，了解其内部结构、运作和需求。

4. 按调查内容分类

（1）社会调查：着重于社会问题、人类行为和社会结构，如人口统计、社会偏好等。

（2）市场调查：用于了解市场趋势、顾客需求、竞争情况等，帮助企业做出商业决策。

（3）医学调查：针对患者、医护人员等，用于研究健康问题、疾病治疗效果等。

5. 按调查目的分类

（1）满意度调查：评估被调查者对某产品、服务或体验的满意度。

（2）员工调查：了解员工对工作环境、管理政策等的看法，帮助提高组织内部管理。

（3）研究调查：用于科学研究，收集数据以验证或推翻研究假设。

6. 按调查方法分类

（1）电话调查：通过电话进行调查，直接与被调查者交流。

（2）面对面调查：调查员直接与被调查者面对面交流，可以解答疑问并获取更详细的信息。

这些分类方式不是相互排斥的，一份问卷可能同时符合多个分类标准。在设计问卷时，选择合适的分类方式有助于更好地满足研究目的和需求。

三、信度、效度

问卷的信度和效度是评价问卷质量的重要指标，它们在保证问卷调查结果准确性和可信度方面起着关键作用。

1. 信度（reliability） 指问卷测量工具在不同时间、不同情境或不同评分者之间能否产生一致的结果。一个具有高信度的问卷在重复测量时应该能够得到相似的结果。评价问卷信度的方法如下。

（1）内部一致性（internal consistency）：指问卷中各个问题之间的相关性或一致性。常用的内部一致性测量工具包括克隆巴赫的 α 系数（Cronbach's alpha）和马尔科夫相关性系数（Kuder-Richardson formula 20）等。

（2）测试－重新测试信度（test-retest reliability）：指在相同条件下，在一段时间间隔后再次进行问卷调查，以评估问卷结果的稳定性和一致性。

（3）分割半信度（split-half reliability）：是通过将问卷的一半问题与另一半问题进行比较，以评估问卷结果的一致性。

2. 效度（validity） 指问卷测量工具是否能够准确地衡量其所要测量的概念或属性。一个有效的问卷应该能够准确地反映研究者所关心的变量，而不是产生误导性或不准确的结果。评价问卷效度的方法如下。

（1）内容效度（content validity）：指问卷中的问题是否涵盖了要研究的概念的全部内容，以及这些问题是否合理、适当。

（2）构造效度（construct validity）：指问卷是否能够准确地测量其所要测量的概念，通常通过与其他已有的测量工具或理论进行比较来评估。

（3）准则效度（criterion validity）：指问卷结果与已知标准或标准测量工具的相关性，用于评估问卷的预测性和准确性。

评价问卷的信度和效度可以帮助研究者确定问卷是否具有可靠性和有效性，并且能够产生可信的研究结果。因此，在设计和使用问卷调查时，重视信度和效度的评估是非常重要的。

四、实施步骤

1. 确定调查目的 确定需要收集的信息类型以及调查的目标和目的。

2. 设计问卷 设计包含相关问题的问卷，确保问题清晰明了，不含有歧义，并能够准确地收集所需信息。

3. 选择受访对象 确定目标受访者群体，例如消费者、员工、学生等。

4. 分发问卷 将问卷分发给目标受访者，可以通过邮件、在线平台、电话、面对面等方式进行。

5. 收集数据 收集受访者的回答并记录下来。这可能包括书面记录、录音或录像等方式。

6. 数据分析 对收集到的定性数据进行分析。这通常涉及对回答进行归纳、整理和分类，以识别出重要的主题、模式和趋势。

7. 结果解释 解释分析结果，并根据受访者的观点和想法提出解读和理解。这有助于理解受访者的看法，并从中得出深入的见解和结论。

五、应用与解读

案例 1-4-1

在研究新冠疫情背景下医学实习生身体活动与心理健康关系时采用了问卷调查的方法，从问卷设计、研究步骤、质量控制三个方面进行详细说明。

（一）问卷设计

该研究工具由三部分组成，一是人口统计学特征信息问卷调查；二是《国际身体活动问卷》（中文版）长卷；三是症状自评量表（symptom checkist 90，SCL-90）、汉密尔顿抑郁量表（Hamilton depression scale，HAMD）和焦虑自评量表（self-rating anxiety scale，SAS）。

（二）研究步骤

人口统计学特征信息问卷调查：石家庄市医学实习生的人口统计学信息包含医学实习生的性别、年龄、是否独生子女、家庭居住地、自评家庭经济水平、父亲及母亲的文化水平等。家庭居住地有 2 种，即城市与农村；自评家庭经济水平有 3 个类型，分别是"一般""中等""好"；父亲及母亲的文化水平有 4 个类型，分别是"小学及以下""初中""高中或中专""大专或大学及以上"；并对入组医学实习生的性格自评进行定义，分为内向、中间、外向三类。

（三）质量控制

预调查：在本研究证实开展之前进行预调查，确保研究所选用的调查工具适用于本研究。在每个实习医院设置一位问卷调查回收员。通过问卷星集中发放问卷调查表。在展开调查前对本次参加现场问卷调查的研究员安排关于问卷调查内容与医学实习生填写进行了统一文档的发送，在正式进行问卷星使用调查之前，采用模拟式调研，随机选取了 20 位同学进行填写，确保问卷设置的合理性和正确性。在问卷调查表回收后，用问卷星进行统一的数据回收，最后将数据导出并进行分析，在分析前将无效数据进行剔除处理。

为了保证整体问卷逻辑性和有效性，需将整体问卷做信效度检验。

第五节　专家咨询法（德尔菲法）

一、定义及特点

德尔菲（Delphi）法是美国兰德公司 1964 年总结并提出来的一种几乎可以应用于任何领域的咨询决策技术，其核心是通过匿名方式进行几轮函询征求专家们的意见。预测、评价领导小组对每一轮的意见都进行汇总、整理，作为参考资料再寄发给每位专家，供专家们分析判断，提出新的论证意见。如此多次反复，意见逐步趋于一致，得到一个比较一致且可靠性较大的结论或方案。它的实质是利用专家集体的知识和经验，对那些带有很大模糊性、比较复杂且无法直接进行定量分析的问题，通过选择一批专家多次填写征询意见表的调查形式，取得测定结论的方法。由于德尔菲法具有匿名性、反馈性、统计性等特点，调查过程中对专家意见的统计、分析和反馈，充分发挥了信息反馈和信息控制的作用，因此德尔菲法已经在各个领域得到了广泛的应用，不仅可以用于预测领域，而且可以广泛应用于各种评价指标体系的建立和具体指标的确定过程。可是，通过大量的关于该方法的文献查阅，笔者发现对于每一轮征询到的专家反馈数据，分析方法主要局限于计算平均值、标准差等方面，而没有考虑到专家的权威程度。事实上，任何一个专家都不可能对征询问卷中每一个问题都是权威，而其权威程度对评价的可靠性有很大的影响。因而，对评价结果进行处理时，应该将专家对某一问题的权威程度纳入数据处理中。此外，对于征询问卷应该进行的专家意见协调性检验鲜有文献提及，更鲜有在德尔菲法数据统计处理中应用这些方法。本文以区域旅游产业综合竞争力评价指标体系的确定为例，探讨对德尔菲法数据进行深度挖掘与应用的方法，以期对德尔菲法在实践中的应用作出具有一定独特视野的认识。

二、实施步骤

（一）基本步骤

1. 问题确定　首先确定研究或决策的问题，并明确所需的专家意见或建议。问题应该清晰明确，以便专家能够提供有针对性的反馈。

2. 专家选择　选择代表性的专家组成德尔菲法的参与者。这些专家通常是在相关领域有经验和专业知识的人士，他们的意见和见解对问题的解决具有重要影响。组成专家小组，根据项目研究所需要的知识范围，确定专家、专门人员。专家人数的多少，可根据研究项目的大小和涉及面的宽窄而定，一般在 8~20 人为宜。

3. 轮次设计　制订德尔菲法的调查轮次和结构。通常，德尔菲法包括多轮调查，每一轮都会根据前一轮的结果进行调整和修改。

4. 第一轮调查　在第一轮调查中，向专家发放调查问卷或提出问题，并要求他们提供个人意见或建议。这一轮通常是匿名的，旨在收集专家群体的初步意见。

5. 意见汇总　收集专家的意见和建议，并对其进行汇总和整理。这可能涉及归纳、分类和总结专家的观点，以便在下一轮调查中使用。

6. 反馈和调整　将汇总的意见反馈给专家群体，让他们了解其他专家的观点和看法。这有助于专家重新评估自己的意见，并在必要时调整或修改。

7. 后续轮次　根据第一轮调查的结果和专家的反馈，进行多轮调查直到达成一致或接近一致的意见。每一轮的调查结果都会影响下一轮的问题和讨论。

8. 达成共识　经过多轮调查后，当专家们的意见趋于一致时，可以得出最终结论或共识。这个共识可能是对问题的解决方案、预测的未来趋势或建议的政策措施等。

（二）注意事项

1. 明确定义问题　在寻求专家意见之前，确保问题清晰、定义明确。这有助于专家更好地理解您的需求，并提供更有针对性的建议。

2. 选择适当的专家　确保选择具有与问题相关的领域的专业知识和经验的专家。

专家的背景和专业领域应该与问题紧密相关。

3. 建立联系　在寻求专家咨询之前，建立良好的联系。可以通过邮件、电话或面对面会议来介绍自己、说明问题，并征求专家的合作意愿。

4. 尊重专家时间　尊重专家的时间，确保在交流中高效利用时间。提前安排会议或电话咨询，并确保研究者问题和需求在时间范围内得到充分讨论。

5. 明确目的和期望　在与专家交流时，明确表达研究者研究目的和期望。这有助于专家更好地理解研究者需求，并提供更有针对性的建议。

6. 保持灵活性　尽管研究者可能已经明确了问题和期望，但仍然要保持灵活性。专家可能提供一些未曾考虑的视角和建议，因此研究者调整自己的看法是重要的。

7. 谨慎解释专家建议　专家提供的建议可能是基于其经验和专业判断的，但并不一定是唯一正确的答案。要理解和解释专家的建议，同时考虑其他因素。

8. 多方面获取意见　如果可能，获取多位专家的意见，以便综合各种观点，得到更全面的认识。

9. 透明沟通　与专家之间保持透明的沟通。专家明确研究者期望、研究目的，研究者了解专家的贡献方式，以避免相互误解和沟通障碍。

10. 致谢和反馈　在专家提供帮助后，向他们表示感谢，并提供适当的反馈。这有助于建立良好的合作关系，并为将来的合作奠定基础。

三、应用与解读

案例 1-5-1

生物安全领域中关于登革热的研究中共进行了两轮专家咨询。第一轮专家咨询后，根据指标评分结果及建议，与各位专家充分讨论，重新设计问卷内容，对风险评估体系内的指标进行删减、补充。

（一）专家基本情况

共有来自中国疾病预防控制中心、各级疾病预防控制中心的 11 位专家参加广东省登革热本地传播风险评估指标体系评估打分。每位专家均匿名发表意见，每位专家只与课题组成员进行联系，互相之间不发生横向关系，以保证研究的匿名性、集体性、准确性。

1. 参与评估指标咨询的专家　本次研究共邀请 11 名专家参与德尔菲法专家咨询，其中有 10 人（90.90%）工作年限超过 10 年；本科学历专家 3 人（27.28%），硕士研究生及以上学历专家 8 人（72.72%）；高级职称专家 6 人（54.55%），中级职称专家 5 人（45.45%）。11 位专家涉及多个研究领域，其中 9 人为疾病预防控制领域专家，4 人为病媒生物学领域专家，4 人为流行病学、疾病预防控制等多学科专家。

2. 专家积极性　以问卷的形式进行意见咨询共进行两轮咨询，两轮咨询问卷的回收率均达 100%。

（二）风险评估指标体系及其权重

本研究使用的第一轮咨询问卷包含 3 个一级指标条目、8 个二级指标条目、28 个三级指标条目，其中通过定量筛选的指标有 17 个，通过文献检索、专家小组讨论纳入的指标有 11 个。第一轮问卷收回后，结合指标评分的分析和专家意见情况，经过专家组讨论，删除指标"地区生产总值"，增加 1 个三级指标"人均地区生产总值"。将"农田覆盖率""水域覆盖率"等合并为"土地使用方式"纳入"人群易感性"维度下"社会经济因素"二级指标中。修改"卫生、社会保险和社会福利行业从业人员数"为"卫生从业人员数"。

经过两轮专家咨询，最终确定了 3 个一级指标条目、8 个二级指标条目、27 个三级指标条目，同时确定了风险评估体系和各个指标的权重及熟悉程度评价。

第六节　观察法

一、定义

观察法通过对研究对象的持续观察、系统记录，来获取其变化信息。其优点在于直接观察了研究对象的真实行为，记录了真实情境的一手资料。其缺点也很突出，如比较耗时，观察者对研究结果的影响较大，容易受到先入为主的主观判断影响，过于注重描述研究对象的表象而忽略对其深层原因的挖掘和剖析。与其他调查研究方法相比，观察法比较简单易行，适用于获得一个"点"的截面资料，如果观察的时间足够长，也能够获得这个"点"的"社会事实"的动态。例如，人类学研究中的参与观察法对时间有严格要求，研究时间至少应在 1 年以上，以把握四季变化对人类生产生活的动态影响。由此看出，观察法的局限性也非常突出，如往往不能获得"面"的资料，由于成本较高而不适用于众多研究者参与调查研究。实践中，它可以与一些涉及"面"上的研究相结合，从而起到"以点带面、点面俱到"的效果。

二、分类

（一）参与式观察法与非参与式观察法

在参与式观察法中，根据观察者身份是否公开，可以细分为公开性参与式观察法和隐蔽性参与式观察法。在研究场景中，如果公开观察者的身份，则为公开性的参与观察，适用于一些不涉及特殊内容、特殊群体、特殊情境的研究，如普通的企业调研、乡村调查、经济调查等。这一方法的好处是告知被调查者并表明研究者身份，以期获得非正式渠道的理解或正式渠道的合作，比较适用于企业等组织引入外部顾问，进行项目设计或问题诊断。当然，这一方法也存在一定的局限性，即被调查者一旦得知自己受到研究者的关注，可能会在被观察的过程中改变自己的言行。对此，"霍桑实验"的研究过程与结论就是最好的例证：工人生产效率的提高并非来源于照明等环境的改变，而是感觉自己受到外界的重视而更加努力工作。在研究场景中，如果没有公开观察者的身份，则为隐蔽性的参与式观察，适合访问一些特殊群体或行业，或者针对某些特定的研究情境，如涉嫌犯罪的群体、一些难以治愈的疾病患者和边缘化的特殊群体、公检法等国家暴力机关或监狱等高度限制性的情境。

另外，亦有学者将观察者进一步细分为完全的观察者、观察者即参与者（更偏向观察）、参与者即观察者（更偏向参与）和完全的参与者四种身份。与完全的参与者相比，观察者即参与者与参与者即观察者其实都是一种混合的角色（mixed participation），他们往往一边参与一边观察。因此，也有不少学者认为可以将观察者即参与者和参与者即观察者合二为一，并不加以严格的区分，采取更为简单明确的三分法即可。事实上，上述几种分法各有利弊和不同的适用情境，选用时要结合研究需要进行分析。

参与式观察是案例研究和质性研究的重要组成部分，也是社会调查研究的重要方法，最早由林德曼（Linderman）于1924年提出，他将社会科学研究中的观察者分为"客观的观察者"（类似于"非参与式观察者"）和"参与式观察者"。参与式观察起源于"田野工作"（field work），又称"田野作业""田野方法"等，这种方法第一次应用于马林诺夫斯基（Malinowski）在特罗比恩岛上的实地调查研究中。随之，这一方法在人类学、民族志、民俗学、社会学，以及农学、旅游学、宗教学的研究中得到推广，近年来正尝试将其引入管理学等其他领域。目前参与式观察法已经在案例研究中得到广泛的应用，其目的是直接获取研究设计所需要的分析资料。非参与观察是指观察者置身于被观察活动或团体之外，以局外人的身份对研究对象的活动和表现进行观察。与参与式观察相比，两者的最大差异在于研究者参与与否，在融入情境的深度、广度上有所差异。

参与式观察法几乎适用于人类生活各个方面的研究，采取此方法可以描述发生了什么、所涉及的人或物、事发的时间和地点、发生的过程和原因等研究者所关注的问题，即回答何时（when）、在什么地方（where）、对哪些对象（who）、采取哪一种或几种方式（what）以及如何发生（how）、为什么发生（why）等问题。所以，参与式观察法尤其适用于研究人类生活所体现的社会文化背景，从局内人（insiders）而非局外人（outsiders）的视角研究事件的发展过程、人与事件的关系及组合、事件的时间连贯性和模式等。相比之下，非参与观察法在一定程度上具有"跳出场域"的特点，难以全面和深入回答何时、何地、何人、何方式以及如何发生、为何发生等问题，特别是后两个问题是需要长期深入观察甚至需要融入环境才能发掘和回答的问题。"非入场"的要求无形中给非参与式观察设定了"观察距离"和"心理距离"，使得观察者在研究过程中必须保持中立与均衡，必须既"不站队"也"不挑边"，淡化先入的感情色彩和后入的心理认同，始终保持一定的客观性和独立性。如果研究设计无需过于深入，或者无需求全责备，非参与式观察法客观平和的视角往往会获得中立平衡的观点或结论。

参与式观察使调查者参与到所研究的社会情境中，变成所研究群体中的一员，并用成员的眼光来了解被研究的社会群体。调查者从"局外人"转变为站在被研究者立场的"局内人"，有利于深入理解研究对象的言行，也有利于观察到一些平时难以见到的现象，了解到很多"局外人"难以入场的问题。参与式观察的方法具有换位思考、情感介入、发现问题、捕捉原创、得到信任等积极作用，调查者可以较好地理解当地社会的结构以及社会文化中各种因素之间的功能关系。例如，巴克（Barker）于 1993 年对 ISE 公司自我管理团队"协和控制"机制的参与式观察研究，论文主标题最终命名为《束紧的铁笼子》（*Tightening the Iron Cage*），这种"束缚感"与"压迫感"的真实体验不仅仅来源于被研究者，更是研究者作为参与式观察者和团队成员发自肺腑的感觉。试想，研究者如果不是亲身经历和真实体验，是很难做到如此这样生动形象的描述的。但是，参与式观察法是一种带有强烈人文色彩、几乎建立在包括一位研究者在内的两人或多人互动基础上的方法，而这种互动可能是混乱、复杂且富有感情色彩的，容易受到研究者主观思维和情感的影响。非参与式观察的好处是可以保持调查者"旁观者清"的客观立场、摒除"当局者迷"的不理智行为；但其缺点也很明显，如不易深入了解被研究者的思想和行为，也不易获取一些相对隐蔽、私密的研究资料。

综上，参与式观察更容易靠近被调查者、接近因果关系的本质、了解潜在关系的真相；非参与式观察更容易保持独立的判断、不受到其他环境因素影响，更易于准确评价。当然，参与式观察和非参与式观察也存在一定局限，如花费时间较长，需要大量的人、财、物投入，必须依靠被调查者的理解和支持，也可能受到被调查者中"小群体"或"小团体"的误导和心理抵制等而在研究初期难以有力开展，或者可能导致阶段性研究结果受到一定影响和误导。

（二）两种观察法的应用

案例研究的一个重要目标，就是要探索和解释不同社会现象（研究变量）之间的因果关系。而因果关系的基本条件之一，就是存在关系的两种现象之间具有时间上的先后顺序，作为原因的现象要发生在前，作为结果的现象要发生在后。正如库克（Cook）和坎贝尔（Campbell）提出的有效的因果推论必须满足三条准则：一是假定的原因和结果之间具有共变性，或者称之为存在稳定的关系；二是原因暂时优先性，即原因必须发生在结果之前；三是能够控制和排除因果关系之间存在其他解释的可能性，即除此原因之外没有其他替代性的解释。其中的准则之二，就是用以保证因果关系的时间顺序，即先后顺序的必要条件。其他调查研究方法由于大多只是在一个时间点上收集资料，因此一般无法达到因果关系对时间顺序的要求。尽管研究者会有意识地把注意力和焦点放在探讨现象之间的因果关系上，但他们采用的数据获取方式和数据分析方法常常存在一定问题。

实践证明，参与式观察法和非参与式观察法是其他调查研究方法的有机补充，也是案例研究的重要操作方法。无论研究者参与与否，长期的观察至少能够较为充分地达到因果关系三原则的要求。观察法绝非一蹴而就，在强调持之以恒的同时，更需要研究者与被研究者加强过程交流，做好日常沟通，避免心理阻碍；更希望有兴趣的研究者根据自身研究设计，采取适合自身研究的方法，合理运用参与式观察与非参与式观察，以取得更多、更好的成果。

（三）观察法的实施步骤

1. 明确问题，选择观察对象　明确问题即选择和确定研究问题，当然，在选定参与观察的研究问题的同时，也基本上确定了观察者与观察对象。因为问题的选择和确立必须考虑到在某一特定的情境里观察者是否能进行自然观察。例如，要研究"教师期望对师生交往的影响"，就需要考虑在什么样的学生、在哪个班进行，观察者应具备哪些知识、能力和观察技能。

2. 制订观察计划　在观察计划中要规定明确的观察目的、重点、范围以及要搜集的材料、观察的次数，每次观察的时间、采用的仪器、制订哪些表格以及填写的要求等。

3. 做好观察准备　观察准备是否充分，往往影响观察的成败。只有周密的观察准备，才有可能准确地收集观察材料。观察准备的主要工作如下。

（1）确定观察的项目和指标：根据课题和研究计划的要求，将要观察的方面具体化和指标化。具体化就是将要观察的方面具体成几个可以加以观察的项目。指标化就是给需要观察的项目选定一个可以评价记录并显示出不同程序与水平的指标体系。

1）在确定观察的项目和指标时，应注意尽量将观察项目具体化，并给以明确的限定，同时，所确立的观察项目与观察的目的应有本质的联系，能较全面地反映与研究课题有关的某些特征的变化。例如，在"初一男女生课堂学习状况比较观察研究"中，"课堂学习状况"包含的因素很多，概念很难明确，为此可以抓住几个主要方面来将它具体化，如规定主要通过观测学生举手情况、回答问题情况、课堂作业情况、做小动作及随便讲话情况等方面来衡量，再适当通过课后交谈作为补充，这样就具体明确了。

2）确定的项目是便于观察记录的具体内容。例如，在上述课题中，统计做小动作和讲话次数等，就比较容易观察。

3）确定观察的指标时，除定性以外可以定量的要尽可能量化。例如对举手情况的观测，就不能仅以踊跃、积极、稀少、一般等描述性词汇来划分，而可以统计一下男女生的举手率（每一次举手的人数与总人数之比）、举手覆盖率（一堂课举过手的人数与总人数之比）等指标。此外，要考虑便于日后的分析处理。对定性的材料，要考虑如何归纳与分类，对定量的材料，要考虑所选用的统计处理方式。

4）确定的指标不可以模棱两可，不可以提出几个是交叉关系的指标，以避免观察与记录时无所适从。例如，统计答题的正确率，必须考虑学生回答得不全对怎么办，因此就不能仅仅统计对错，还可以设"不全对"一档，并事先规定好各档次之间的界限，避免产生某一答案归入这类与归入那类均可的现象。

（2）选择观察途径和方法：观察的途径与方法可因人而异，因课题而定。一般的途径有听课、参观、参加活动、列席会议等。观察的方法通常与观察途径有关联，常用的方法是直接地参与观察。

（3）观察取样：观察往往不能面向全体，包罗万象，而要加以取样。

（4）设计观察表格及记录方法：为了便于观察记录和观察材料的整理，项目设计应符合如下要求：每个项目均是研究所需要的指标；项目数以 10 个以下为好，并按其逻辑顺序排列；项目的答案应是确定的，排除那些对不同的观察者可能会作出不同解释的推断性词语。设计观察表格时，要规定观察材料的记录方法。记录观察材料，一般有三种方法，即评等法、频数记录法与连续记录法。

（5）其他准备：包括仪器、人员培训、分工及应变措施等。

4. 按照计划进入现场实施观察并做好记录 进入现场要注意以下两点：一是选好观察位置，有较好的角度和光线以保证观察有效、全面、精确；二是不惊扰观察对象或与观察对象打成一片。如果间接观察、非参与性观察，最好不让观察对象知道。如果是直接观察、参与性观察，要与观察对象建立和谐良好的关系，以免观察对象产生戒备心理。

实施观察要注意看、听、问、思、记等互相配合，达到最佳效果。①观看：这是最主要的方式。凡是与观察目的有关的行为反应和各种现象都要察看。②倾听：凡是现场发现的声音都要听，特别是观察对象的发言更要仔细地听。③询问：内部观察时，观察者可面对面询问观察对象有关问题。例如可以问"这个问题你是怎么想的？"④查看：现场查看与观察目的有关的资料。例如听课时查看学生当堂的练习情况以了解上课效果，参加会议查看以前记录等。⑤思考：从现场开始获取信息时就要进行思考、分析，随着观察活动的深入进行，观察资料的积累，逐步形成自己的初步看法。上述方法之外还要灵活运用触、摸、品尝、嗅闻等方式。⑥记录：观察时还要及时做好现场记录，记录要准确、全面、有序。

5. 整理与分析观察资料 观察记录的材料要加以整理和分析，准备下一步撰写研究报告论文。首先，要把所有记录的材料，详细地加以检查，看分类是否恰当；如果有遗漏和错误，要设法补作记录和改正错误，以免时间久了，无法补充和修正。其次，所有材料整理好后，加以全面考虑；如果需要的材料还没有搜集到，那就要延长观察时间继续观察，一直到所需材料基本齐全为止。再次，观察记录的材料，如果数量较少，按观察记录的时间顺序存放保管即可；如果观察的项目较多，记录材料繁多，就要分类存放以便查阅。最后，记录材料整理后，需要加以说明的，要详细地加以说明。要及时清理搜集的材料，以免时间久了，容易忘记或产生疑问。

6. 提出观点并撰写研究报告 根据对观察资料的分析研究，提出自己的认识，并加以理论的论证，最后撰写成研究报告。往往仅借助自然观察法不能完成对一个课题的系统研究，通过观察所收集的资料常常要与其他研究方法所获得的信息融为一体之后，才能提出观点并加以阐述。

三、应用与解读

案例1-6-1

尿管是一种医疗设备，用于引流尿液，通常在医院或临床环境中使用。尿管固定是指将尿管固定在患者身上，以确保其位置稳定，避免尿管意外脱落或移位。尿管固定涉及使用固定带或其他材料将尿管与患者的身体结合，通常涉及一定的操作和接触。尿管固定过程中，如果不符合严格的无菌操作标准，存在引入细菌或其他病原体的风险。这可能导致患者感染或院内感染的发生。不适当的尿管固定可能导致患者身体受到创伤或不适，甚至可能引发皮肤破损、感染或其他并发症，这会影响患者的生物安全和健康。医护人员在进行尿管固定时，需要接触患者的生物样本和身体部位，存在自身受到感染的风险。因此，医护人员在固定尿管时需要严格遵守个人防护措施，以保障自身生物安全。

尿管外固定相关研究通过文献法，归纳、总结国内外尿管外固定的工具、方法、位置及评价指标，采用专家小组讨论法对问卷具体条目和尿管外固定设计的合理性进行讨论。采用问卷调查方法对尿管外固定现况进行调查与评价，为后期尿管外固定设计及评价提供了依据。同时，在价值医疗理念的基础上，根据尿管外固定的医疗服务成本和患者临床结果改进尿管外固定设计，并构建相应干预措施，对符合本研究要求的留置尿管患者尿管外固定的工具、位置、方法进行干预，进而对改进的尿管外固定临床应用效果进行评价。观察法为其研究方法一部分。

自行设计《尿管外固定操作依从性观察表》，观察指标包括尿管外固定工具、位置、方法3项内容，观察的对象为留置尿管患者的责任护士。研究者在研究期间，每天7：30—8：30和14：30—15：30对临床护理人员尿管外固定操作依从性进行观察，记录尿管外固定的执行情况，确保尿管外固定干预措施的有效性。

定量资料收集

第一节　定量资料的特点

定量研究是通过调查和收集数据，探讨人群中某种事件的数量指标，或分析各种因素与疾病、健康之间的数量关系。采用观察、测量、实验等手段获取的可测量的数据称为定量资料，定量资料通常以数值或度量单位的形式呈现。研究者会系统地收集、整理并借助数学或统计学手段分析这些定量资料，以揭示事物的数量关系和变化规律。定量研究根据调查目的不同，可分为描述性调查研究和分析性调查研究。描述性调查研究主要是通过一次性的横断面调查，来了解研究对象及其现况，进而评估社会卫生和人群健康状况，分析影响健康和疾病的相关因素，为生物安全领域卫生政策和应对措施的制定提供依据；而分析性调查研究则更侧重于病因的探索，它会对描述性研究中发现的相关危险因素进行深入的评价和测量，以初步确定这些因素与健康和疾病之间的因果关联性及关联强度。此外，根据调查范围的不同，定量研究还可分为全面调查和抽样调查。全面调查，也可称为普查，是指对所有研究对象——进行的无遗漏调查，如人口普查，其结果可以获得总体的情况，不存在抽样误差，但调查成本较高，调查质量却难以控制。一般来说，生物安全领域政策与管理的定量研究更常采用抽样调查的方法，即从总体中科学地选取部分有代表性的人群作为样本进行调查，然后根据样本结果推断总体情况。这种方法虽然成本相对较低，但往往需要通过严谨的统计学方法来估计可能存在的抽样误差。

一、可比性

定量资料以数值形式出现，主要是对数量性状进行测量或称量得出的数据，可以使用数值大小衡量观察单位不同特征水平的高低，一般有计量单位，用来说明研究对象的数量特征，如重量、长度、大小等，具有实际意义。对于医疗卫生政策领域中的定量资料，研究者的目的在于发现领域中人类行为或事物特点背后的一般规律，并对各种环境中的事物作出带有普遍性的解释。由于定量资料是基于数量测量的，因此不同数据点之间可以进行直接比较。这种可比较性使得定量资料在分析相似对象或条件之间的差异时极具价值，有助于识别并理解那些具有统计学意义的差异。

二、客观性

由于定量资料是基于客观的测量和数据收集，因此相对于定性资料而言，定量资料通常被认定为是更客观的资料，较少受到主观因素的影响。这种客观性使得定量资料在科学研究、政策制定等领域中具有较高的可信度和说服力。定量资料的数据类型可以分为连续型数据、离散型数据和有序数据。①连续型数据，也称为定距数据或定量数据，具有数值特征，并且可以有小数。这种数据通常表示观察对象的连续变化，例如身高、体重、血压等指标。由于其连续性，可以对数据进行数学运算，如求和、平均值、中位数等。②离散型数据，也称为定类型数据或计数数据，只能取整数值，不能有小数。这类数据通常表示观察对象的数量特征，例如某地区的家庭户数、某疾病的发病率等指标。离散型数据可以进行计数、比例等统计运算。③有序数据，也称为定序数据，具有等级或顺序特征。这种数据通常表示观察对象的等级或顺序关系，如考试成绩的等级（优、良、中、及格、不及格）、教育程度的级别（小学、中学、大学）等。有序数据可以进行排序、比较等统计运算。不同类型的定量资料在进行统计分析时所使用的统计方法是不同的，研究者通过收集、整理和分析定量资料，运用不同的统计方法进行分析，可以得出相对客观可靠的结论。

三、可量化性

定量资料通常具有明确的计量单位，是可以量化的，这一点从定量资料的定义和数据类型均可看出，这也就意味着定量资料可以通过数学模型和统计方法进行量化分析，从而使得计量资料具有实际的意义和可量化性。这种可量化性使得定量资料能够用于支持决策制定、预测未来趋势等实际应用。但是，描述目的和资料类型不同，定量资料采用的统计指标也不同。通常定量资料进行描述时，如果样本量较大，需要对原始资料进行整理，列出频数分布表、直方图以显示资料的分布类型和特征，用以显示数据的分布规律。描述定量资料集中趋势的统计学指标包括算术均数、几何均数、中位数和百分位数等统计学指标。描述定量资料变异程度的统计学指标主要包括极差、四分位数间距、方差、标准差和变异系数。

四、可解释性

医疗卫生领域定量资料的描述目的在于说明某个现象或事件的数量特征、检验假设、建立模型、预测未来趋势、评估干预效果、政策制定与评估、数据挖掘与知识发现等。定量资料可以通过数学模型和统计方法进行解释和预测，首先判断数据类型，确定自变量和因变量，进行统计描述，然后根据研究目的选取研究方法，判断数据是否可以采用参数检验，进一步探求变量间的影响关系研究、差异关系研究等，进而解释统计分析背后的实际意义，这种可解释性使得定量资料在解释现象的本质和规律方面具有重要价值。卫生健康政策领域的定量资料研究目的在于发现卫生领域利益相关者行为或事物的一般规律，并作出带有普遍性的解释，因而有助于深入理解数据背后的原因和机制。

五、可重复性

定量资料是以数字形式出现并基于数量测量的，能够反映研究对象的数量特征，其通过科学手段分析和研究的具体事物的本质是能够推论到事物的一般规律中去的，因此定量资料可以在相同的条件下进行重复测量。这种可重复性使得定量资料具有较高的可靠性，并且可以通过重复实验或调查来验证结果的准确性和可靠性，从而提高研究的可信度和科学性。同时，可重复性也有助于在相同条件下进行比较和分析，进一步揭示事物之间的数量关系和变化规律。

第二节　定量资料的调查方法

一、定量研究概述

定量研究通常具有较为严密的逻辑设计和能够量化的结果测量，且使用具体的统计方法分析所收集的数据，标准化和精确化程度较高。定量研究主要分为 4 个研究阶段。①选题阶段：总结当前所研究问题的发展现况并找出亟待解决的研究问题，选定研究主题，设计研究方案。②调查设计阶段：根据研究主题提出将需要调查的问题量化为不同指标，针对研究对象设计调查工具，确定资料的收集与分析方法。③数据收集与资料分析阶段：按照研究方案实施调查，并确保质量控制，收集、录入调查数据后，采用科学合理的数据和统计分析工具对数据分析。④结果解释阶段：对研究结果进行描述性解释，并提出政策建议。

定量资料调查包括访谈法和调查法。访谈法通常在样本较大及调查对象较集中的情况下使用，由调查者根据事先设计好的访谈提纲对被调查者进行访问、交谈并直接获取定量数据，从而收集到定量资料。这种方法通常不便于收集和整理定量资料。调查法通常是指设计便于量化的调查问卷，通过电话调查、面访调查、邮寄调查、网络调查等不同渠道发放。分为普查法和抽样调查法，普查往往需要耗费较多的人力、财力、时间，因此生物安全领域政策与管理的定量研究主要采用抽样调查研究的方法，使用标准化问卷。问卷，也称为调查表，是定量调查中用于收集资料的一种测量工具，它是由一组问题和相应答案所构成的表格。问卷设计的好坏直接影响所收集到的资料的有效性及可信度，从而影响问卷调查的结果。因此，问卷设计是定量调查方案设计阶段重要的工作之一。用于生命质量评价、心理行为调查的问卷常需量化，这一类特殊问卷称为量表。

二、定量资料调查问卷的设计

(一) 问卷的主要类型

根据收集资料方法和填写资料方的不同，问卷可分为自填式问卷和访谈式问卷两种类型。由于两种问卷面向的调查对象不同，因此其在设计要求、形式上也存在差异。

1. 自填式问卷　直接发送至被调查者（即研究对象），由被调查者自行填写，通常通过邮寄、网络、手机等发送方式。为了确保填写准确性和完整性，自填式问卷通常需要提供详尽的填写说明，并且问题设计应相对简洁明了，避免过于复杂。

2. 访谈式问卷　由调查者亲自向被调查者提出问题，并根据被调查者的回答进行记录和填写问卷。由于调查者在场解释和指导，因此访谈式问卷的填写说明可以省略，调查问题也可以设计得更为深入和复杂。这种方式适用于需要深入了解被调查者观点、态度或行为的情况。

(二) 问卷的一般结构

作为收集定量资料的一种调查工具，问卷应具备可量化、便于资料收集整理等特点。在长期的调查实践中，逐渐形成了一套相对固定的问卷结构。一份完整的问卷通常包括封面信、指导语、问题及其选项，以及编码等部分，科学设计每一部分，共同构成一份完整且有效的问卷。

1. 封面信　封面信用于向被调查者介绍调查的目的和重要性。封面信，通常置于问卷的开端，旨在向被调查者阐明调查者的身份、调查的目的、意义以及主要内容。它不仅有助于被调查者了解调查的背景和目的，还是获取被调查者信任和合作的关键环节。对于自填式问卷而言，封面信的设计尤为重要，需要详尽地介绍填表的要求、方法、回复的时间限制以及寄回地点等细节，以确保被调查者能够准确、完整地填写问卷。因此，自填问卷的封面信往往比访谈式问卷的封面信更为详尽和复杂。

2. 指导语　指导语向被调查者提供填写问卷的具体说明。指导语是向被调查者解释如何填写问卷的详细说明。它指导被调查者如何回答问题或选择答案，为可能引起疑问或多种理解的问题提供通俗易懂的概念和名词解释，有时甚至举例说明答卷方法。总之，指导语的目的是确保问卷中的内容被清晰、准确地理解。根据问卷形式的不同，指导语的语气和方式会有所差异。对于自填问卷，指导语是针对回答者的；而对于访谈问卷，指导语则是针对访谈员的。一些访谈员在调查前会接受培训，因此一些访谈问卷可能并不在问卷中包含指导语。

3. 问题及其选项　问题及其选项是问卷的核心部分，用于收集被调查者的信息。问卷的核心组成部分——封面信、指导语以及实质性问题，共同构建了问卷的整体框架。这些问题的设置，旨在收集被调查者的各类信息。根据问题所测量的内容，可以将问卷所需要收集的内容分为三大类别：人口学特征、行为相关信息和态度相关信息。①人口学特征，主要关注被调查者的基础信息，如年龄、性别、职业、教育程度和婚姻状况等，这些都是问卷中不可或缺的部分，因为它们为研究者提供了被调查者的基本背景，也是数据分析中的人口学信息统计来源，调查对象的基本信息和生活环境对其行为表现和态度表现具有重要影响。②行为相关信息，则侧重于探究被调查者过去或现在的某些行为和事件，例如发送生物安全事件、修改或制定生物安全法规、生物安全导致的损失和看病就医行为等。这类问题对于深入了解生物安全现象、事件和过程至关重要，它们能够揭示出事物或行为的历史、现状、程度、范围和特点等多个层面。人口学特征和行为相关信息，这两者共同构成了事实问题的范畴，主要反映了被调查者的客观情况。③态度相关信息，则更多地关注被调查者对于某一事物的观点、认知和意愿等主观因素。它们是问卷中非常重要的测量内容，因为了解社会现象的目的不仅仅是描述它，更重要的是解释和说明这一现象背后的原因。态度问题在这一过程中扮演着关键角色，它们能够揭示某一现象产生的直接原因和社会历史原因，例如不同利益相关方对完善某些生物安全法规是否赞成、对调整生物安全风险防控和治理体系的具体措施改善程度的看法。然而，由于态度问题往往触及个人的内心世界，且人们在面对调查时可能会产生自我保护心理，因此了解态度问题通常比了解事实问题更具挑战性。在问卷设计中，研究者有时会为被调查者提供一系列答案供其选择，这类问题称为封闭式问题；有时则不给出任何答案，让被调查者自由回答，这类问题称为开放式问题。问卷中并不一定要包含上述所有类型的问题，研究者会根据研究目的和被调查者的特点来灵活选择。

4. 编码　编码用于将收集到的信息转化为可分析的数据格式。用计算机能够识别的数码，对问题和答案进行转换，这样才能用计算机进行统计处理和分析。编码工作既可以在调查进行前设计问卷时进行，称为预编码，也可以在调查之后收回问卷时进行，称为后编码。如果设计问题的答案种类不能确定，只能采用后编码。

三、问卷设计的原则

（一）目的性

问卷设计的目的性是其核心要素，问卷必须按研究者提出的目的来设计，从而确保研究的有效性和针对性。通过明确问卷的目的，研究者能够精准地拟定问题，确保从被调查者那里获取到所需的最准确、最有利用价值的信息，从而使问卷能够紧密围绕研究主题展开，避免偏离主题或收集无关信息。在某些特定情境下，为确保研究的真实性和有效性，研究者可能需要设计出研究对象未察觉或未意识到研究真正意图的问题，例如问卷设计中需巧妙融入一些非调查目的的问题，这些问题本身并非研究的核心关注点，而是作为策略性手段，以引导研究对象自然、真实地表达自身观点或行为，用以收集到更为真实可靠的数据。在实际研究工作中，问题的设置始终紧密围绕研究目标展开。研究目标是对研究目的的具体化，它转化为一系列可衡量的指标，用以指导整个研究过程。从宽泛的研究目的到具体的研究目标，再细化到每个具体问题，这实际上是一个抽象概念逐步操作化、具体化的过程。这一过程确保了研究的针对性与实效性，使得研究者能够更加精准地收集和分析数据，进而得出科学、可靠的研究结论。因此，在实际操作中，问题的提出与设置是研究工作的关键环节，它直接关系到研究的质量和成果。

（二）反向性

问卷的设计与研究流程有时需要呈现一种逆向思维，问卷问题的构建可能是基于研究者最终期望达成的结果而逆向推导得出。这种逆向设计的反向性原则确保了问卷中的每个问题都紧扣研究目的，并且在问题的设置之初，就已经全面考量了统计分析方法的适用性，从而有效规避了可能存在的分析难题或使处理过程变得复杂化的潜在问题和答案。通过这种方式，问卷设计不仅更加精准地服务于研究目的，也极大地提升了数据处理的效率和准确性。

（三）实用性

问卷提问的措辞必须慎重选择，确保措辞通俗易懂。所使用的词汇应简洁明了，具体详尽而不抽象泛化，尽可能避免使用专业术语，以免造成调查对象理解困难。同时，还需要充分考虑被调查者的背景、兴趣、知识水平及能力等因素，以便他们能够应用自身知识水平和素养回答问卷。考虑到问卷的适用性，精心措辞旨在鼓励调查对象积极参与，尽可能地提供准确、详尽的反馈。

（四）一致性

问卷问题设置在语气、风格及格式上应该保持一致。这意味着设计问卷时应该统一问题的表述方式、选择题型和回答格式，避免在问题中出现矛盾的描述，具体细节包括注意统一使用相同的术语和措辞，保持问题风格的一致性，例如是否使用正式语言、第一人称或第三人称等，以及统一问题的排版和格式，例如字体大小、对齐方式等方面，以确保整个问卷具有统一的风格和结构。保持一致性原则有助于调查对象理解和回答问题，减少混淆和误解的可能性，从而提高问卷的可读性和合理性。此外，坚持一致性原则还有助于确保问卷的质量和信度，使得研究结果更加可靠和客观。

四、问卷设计的步骤

（一）明确研究目的

在着手设计问卷之前，首要的任务是明确研究的核心意图，确定问卷的研究目的后，明确需要获取的信息和数据，以便设计问题和选取合适的题目，随后将这一研究总目标细化成一系列可量化的具体指标。这一过程本质上是将研究目的进行概念化及操作化的转变，使之能够通过相应的问题得以体现。概念化旨在明确研究目的的具体内涵，界定其包含的各个维度。以了解糖尿病患者生命质量为例，需要界定生活质量的含义，并注重与糖尿病的特点相结合，确定糖尿病患者生命质量需要涵盖的各个方面，如生理状况、心理状态、社会功能等维度。而具体操作则是将这些概念具体化，规定如何精确测量，通过设置一系列可衡量的指标，并借助具体问题来具体表达每一个指标，从而确保研究的准确性和可操作性。

（二）建立问题库

问题的来源主要有三个途径，根据研究目的采用头脑风暴法筛选和确定问题库、向领域内专家学者咨询请教，以及参考已有成熟量表确定问卷条目。

1. 头脑风暴法 当涉及全新的研究测量领域或需要对已有问卷进行修订以适应不同人群或目的时，适用头脑风暴法建立问题库。头脑风暴法需要首先建立与研究问题和调查对象紧密相关的人员小组，如患者及其家属、医疗工作者、公共卫生学者、社会学者等，该小组需要围绕研究的核心目的和基本内容，积极提出各自的见解，并列举出可能相关的各种问题。随后，研究团队对提出的问题进行细致的梳理，包括归类、合并相似项以及剔除不相关或重复的问题，以确保问卷的精练与高效。

2. 专家咨询 向领域内的专家学者、从业人员或经验丰富的研究者请教，获取他们的建议和意见，提取出他们认为重要或常用的问题。然后根据专家意见设计问卷初稿，并进行反复修改和完善，试调查后确保问卷的有效性和可靠性。使用专家咨询法能够充分利用专家的专业知识和经验，提高问卷设计的科学性和合理性，并且减少问卷设计的盲目性和随意性，提高问卷的针对性和有效性，也能够便于形成一套系统、完整的问卷库，方便后续研究的开展和比较，减少调查误差，提高研究的准确性和可靠性。

3. 参考成熟问卷的条目 从已有的被广泛应用的成熟问卷中筛选符合研究目的的条目，是一种常用的问卷问题来源。然而，即便是在这样的基础上进行新的问卷组合设计，依然需要对新的问卷进行信度和效度的检验。即使是直接翻译外文问卷为本国文字，这一步骤也是必不可少的。在我国，引用外文问卷的做法相当普遍，其显著优势在于便于与国外的同类研究进行比较分析。然而，翻译过程中的规范化处理以及译文的信度和效度问题，都是研究者需要予以高度关注的方面。

（三）设计问卷初稿

在问卷初稿设计的过程中，需要首先从丰富的问题库中挑选出与研究目的相契合的条目；随后，确保问题的描述符合统一的标准和规范，以提高问卷的清晰度和一致性；紧接着，对这些问题进行初步的量化处理，以便于后续的统计分析；在问题的安排上，应依照一定的逻辑结构来合理布局，以确保问卷的连贯性和逻辑性；最后，将筛选和编辑后的问题按照科学的组合方式，编排出结构完整、条理清晰的初始问卷。

（四）问卷试用和修改

试用问卷初稿的方法可归纳为两种。一是客观检查法，即通过实施一次预调查来检验问卷初稿，以便及时发现其中可能存在的问题。二是主观评价法，即邀请相关领域的专家对问卷初稿进行审阅和评价。在条件允许的情况下，建议同时采用这两种方法，以更全面地优化问卷设计。具体而言，可以先采用主观评价法，根据专家的反馈进行一次修改；随后再利用客观检查法，通过预调查再次发现问题并进行相应的调整。这样的双重检验能够确保问卷设计的科学性和有效性。

（五）信度与效度的检验

为确保问卷的正式应用版本具备高质量，必须通过信度和效度检验来对其最终质量进行综合评价。只有在信度和效度检验均通过之后，才能确定问卷的正式应用版本，确保其能够准确、有效地收集所需信息。

五、问题及答案的设计和类型

（一）问题的设计

问卷问题可根据是否预设答案分为开放式与封闭式两种类型。在实际应用中，应结合它们的优点和不足，进行有针对性的选择，以确保问卷设计的有效性和准确性。

1. 开放式问题　这类题型的优势在于，当研究者对问题的答案并不明确时，开放式问题能够发挥巨大作用。它允许调查对象自由表达，从而收集到生动丰富的资料，并可能揭示出回答者之间微妙的差异，甚至带来意想不到的发现。特别是在一个问题存在多种答案时，若采用封闭式问题，回答者可能会因记忆限制而无法全面选择。此外，当问题和答案篇幅过长时，人们可能会感到枯燥和疲倦，此时使用开放式问题将更为合适。然而，这种题型也有其局限性。它要求回答者具备较高的知识水平和语言表达能力，能够准确理解题意、深思熟虑并清晰表达答案，因此其适用范围相对有限，特别是在自填问卷中较少使用。此外，回答这类问题通常需要更多的时间和精力，许多人可能不习惯或不愿意用文字表达观点，这可能导致应答率较低。对开放式问题的统计处理也常常更为复杂，有时甚至难以归类编码和统计，调查结果中还可能掺杂一些与研究无关的信息。

2. 封闭式问题　封闭式问题的优势在于其易答性，能显著节省调查时间，因此即便是文化水平不高的调查对象也能轻松完成，这种方式也更受回答者欢迎，从而提高了问卷的回收率。在测量层次方面，封闭式问题在衡量级别、程度、频率等有序类别问题上具备独特优势，通常提供一系列不同层次的答案供回答者选择。例如，在询问关于生物安全知识水平的问题时，封闭式问题可以预设"很好、好、一般、差、很差"等选项，而开放式问题则可能因回答者的描述差异而导致答案难以统一归纳。对于一些敏感的个人信息问题，如家庭收入等，采用等级资料的方式让回答者选择，往往比开放式问题更能获取较为真实的反馈。此外，封闭式问题通过列出答案种类，能够最大限度地减少不相关回答，使收集到的资料更易于分析和比较。然而，封闭式问题也存在局限性。由于答案预设，当某些问题的答案无法完全列出时，回答者若不同意任何列出的选项，便无法表达自己的真实观点。对于缺乏主见或不知如何作答的人，预设答案可能为他们提供了随意猜测或选择的机会，从而影响资料的真实性。此外，封闭式问题调查还容易因笔误产生误差，例如误选答案，这类错误难以区分和纠正。

3. 开放式问题和封闭式问题的实际应用　在问卷调查实践中，封闭式问题因其适用范围广、统计分析便捷等优势而占据主导地位。然而，当问卷设计者无法确定问题的所有可能答案，或需探索新情况时，开放式问题则显得尤为重要。为了确保封闭式问题的全面性和准确性，许多问卷设计者会在预调查阶段采用部分开放式问题，从而确定封闭式问题的答案种类。此外，为了避免遗漏任何可能的答案，问卷设计者通常会在主要答案之后添加"其他"这一选项，以供被调查者补充。这样不仅可以确保问卷的完整性，还能避免被调查者被迫选择不真实的答案。例如，在询问职业时，除了列出常见的职业类别，还设置"其他（请注明）"这一选项，以便被调查者能够真实反映自己的职业情况。这样的设计使得问卷更加灵活和人性化，有助于提高调查数据的真实性和有效性。

（二）答案的设计

问题的特性在很大程度上决定了答案的格式设计。以"您是否了解《中华人民共和国生物安全法》？"这一问题为例，其答案格式自然限定为"是"或"否"两种选择；而针对"您通过哪些渠道了解《中华人民共和国生物安全法》？"这一问题，答案则无法简单以"是"或"否"来回应。通常情况下，答案的格式设计有五种常见类型，每种类型都根据问题的特性和需求进行精心设置。

1. 填空式　适用于需要被调查者填写具体信息或数字的问题。这种格式简洁明了，方便被调查者填写。例如，"您的出生年月？＿＿＿。"

2. 二项选择式　也称是否式，适用于那些只有两种可能答案的问题，在问题后给出"是"和"否"两个答案，或者两个相互排斥的答案。这种格式简单直接，方便被调查者快速作答。二项选择式测量的是统计学中的"0/1"型变量，由于这种答案格式对于研究者和被调查者双方而言均简便易行，故而应用非常广泛。但是，将一些本来比较复杂的答案简化成二项选择后，就意味着研究者人为地合并了许多虽然相关但有程度差异的答案，在调查时，被调查者之间以及被调查者与研究者之间可能对于这种合并有不同的标准，还有一些被调查者可能觉得无所适从，不知如何应答。此外，减少答案的种类后，测量的信度也明显下降。

3. 多项选择式　问题后的答案超过两个，该格式在问卷设计中应用最广。设计者给每个问题提供多个可能的答案，被调查者需从中选择一项或多项适合自己的答案。这种格式适用于答案范围较广或需要被调查者从多个选项中做出选择的问题。无论测量的尺度如何，在设计问卷时均可采用多项选择式的答案格式。目前，对于具有连续性特征的变量的测量也多采用多项选择式的答案设计。但要注意，答案数量太少信度便会下降，测量的稳定度不佳。而答案数量太多，不仅造成问卷篇幅的增加，而且可能导致被调查者不耐烦而不认真答卷。一般认为，5~7 个答案是比较适宜的，最多不宜超过 10 个。在排列答案时，对于没有顺序关系的答案，无论怎样排列答案都行。但对于有一定顺序关系的答案，应按顺序排列，以免逻辑混乱，影响选择答案。

4. 图表式 图表包括量表式和图像式。量表式指将答案按照某种标准分成不同的等级，被调查者需根据自己的实际情况或感受在量表上选择相应的等级。这种格式适用于需要量化被调查者态度或感受的问题。常见的图像式有脸谱、线性尺度、梯形等。其中，线性尺度用得最多，通常绘出一条 10cm 长的刻度线，线的两个端点分别表示某项特征的两个极端情况，回答者根据自己的实际情况、看法或意见，可在线上的适当地方做标记来回答。此种方式实际上将答案视为一种连续的频谱，研究者不必想出许多词来描述答案，而且所得结果是定量资料。但是，线性尺度操作起来有相当难度，被调查者在确定选择哪一刻度来表示自己情况时可能有失误，而且，极少有人会选择线性尺度的极端。

5. 排序式 某些问题旨在探究被调查者对于特定事项重要性的观点，针对这些问题，列出相关的事项并请被调查者按照其认为的重要程度进行排序。如"您认为下列哪些挑战造成的生物安全风险最大，请您根据这些挑战对生物安全造成的风险程度，从 1（风险最大）到 5（风险最小）进行排序？ A. 新发突发性传染病；B. 生物技术误用、谬用；C. 实验室操作不规范；D. 外来生物入侵；E. 生物恐怖袭击"。通过这种方式，可以了解被调查者对于不同生物安全问题重要性的看法，从而提供更深入的社会洞察。

六、问卷设计应注意的问题

（一）双重装填

如果一个问题内部融合了两个或更多的子问题，那么它可能会变得复杂而含混，使得部分调查对象在试图给出答案时感到困惑或无从下手。

（二）含混不清

某些用词模糊或含有专业术语、俗语的问题，可能会使调查对象难以理解其真实意图。同时，不准确的表述或过多的修饰语也可能导致问题意义变得模糊不清，给被调查者带来困扰。

（三）抽象的提问

对于一些抽象概念的提问，例如"什么是安全""什么是风险""什么是政策"，不同的调查对象往往会给出不同的答案，回答范围较为宽泛，许多调查对象对这类感到无从下手。很多人在面对这类问题时，可能会发现自己从未深入思考过这些概念。因此，如果问卷确实需要涉及这类提问，建议提供一些具体的观点或描述，以便被调查者能够更清晰地表达自己的赞成与否。

（四）诱导性提问

诱导性提问是指提问者通过层次思维、逻辑和规律，用特定的言语引导被询问者逐层回答，从而揭示其认知水平、行为归因、结构和数据，人为地增加调查对象对回答某些答案的概率，从而产生偏误。例如，"你认为生物安全是非常重要的研究领域吗"，因为带有转折语、强调语、封闭语等诱导性的提问，容易使无主见的调查对象顺着调查者的意思回答，所以应该采用中性的提问。

（五）敏感性问题

有些问题设置，例如询问实验室负责人关于研究内容和实验流程等方面，可能涉及不便透露的内容，对于调查对象而言可能极为敏感。在设计这类问题时，必须格外谨慎，以免引发被调查者的抵触情绪或担忧。若处理不当，可能导致被调查者因顾虑而说谎，进而造成调查结果的偏误。然而，在针对已知存在这类行为的人群进行调查时，可以采用诱导性提问的方式，引导被调查者表达真实想法，同时避免直接给出否定答案的选项，以提高调查的有效性和准确性。

（六）问题的排列

当厘清所有问题后，将所有问卷问题整理为一张试卷，考虑到调查对象填写或回答问卷时的心理因素、逻辑因素等，研究者必须谨慎考虑各个问题在问卷中的排列顺序。以下几点在排列问题时可作参考。

1. 先排列容易回答的、无威胁性的问题　在设计问卷时，首先应考虑排列那些容易回答且无威胁性的问题，如年龄、性别和职业等基本信息。而敏感性问题，如性行为、经济收入、宗教等，则应当放在问卷的后面部分，以免一开始就引起被调查者的反感，影响他们对后续问题的回答态度。

2. 先排列封闭式问题　在问题排列上，封闭式问题应优先安排。因为开放式问题通常需要更多时间思考和回答，如果放在问卷前面，可能会增加被调查者的拒答率，从而影响问卷的回收效果。

3. 问题要按一定的逻辑顺序排列　在安排问题的逻辑顺序时，应充分考虑人们的思维方式，按照事物的内容和相互关系，以及事情发生或发展的先后顺序来排列问题。同类或性质相近的问题应集中在一起，完成一类问题后再转向另一类，避免提问时跳跃性过大。对于有时间关联的问题，应按照时间顺序进行提问，不要随意更改问题的顺序，以免打乱被调查者的思维逻辑。然而，如果问卷内容并不复杂或无法明显划分为多个部分，则无需过分强调分块。有时，为了防止被调查者产生厌倦情绪或随意回答，可以随机使用不同类型的问题和不同的排列次序，以增加问卷的多样性和趣味性。

4. 检验信度的问题须分隔开来　为了检验问卷的信度，研究者会特意设置一些高度相关或内容完全相同但形式不同的问题。这些问题在问卷中应分隔开来，不能连续排列，否则被调查者很容易察觉并给出无矛盾的答案，这样就无法达到检验问卷信度的目的。

七、问卷信效度检验方法

问卷的质量会直接影响调查结果的质量，关系到调查目的是否能够实现，因此，问卷设计完成后对其质量进行评价，问卷质量最关键的评价就是信度和效度。

（一）信度

问卷的信度是指衡量调查问卷在不同的时间、不同的情境下所得到的结果的稳定性和一致性，通常用信度系数来评价。如果问卷信度高，则说明调查问卷所得到的结果是可靠的，可以重复利用；反之，则需要重新审视问卷设计和问题调整。一般将两种或两次测量结果的相关系数作为信度系数。最常用的信度测量方法是 Cronbach's α 系数，其是内在信度分析的方法之一，检测的是内部一致性（又称为同质性），一致性越高，表示"内部一致性信度"越好。具体来说，可以通过以下几种方法来进行评价。

1. 重测信度法 也称为重复检验法或再测信度。该方法使用同样的问卷，对同一组受访者在不同的时间（一般间隔 2~4 周）进行两次测量。然后，通过两次测量结果间的相关分析或差异显著性检验，来评价问卷的信度。如果两次测量的结果越相关，差异越不显著，那么说明问卷的信度越高。需要注意的是，时间间隔、重复测量的操作难度、被测项目自身的相关性等因素都可能影响重测信度的结果。重复测量的间隔时间不宜太长，也不宜太短，以 2~4 周为宜。一般而言，复测信度系数应该达到 0.70 以上。

2. 复本信度法 也称为交错法或副本信度。该方法使用两个不同形式的等价问卷，对同一组受访者进行测量。两次测量结果间的相关性被用来评价问卷的信度。这种方法要求两个复本除表述方式不同外，在内容、格式、难度和对应题项的提问方向等方面要完全一致，但在实际调查中，很难使调查问卷达到这种要求，因此采用这种方法者较少。

3. 折半信度法 鉴于设计复本问卷非常困难，可以将一个问卷分拆为两半，分别作为各自的复本，然后计算两半得分的相关系数，进而估计整个量表的信度。这种方法一般不适用于事实式问卷，如年龄与性别无法相比，因此常用于态度、意见式问卷的信度分析。但由于分拆的方法很多，不同分拆方法可能得出不同的信度系数。例如，一个 10 条目的问卷就有 126 种组合方法。实际操作中，最常用的折半法是将问卷分为奇数条目的问卷和偶数条目的问卷。两半问卷的相关系数（r）等于半个问卷的信度系数，而一个完整问卷的条目增加了 1 倍，其信度系数（R）可用下式换算：$R = 2r / (1 + r)$。

（二）效度

问卷的效度，即问卷的有效性，是指问卷能准确地反映客观事物特征或属性的程度。它可以帮助评估问卷的有效性和准确性，以及它们搜集的数据的有效性。效度可以分为以下三类。

1. 内容效度 指问卷内容是否符合研究目的和要求，以及每个问题的问题内容的准确性、逻辑有效性。检验内容效度主要是依靠专家判断，其步骤包括：定义好内容范围，选择并确定能代表内容范围的题目，判断选出的题目是否与内容范围吻合。评价问卷的内容效度虽没有可用的数量化指标，但可以从逻辑分析与统计分析两方面进行。逻辑分析一般由研究者或专家评判所选题项是否"看上去"符合测量的目的和要求，即请有关专家对问卷题目与原来的内容范围进行分析，看问卷题目是否较好地代表了原来的内容。统计分析主要采用单项与总和相关分析法获得评价结果，即计算每个项目得分与问卷总分的相关系数，根据相关系数的显著性判断该项目是否有效。

2. 结构效度 指问卷的制订者针对问卷的各个部分进行设计，以确保问卷收集的数据准确可信。它是研究因子与测量项的对应关系是否符合预期。评价结构效度的方法包括因子分析、结构方程模型等。结构效度的验证通常采取因子分析的方法，因子分析通常分为探索性分析（exploratory factor analysis，EFA）和验证性因子分析（confirmatory factor analysis，CFA）。首先进行 KMO 检验，判断调查样本是否适合做因子分析。验证性因子分析，是已经知道需要将题项分为多少类，每题属于哪一类时，可使用验证性因子分析进行验证，一般使用结构方程模型常用的 AMOS 软件进行分析。如果没有预期的框架这类明确的概念，就需要采用探索性因子分析，尝试对题项归类，探索因子与对应项关系，一般使用 SPSS 软件进行分析。当 KMO 值达到标准后，进行因子分析，以验证结构内的各因素是否相关。

（1）探索性因子分析：一个典型的探索性因子分析流程如下。①辨认、收集观测变量。②获得协方差矩阵（或 Bravais-Pearson 的相似系数矩阵）。③验证将用于 EFA 的协方差矩阵（显著性水平、反协方差矩阵、Bartlett 球型测验、反图像协方差矩阵、KMO 测度）。④选择提取因子法（主成分分析法、主因子分析法）。⑤发现因素和因素载荷。因子载荷是指观测变量与因子之间的方向关系。⑥确定提取因子的个数（以 Kaiser 准则和 Scree 测试作为提取因子数目的准则）。⑦解释提取的因子。

（2）验证性因子分析：不同于探索性因子分析（EFA）的"试错与探索"特征，验证性因子分析（CFA）是使用样本数据对已经根据某些理论、先验知识作出的结构模型（量表题项与潜在变量的对应关系，潜在变量之间的关系）是否与实际数据情况一致进行验证的过程。

验证性因子分析根据假设模型的潜在变量之间是否相关，可以分为斜交验证性因子分析和直交验证性因子分析。直交模型表示潜在变量之间不相关，相互独立，需要设置三个潜在变量之间的协方差为 0；而斜交模型表示潜在变量之间是相关的，不需要对三个潜在变量之间的协方差做任何限制。如果三个潜在变量之间相关，而且相关系数比较高（大于 0.6），那么说明三个潜在变量还可以被另一个潜在变量所解释，可以进行二阶验证性因子分析。验证性因子分析主要验证模型三部分的效度：结构效度、收敛效度、区分效度。

经常使用的结构效度指标有卡方自由度比、拟合优度指数（goodness of fit index，GFI）、近似误差均方根（root mean square error of approximation，RMSEA）、均方根残差（root mean square residual，RMR）、比较拟合指数（comparative fit index，CFI）、规范拟合指数（normed fit index，NFI）等。不同的拟合指标设立有不同的标准，例如规范拟合指数 NFI 通常需要大于 0.9，接近 0.9 基本可接受。其中，卡方自由度比值是卡方值除以自由度值，卡方值容易受到样本量的影响，样本越大时该值可能越小，所以小样本时卡方自由度比值容易偏大。NFI 反映了假设模型和独立模型之间的差异。独立模型是指变量中不存在任何相关关系的一种简单模型。模型和独立模型的差异越大，说明假设模型拟合效果良好。

收敛效度代表内部一致性、稳定性和聚集性，在量表型问卷的分析中，信度表示同一个潜在变量下的测量变量的相关性（聚集性），如果同一个潜在变量下的测量变量高度相关，说明信度高。相关指标主要有因子载荷量 λ、信度系数、测量误差、Cronbach's α 系数、组合信度。其中因子载荷量是潜在变量到测量变量的标准化回归系数，因子载荷量越大，代表潜在变量对测量变量的解释能力越强，表示"指标信度"越好。信度系数是因子载荷量的平方，相当于测量变量（因变量）和潜在变量（自变量）建立的一元线性回归方程的 R 方值。信度系数越高，表示潜在变量对测量变量的解释能力越强，"指标信度"越好。测量误差为 1 - 信度系数的值；信度系数越大，测量误差越小，表示潜在变量对测量变量的解释能力越强，"指标信度"越好。组合信度则是通过因子载荷量计算的表示内部一致性信度质量的指标值。

区分效度表示潜在变量之间的区分性，如果效度高，那么区分性好。相关指标有平均方差抽取量（average variance extracted，AVE），即 AVE 值、判别效度。平均方差抽取量是指通过因子载荷量计算的表示收敛效度的指标值。建构信度（composite reliability，CR），也称组合信度 CR 值，用的是因子载荷值加和的平方，题项之间相关性越强，潜在变量对它们的解释能力也越强，因子载荷值加和的平方就越大，内部一致性就越好。

准则效度又称为效标效度，是表明问卷得分与某种外部准则（效标）间的关联程度，用问卷测量得分与效度准则之间的相关系数表示。如果二者相关显著，或者问卷题目对准则的不同取值、特性表现出显著差异，则为有效的题目。

一般情况下，用量表进行的调查研究应该进行各种相关的信效度评价，而普通的问卷调查主要通过表面效度、内容效度等主观评价问卷是否具有有效性，用复测信度判断问卷调查收集资料的可靠性。

（三）信度与效度的关系

信度是指测验结果的一致性、稳定性及可靠性，即某一测验在多次施测后所得到的分数的稳定、一致程度。信度高的测验意味着其结果是可靠的，可以重复利用。效度则是指测量工具或手段能够准确测出所需测量的事物的程度，即测量结果与要考察的内容的吻合程度。效度高的测验能够准确地反映所测量的特质或能力。信度和效度之间的关系是密切而复杂的。信度是效度的必要条件，但不是充分条件。也就是说，一个测验要想有效度，它首先必须有信度；但即使一个测验具有很高的信度，它也不一定就有效度。这是因为信度只关注测量结果的稳定性和一致性，而效度则关注测量结果是否准确地反映了所要测量的内容。信度与效度的主要关系如下。

1. 不可信的测量一定是无效的。即信度不高，效度也不会高。

2. 可信的测量既可能有效，也可能无效。即信度高，效度不一定也高。

3. 无效的测量既可能是可信的，也可能是不可信的。即效度不高，信度可能高，也可能不高。

4. 有效的测量一定是可信的测量。即效度高，信度一定也高。信度和效度是评估测量工具或手段的两个重要指标，它们之间既存在关联，又有所区别。

总的来说，信度和效度都是评价测量工具或手段优劣的重要指标，它们之间的关系是相互影响、相互制约的。在进行测量或评估时，需要同时考虑信度和效度，以确保结果的准确性和可靠性。

八、应用与解读

案例 2 – 2 – 1

以下问卷是根据定量调查研究制作的关于北京市居民对生物安全问题的态度调查（图 2 – 2 – 1）。

北京市居民对生物安全问题的态度调查

尊敬的受访者：

您好！

我们正在进行一项关于生物安全态度的定量研究，旨在了解公众对生物安全问题的认知、态度和行为倾向。您的参与对我们的研究至关重要，问卷的回答结果将用于统计分析，以提供有关生物安全问题的深入见解。

我们承诺，您的所有回答将会被严格保密，仅用于学术研究。请放心填写，您的隐私将得到充分的保护。

如果您愿意参加本次调查，请签名：

衷心感谢您的支持与配合！

[研究团队名称]

[日期]

请仔细阅读以下指导语，确保您理解如何填写问卷：

问题回答：请直接在每个问题后面的选项中选择最符合您观点或情况的答案。

开放性问题：问卷中可能会有一些开放性问题，需要您简要描述或回答。请尽可能清晰和详细地表达您的想法。

真实回答：请根据您的真实想法和感受作答，无需担心答案是否正确。

隐私保护：请放心填写，您的所有回答将会被严格保密，仅用于本研究的数据分析。

图 2 – 2 – 1　问卷编写示例

第一部分 基本信息

1. 您的年龄范围是？
   A. 18 岁以下
   B. 18 ~ 24 岁
   C. 25 ~ 34 岁
   D. 35 ~ 44 岁
   E. 45 岁及以上
2. 您的性别是？
   A. 男
   B. 女
3. 您的教育程度是？
   A. 初中及以下
   B. 高中/中专/职高
   C. 本科
   D. 硕士
   E. 博士及以上

第二部分 生物安全态度

4. 您对生物安全问题的关注度如何？
   A. 非常低
   B. 低
   C. 中等
   D. 高
   E. 非常高
5. 您认为生物安全问题对个人和社会的重要性如何？
   A. 不重要
   B. 较不重要
   C. 一般
   D. 较重要
   E. 非常重要
6. 您是否了解过生物安全相关的知识或培训？
   A. 是
   B. 否
7. 您认为自己在生物安全方面的知识水平如何？
   A. 非常低
   B. 低
   C. 中等
   D. 高
   E. 非常高

图 2-2-1 （续图）

8. 您在日常生活中是否会采取特定的措施来预防生物安全风险？
    A. 总是
    B. 经常
    C. 有时
    D. 很少
    E. 从不

9. 您认为政府和社会在生物安全方面的责任和作用如何？
    A. 非常不负责任
    B. 较不负责任
    C. 一般
    D. 较负责任
    E. 非常负责任

第三部分　生物安全行为倾向

10. 如果遇到生物安全事件（如疫情、生物恐怖袭击等），您更倾向于采取哪种行动？
    A. 立即采取自我保护措施
    B. 寻求专业机构或人员的帮助
    C. 关注官方信息，按照指示行动
    D. 自行查找信息，判断风险
    E. 其他：［请在此区域内作答］

11. 您是否愿意参与生物安全相关的社区活动或项目？
    A. 非常愿意
    B. 愿意
    C. 一般
    D. 不愿意
    E. 非常不愿意

再次感谢您的参与和支持！如果您有任何疑问或建议，请随时与我们联系。
祝您工作顺利，身体健康！
［研究团队名称］
［联系方式］

图 2 - 2 - 1 　（续图）

　　收集和整理问卷后，为了进一步分析数据，需要将被调查者的信息转换为编码，便于数据的统计分析（图 2 - 2 - 2）。

编码示例：
1. 年龄范围：1 = 18 岁以下，2 = 18 ~ 24 岁，3 = 25 ~ 34 岁，4 = 35 ~ 44 岁，5 = 45 岁及以上
2. 性别：1 = 男，2 = 女
3. 教育程度：1 = 初中及以下，2 = 高中/中专/职高，3 = 本科，4 = 硕士，5 = 博士及以上
4. 生物安全关注度：1 = 非常低，2 = 低，3 = 中等，4 = 高，5 = 非常高
5. 生物安全重要性：1 = 不重要，2 = 较不重要，3 = 一般，4 = 较重要，5 = 非常重要
6. 生物安全知识了解：1 = 是，2 = 否
7. 生物安全知识水平：1 = 非常低，2 = 低，3 = 中等，4 = 高，5 = 非常高
8. 预防生物安全风险行为频率：1 = 总是，2 = 经常，3 = 有时，4 = 很少，5 = 从不
9. 政府和社会责任评价：1 = 非常不负责任，2 = 较不负责任，3 = 一般，4 = 较负责任，5 = 非常负责任
10. 生物安全事件应对行为：1 = 立即采取自我保护措施，2 = 寻求专业机构或人员的帮助，3 = 关注官方信息，按照指示行动，4 = 自行查找信息，判断风险，5 = 其他
11. 生物安全项目参与意愿：1 = 非常愿意，2 = 愿意，3 = 一般，4 = 不愿意，5 = 非常不愿意

图 2 - 2 - 2 问卷编码示例

案例 2 - 2 - 2

以下是问卷信效度验证的实例解读，为研制中医医生工作满意度调查表，并对其进行评价，采用文献研究、专家咨询等方法研制中医医生工作满意度量表，采用 Cronbach's α 系数、探索性因子分析和验证性因子分析评价调查表的信度和效度。该研究根据拟合优度的结果进行修正，修正后，模型拟合 χ^2/df 值为 2.122，NFI、CFI、逐步拟合指数（Tucker-Lewis index，TLI）、GFI、增量拟合指数（incremental fit indices，IFI）值分别为 0.906、0.947、0.934、0.910、0.948。模型指标均大于 0.9，符合标准。修正后的模型见图 2 - 2 - 3。

观察各个因子上的标准化载荷，超过 0.5 则达到观测变量和潜变量之间的共同方差比其与误差方差之间的共同方差需要负荷大的要求，符合收敛效度。该研究的各个条目在其公因子下的标准化载荷值均大于 0.5，由此可见，该研究具有良好的收敛效度。综上，中医院中医医生工作满意度调查表在中医医生工作满意度评价中，具有良好的信度和结构效度，可作为中医医生工作满意度的测评工具。

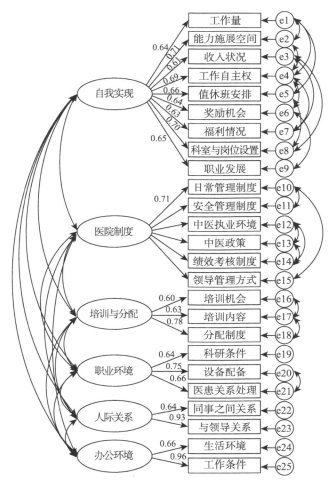

图 2-2-3　工作满意度调查表结构方程模型及结果

第三节　抽样方法简介与调查实施过程

当前，生物安全领域政策与管理相关研究中，开展调查时常使用的抽样方法主要包括简单随机抽样、分层抽样、整群抽样、系统抽样、方便抽样、滚雪球抽样等。

一、抽样方法简介

（一）简单随机抽样

简单随机抽样是最基本也是最常见的抽样方法。在这种方法中，每个总体成员被选中的概率都是相等的。举例来说,从一个装满号码的箱子里随机抽取一定数量的号码即为简单随机抽样。这种抽样方式的主要优点在于它的公平性和简易性。然而,它不可忽略的缺点是在总体很大时,可能无法保证样本的代表性,特别是当总体中的群体存在显著差异时。

(二)分层抽样

分层抽样是一种更精细化的抽样方法,它首先将总体分成几个相互独立且在某些特征上内部相似的层次或子群体,然后从每个层次中独立地进行简单随机抽样。这种方法的优势在于能更好地保证样本在关键特征上的代表性,尤其是在总体内部差异较大时。分层抽样的挑战在于需要准确地定义和识别各个层次。

(三)整群抽样

整群抽样是另一种节省资源的抽样方法。在这种方法中,总体首先被分成含多个成员的"群"或"簇"。然后,随机选择一些群体,对其内所有成员进行调查。整群抽样适合于当总体分布广泛且难以直接访问每个成员时。其主要缺点是,如果群体内部差异较小而群体间差异较大,可能导致较高的抽样误差。

(四)系统抽样

系统抽样是一种在给定间隔内选择样本的方法。例如,你可能从名单的第一个人开始,然后每隔10个人选择一个。这种方法的实施相对简单,特别是在有序列表的情况下。然而,如果列表中存在周期性的模式,那么系统抽样可能会引入偏差。

(五)方便抽样

方便抽样,顾名思义,是基于方便和可达性选择样本的方法。例如,一个研究者可能选择靠近他们的个体作为样本。虽然这种方法在某些情况下实用,但它通常不被认为是科学的,因为样本的选择可能高度偏见,不具代表性。

(六)滚雪球抽样

滚雪球抽样是指先随机选择一些受访者并对其实施调查,再请他们提供一些属于所研究目标总体的调查对象,根据所形成的线索选择此后的调查对象。滚雪球抽样往往用于对稀少群体的调查。在滚雪球抽样中,首先选择一组调查单位,对其实施调查后,再请他们提供另外一些属于研究总体的调查对象,调查人员根据所提供的线索,进行此后的调查。例如,随机选择1个人作为样本,然后他推荐了另外6个人作为受访者,这6个人又推荐了另外11人,依此类推。需要注意的是,滚雪球抽样有很大的选择偏见风险,因为被引用的个体将与推荐他们的个体具有共同的特征。

二、调查实施过程

（一）明确调查目的和问题

首先，需要明确调查的目的，即要解决什么问题或达到什么目标。一个清晰、具体的调查目的和问题能够为整个研究过程提供明确的方向和指导，确保研究的准确性和有效性。在开始调查前需要进行背景分析和实际需求分析。对研究领域的背景进行深入分析，了解当前的研究现状、存在的问题以及研究的紧迫性，结合实际情况，分析社会、经济、政治等方面的实际需求，明确调查研究的意义和价值。例如，在生物安全领域，了解某种疾病的传播情况、防控策略的有效性等，都是实际需求的体现。然后根据背景分析和实际需求，设定具体、可操作的调查目标。这些目标应该具有明确性、可衡量性和可实现性，以便在调查研究过程中进行跟踪和评估。最后，需要明确调查问题，将调查目的转化为具体、明确的问题，确保问题的针对性和可操作性。例如，如果调查目的是了解某种疾病的传播情况，那么调查问题可以包括：该疾病的感染率是多少？传播途径主要有哪些？哪些人群更容易感染？

（二）设计抽样方案

根据调查目的，设计合适的抽样方案，计算样本量。简单随机抽样适用于总体规模较小且特征均匀的情况；系统抽样适用于总体规模较大但样本规模较小的情况；分层抽样适用于总体特征分层明显的情况；整群抽样则适用于总体被自然划分为若干群的情况。样本容量的确定需要考虑多个因素，如研究精度要求、总体规模、经费和时间等。通过合理的样本容量计算，可以确保样本的代表性，并最大限度地减小抽样误差。根据选定的抽样方法，制订具体的抽样框和抽样过程。抽样框是总体中所有可能样本的清单，抽样过程则是从抽样框中选择样本的具体步骤。考虑到传染病的传播特性和人群分布，可以采用分层随机抽样或整群抽样等方法。例如，在 SARS 疫情防控期间，为了追踪传染源，研究者采用了简单随机抽样方法。他们从一个较大的、特征相对均匀的医院患者群体中随机选择了部分患者作为样本，进行病毒检测和接触史分析。这种方法在总体规模较小且特征较为均匀的情况下非常适用。对埃博拉病毒进行追踪调查时，考虑到不同地区的疫情严重程度和病毒传播特点可能存在差异，研究者采用了分层抽样方法。他们根据疫情严重程度和地区特征将总体划分为不同的层次，然后从每个层次中按比例抽取样本进行病毒检测和流行病学分析。这种方法有助于更准确地了解病毒在不同地区的传播情况。

（三）准备调查工具和设备

考虑到调查的特定需求，以及可能涉及的生物样本的特性和潜在风险，除了必要的调查工具和设备，如调查问卷、采样工具（如咽拭子、血清采集针等）等，还需要如防护服、手套、护目镜和呼吸器等，用于保护调查人员免受潜在的生物安全危害。

确保这些设备和工具符合生物安全标准，能够防止交叉污染和人员感染。在非洲猪瘟疫情中，调查人员需要穿戴全套防护装备进入疫区，使用采样工具从感染猪瘟的环境中采集样本。然后，这些样本被保存在冷藏箱中，运送到实验室进行 PCR 检测和其他分析。通过这些工具和设备的帮助，调查人员能够确认非洲猪瘟病毒的存在，并追踪其传播途径，为后续的防控工作提供了重要依据。在转基因食品调查中，调查人员可能需要从市场上收集各种疑似转基因的食品样本，然后使用特定的检测设备，如 PCR 仪，来检测这些样本中是否含有转基因成分。同时，他们还需要对食品的生产、加工和销售环节进行调查，以确定转基因成分是如何进入食品链的。

（四）实施抽样调查

在调查前不仅需要设计好抽样方法，也需要具体问题具体分析，例如分层抽样设计每一层级抽样时，需要安排好每一层级的调查员、质检员，涉及不同民族、乡镇地区等语言和风俗习惯不同的地区，尽量由当地向导带路做调查，研究团队负责随机化、分层，调查员负责现场调研（图2-3-1、图2-3-2）。另外，由于生物安全领域调查通常涉及实验室现场，调查人员需要严格遵守生物安全操作规程，如佩戴防护服、手套、口罩等，确保自身安全。同时，要注意对采样环境的消毒处理，防止病原体扩散。在采集样本时，要确保样本的完整性和代表性，避免污染和误差。

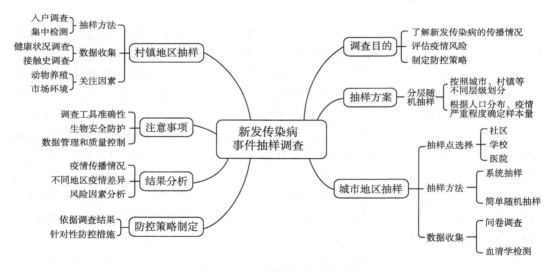

图 2 - 3 - 1 抽样调查实施过程

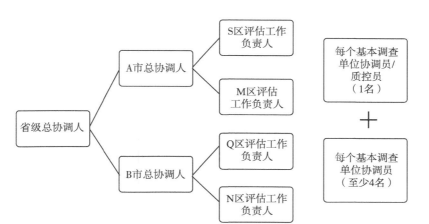

图 2-3-2 调查人力资源调配

（五）样本处理和数据分析

完成样本收集后，样本处理主要涉及样本的整理、清洗和编码等步骤，对收集到的样本进行整理，包括检查样本的完整性、准确性和一致性。在整理过程中，可能会发现一些数据存在错误、缺失或重复等问题。样本清洗就是对这些问题进行处理，包括修正错误数据、填充缺失值、删除重复样本等，以确保数据的准确性和可靠性。为了方便后续的数据分析和处理，需要对样本进行编码。编码可以根据不同的变量和属性进行，将文本数据转化为数字或符号，便于计算机处理和统计分析。涉及生物样本时，将采集的样本送往实验室进行病原体检测和分析。实验室应具备相应的生物安全等级和检测能力，确保检测结果的准确性和可靠性。根据检测结果，对感染率、传播途径等进行统计分析，评估一些传染病风险。数据分析包括描述性统计分析、推论性统计分析、数据可视化、结果解释与讨论，描述性统计分析一般是通过计算均值、标准差、频数分布等统计量，描述样本数据的基本特征和分布情况，以了解样本的总体情况和各个变量的基本情况。推论性统计分析常借助不同的统计软件开展，利用样本数据对总体进行推断和预测。常用的方法包括假设检验、方差分析、回归分析等。这些分析可以帮助检验假设是否成立，以及探究不同变量之间的关系。完成数据初步分析后，通过绘制图表、图形等方式，将数据以更直观的形式展现出来，有助于更好地理解数据的分布和关系，发现潜在的模式和趋势。任何数据分析都是服务于结果和解释。根据数据分析的结果，对样本数据进行解释和讨论，包括解释统计结果的含义、讨论结果的可靠性和有效性，以及提出可能的改进建议和进一步的研究方向。

（六）撰写调查报告和制订防控策略

根据分析结果，撰写详细的调查报告，包括调查目的、方法、结果和结论等部分。报告中应提出针对性的防控建议，如加强重大生物安全事件监测、增强公众防护意识、实施惩戒措施等。基于调查报告，相关部门可以制订具体的防控策略，指导疫情防控工作。

三、应用与解读

案例 2-3-1

该研究主要目的是调查护理人员传染病突发事件应对能力现状，采用《医护人员传染病突发事件应对能力调查》问卷，采用便利抽样法选取湖南省 8 所医院护理人员 743 人进行问卷调查。其中，男 36 人，女 707 人；年龄 20~30 岁 397 人，31~40 岁 244 人，41~50 岁 69 人，50 岁及以上 33 人；专科及以下 135 人，本科及以上 608 人；初级职称 475 人，中级职称 215 人，高级职称 53 人，调查护理人员传染病突发事件应对能力现状及影响因素。结果发现护理人员传染病突发事件应对能力总分为（137.20 ± 19.45）分，预防能力、救援能力维度得分分别为（12.33 ±1.65）分、（14.53 ±2.76）分。多重线性回归分析显示，工作科室、传染病突发事件救援经验是护理人员传染病突发事件应对能力的主要影响因素（$P < 0.05$）。因此得出结论，护理人员传染病突发事件应对能力处于中等偏上水平，应加强对非急诊、非重症科室护理人员传染病突发事件应急演练和培训，以提升整个护理队伍传染病突发事件应对能力。

案例 2-3-2

该研究目的在于了解某医学院学生对实验室生物安全的认知现状。参考了《实验室生物安全》《病原微生物实验室生物安全管理条例》《医疗废物管理条例》等文件，自行设计调查问卷，经专家咨询和预实验验证后，在某医学院校采用整群随机抽样的方法开展调查，将在校医学生按不同年级、不同专业分层，以班级为单位随机抽取调查对象，并统一回收调查表，共抽取 900 名全日制在校本科二、三年级医学生。发放调查问卷 900 份，有效问卷 877 份，有效率为 98.21%，其中，二年级 430 名（49.03%）、三年级 447 名（50.97%）。实验室生物安全概念的总体知晓率为 58.72%，了解实验室生物安全法规具体内容的仅占 32.16%，仅 8.21% 的学生接受过实验室生物安全培训；对实验室生物安全柜的知晓率仅为 14.14%，仅 7.75% 的学生清楚哪些操作需要在生物安全柜中进行；28.28% 的学生能按照规定处理废弃物，68.19% 的学生能识别生物危害警示标志；92.82% 的学生认为应开设实验室生物安全相关课程。实验室生物安全知识和安全行为总体知晓率偏低，分别为 42.65% 和 41.96%，且三年级知晓率高于二年级（$P < 0.05$）；化学性危害和生物性危害方面，有过科研经历的学生得分高于未参加过大学生科研的学生（均 $P < 0.05$）。最终得出结论是医学生对实验室生物安全知识的认知情况不容乐观，应切实加强实验室生物安全教育管理和宣传工作，提高学生的实验室生物安全认知水平。

第三章

政策分析方法

第一节　PDCA 循环

一、概念

PDCA 循环是美国质量管理专家沃特·阿曼德·休哈特（Walter A. Shewhart）首先提出的，由戴明采纳、宣传，获得普及，所以又称戴明环。全面质量管理的思想基础和方法依据就是 PDCA 循环。PDCA 循环的含义是将质量管理分为四个阶段，即 plan（计划）、do（执行）、check（检查）和 act（处理）。在质量管理活动中，要求把各项工作按照做出计划、计划实施、检查实施效果，然后将成功的纳入标准，不成功的留待下一循环去解决。这一工作方法是质量管理的基本方法，也是企业管理各项工作的一般规律。

二、程序步骤

P（plan）——计划，包括方针和目标的确定，以及活动规划的制订。

D（do）——执行，根据已知的信息，设计具体的方法、方案和计划布局；再根据设计和布局，进行具体运作，实现计划中的内容。

C（check）——检查，总结执行计划的结果，分清哪些对了，哪些错了，明确效果，找出问题。

A（act）——处理，对总结检查的结果进行处理，对成功的经验加以肯定，并予以标准化；对于失败的教训也要总结，引起重视。对于没有解决的问题，应提交给下一个 PDCA 循环中去解决。

以上四个过程不是运行一次就结束，而是周而复始地进行，一个循环完了，解决一些问题，未解决的问题进入下一个循环，这样阶梯式上升。

三、应用与解读

（一）计划阶段

要通过市场调查、用户访问等，摸清用户对产品质量的要求，确定质量政策、质量目标和质量计划等。包括现状调查、分析、确定要因和制订计划。

（二）设计和执行阶段

实施上一阶段所规定的内容。根据质量标准进行产品设计、试制、试验及计划执行前的人员培训。

（三）检查阶段

检查阶段主要是在计划执行过程之中或执行之后，检查执行情况，看是否符合计划的预期结果效果。

（四）处理阶段

处理阶段主要是根据检查结果，采取相应的措施。巩固成绩，把成功的经验尽可能纳入标准，进行标准化，遗留问题则转入下一个 PDCA 循环去解决。

案例 3 – 1 – 1

某高等级生物安全实验室（BSL – 3 或 BSL – 4）近期在内部审计中发现，尽管没有发生实际的安全事故，但在操作过程中存在一些潜在的生物安全漏洞，尤其是在个人防护装备（personal protective equipment，PPE）的正确使用与消毒程序。管理层决定采用 PDCA 循环来识别并解决这些问题，以提升实验室的整体生物安全水平。

1. P（plan）——计划阶段

（1）问题定义：明确指出个人防护装备穿戴不规范和消毒程序执行不彻底是主要问题。

（2）目标设定：提高实验室人员对于 PPE 使用的合规率至98%，并确保所有消毒程序严格遵循标准操作规程（standard operating procedure，SOP）。

（3）原因分析：通过员工访谈和监控视频回顾，发现培训不足、PPE 舒适度差及消毒用品存放不便是主要原因。

（4）制定策略：安排定期的生物安全培训，引入更舒适的 PPE 选项，优化消毒用品的布局。

2. D（do）——执行阶段

（1）培训实施：组织每月一次的生物安全培训，特别强调 PPE 的正确使用方法和消毒程序的重要性。

（2）引入新 PPE：采购并试用几款新型 PPE，根据员工反馈选择最合适的款式。

（3）改善布局：调整实验室内部布局，确保消毒用品易于获取且放置位置合理。

3. C（check）——检查阶段

（1）监督与记录：设置监控摄像头记录 PPE 使用情况，并安排专人定期检查消毒记录。

（2）数据收集：通过连续三个月的观察，记录 PPE 合规使用率和消毒程序执行的准确度。

（3）评估效果：收集的数据表明，PPE 合规使用率提升至 97%，但消毒程序执行仍存在小部分遗漏。

4. A（act）——行动阶段

（1）针对消毒问题：针对消毒程序的不足，增加即时反馈机制，如安装消毒过程提醒系统。

（2）持续改进：对于持续表现不佳的环节，设计更具体的培训模块，如模拟实战演练。

（3）标准化成果：将有效措施纳入 SOP，确保长期遵守，并为未来可能的新问题建立快速响应机制。

通过这一轮的 PDCA 循环，实验室显著提升了生物安全标准的遵守程度，降低了操作风险。

第二节　品管圈

一、概念

品管圈（quality control circle，QCC）是由相同、相近或互补性质的工作场所的人们自动自发组成数人一圈的小圈团体（又称 QC 小组，一般 6 人左右），全体合作、集思广益，按照一定的活动程序来解决工作现场、管理、文化等方面所发生的问题及课题。

二、活动步骤

（一）组圈

1. 根据同一部门或工作性质相关联、同一班次的原则，组成品管圈。
2. 选出圈长。
3. 由圈长主持圈会，并确定一名记录员，担任圈会记录工作。

4. 以民主方式决定圈名、圈徽。

5. 圈长填写"品管圈活动组圈登记表",成立品管圈,并向 QCC 推动委员会申请注册登记备案。

(二)活动主题选定,制订活动计划

1. 每期品管圈活动,必须围绕一个明确的活动主题进行,结合部门工作目标,从品质、成本、效率、周期、安全、服务、管理等方面,每人提出 2~3 个问题点,并列出问题点一览表。

2. 以民主投票方式产生活动主题,主题的选定以品管圈活动在 3 个月左右能解决为原则。

3. 提出选取理由,讨论并定案。

4. 制订活动计划及进度表,并决定适合每一个圈员的职责和工作分工。

5. 主题决定后要呈报部门直接主管/经理审核,批准后方能成为正式的品管圈活动主题。

6. 活动计划表交 QCC 推行委员会备案存档。

7. 本阶段推荐使用脑力激荡法和甘特图。

(三)目标设定

1. 明确目标值并和主题一致,目标值尽量要量化。

2. 不要设定太多的目标值,最好是一个,最多不超过两个。

3. 目标值应从实际出发,不能太高也不能太低,既有挑战性,又有可行性。

4. 对目标进行可行性分析。

(四)现状调查数据收集

1. 根据上次的特性要因图(或围绕选定的主题,通过圈会),设计适合本圈现场需要的,易于数据收集、整理的查检表。

2. 决定收集数据的周期、收集时间、收集方式、记录方式及责任人。

3. 圈会结束后,各责任人员即应依照圈会所决定的方式,开始收集数据。

4. 数据一定要真实,不得经过人为修饰和造假。

5. 本阶段使用查检表。

(五)数据收集整理

1. 对上次圈会后收集数据过程中所发生的困难点,全员检讨,并提出解决方法。

2. 检讨上次圈会后设计的查检表,如需要,加以补充或修改,使数据更能顺利收集,重新收集数据。

3. 如无前两点困难,则圈长落实责任人及时收集数据,使用 QC 手法,从各个角度去识别,作成柏拉图形式直观反映,找出影响问题点的关键项目。

4. 本阶段可根据需要使用适当的 QC 手法,如柏拉图、直方图等。

（六）原因分析

1. 在圈会上确认每一关键项目。

2. 针对选定的每一关键项目，运用脑力激荡法展开特性要因分析。

3. 找出影响的主要因素，主要因素要求具体、明确且便于制订改善对策。

4. 会后落实责任人对主要因素进行验证、确认。

5. 对于重要原因以分工方式，决定各圈员负责研究、观察、分析，提出对策构想并于下次圈会时提出报告。

6. 本阶段使用脑力激荡法和特性要因法。

（七）对策制订及审批

1. 根据上次圈会把握重要原因和实际观察、分析、研究的结果，按分工的方式，将所得的对策一一提出讨论，除责任人的方案构想外，以集思广益的方式，吸收好的意见。

2. 根据上述的讨论获得对策方案后，让圈员分工整理成详细具体的方案。

3. 对所制订的具体对策方案进行分析，制订实施计划，并在圈会上讨论，交换意见，定出具体的步骤、目标、日程和负责人，注明提案人。

4. 圈长要求圈员根据讨论结果，以合理化建议的形式提出具体的改善构想。

5. 圈长将对策实施计划及合理化建议报部门主管/经理批准后实施（合理化建议实施绩效不参加合理化建议奖的评选，而直接参加品管圈成果评奖）。

6. 如对策需涉及圈外人员，一般会邀请他们来参加此次圈会，共同商量对策方法和实施进度。

7. 本阶段使用愚巧法、脑力激荡法和系统图法。

（八）对策实施及检讨

1. 对所实施的对策，由各圈员就本身负责工作作出报告，顺利者给予奖励，有困难者加以分析并提出改进方案和修改计划。

2. 对前几次圈会做整体性的自主查检，尤其对数据收集、实施对策、圈员向心力、热心度等，必须全盘分析并提出改善方案。

3. 各圈员对所提出对策的改善进度进行反馈，并收集改善后的数据。

（九）效果确认

1. 效果确认分为总体效果及单独效果。

2. 每一个对策实施的单独效果，通过合理化建议管理程序验证，由圈长最后总结编制成合理化建议实施绩效报告书，进行效果确认。

3. 对无效的对策，需开会研讨决定取消或重新提出新的对策。

4. 总体效果将根据已实施改善对策的数据，使用 QCC 工具（总推移图及层别推移图）用统计数据来判断。改善的经济价值尽量以每年为单位，换算成具体的数值。

5. 圈会后应把所绘制的总推移图张贴到现场，并把每天的实绩打点到推移图上。

6. 本阶段可使用检查表、推移图、层别图、柏拉图等。

（十）标准化

1. 为使对策效果能长期稳定的维持，标准化是品管圈改善历程的重要步骤。

2. 把品管圈有效对策纳入公司或部门标准化体系中。

（十一）成果资料整理（成果比较）

1. 计算各种有形成果，并换算成金额表示。

2. 制作成果比较的图表，主要以柏拉图金额差表示。

3. 列出各圈员这几次圈会以来所获得的无形成果，并做改善前、改善后的比较，可能的话，以雷达图方式表示。

4. 将本期活动成果资料整理编制成"品管圈活动成果报告书"。

5. 本阶段可使用柏拉图、雷达图等。

（十二）活动总结及下一步打算

1. 任何改善都不可能十全十美、一次解决所有的问题，仍会存在不足之处，找出不足之处，才能更上一个台阶。

2. 老问题解决了，新问题又来了，所以问题改善没有终点。

3. 按 PDCA 循环，品质需要持续改善，所以每完成一次 PDCA 循环后，就应考虑下一步计划，制订新的目标，开始新的 PDCA 改善循环。

（十三）成果发表

1. 对本圈的"成果报告书"再做一次总检讨，由全体圈员提出应补充或强调部分，并最后定案。

2. 依照"成果报告书"，以分工方式，依各人专长，分给全体圈员，制作各类图表。

3. 图表做成后，由圈长或推选发言人上台发言，并进行讨论交流。

4. 准备参加全公司品管圈发表会。

三、应用与解读

案例 3-2-1

某生物安全等级为二级的微生物实验室在过去一年中，记录到多起个人防护装备使用不当的事件，包括手套破损未及时更换、口罩佩戴不规范等，增加了实验室感染的风险。为应对这一问题，实验室成立了"守护盾"品管圈，旨在通过团队协作，提升实验室工作人员 PPE 使用的合规性。

（一）目标设定

将 PPE 使用不当的事件减少 50%。

提升实验室全体成员对生物安全意识的自我评估得分至少 10%。

（二）活动过程

1. 计划（plan）

（1）现状调查：通过问卷和现场观察，收集 PPE 使用不当的具体数据和原因。

（2）原因分析：运用鱼骨图分析，确定主要原因为缺乏定期培训、PPE 供应不足、对生物安全意识不足等。

（3）设定对策：制订定期培训计划，优化 PPE 存储和分配流程，引入 PPE 使用合规性自我检查机制。

2. 执行（do）

（1）培训实施：每月举行一次生物安全和个人防护装备使用培训，包括理论讲解和实操演练。

（2）流程改进：设立 PPE 专用储存柜，确保各类型号充足，方便取用；设置 PPE 使用前的同伴检查环节。

（3）宣传强化：在实验室显眼位置张贴生物安全海报，增强人员意识。

3. 检查（check）

（1）数据收集：实施前后分别记录 PPE 使用不当事件的数量，并进行员工生物安全意识的自我评估。

（2）效果评估：三个月后，通过对比数据评估改进措施的有效性。

4. 行动（act）

（1）问题反馈：发现培训参与度不够高，决定增加互动环节，提升培训吸引力。

（2）持续改进：虽然 PPE 使用不当事件减少了 45%，接近目标，但生物安全意识得分仅提高 5%。因此，决定增加模拟应急演练，进一步提升员工的实际操作能力和紧急应对能力。

（三）结果

经过半年的品管圈活动，"守护盾"成功地将 PPE 使用不当事件减少了 45%，虽然略低于预定目标，但已显著改善了实验室的安全环境。生物安全意识自我评估得分提高了 7%，显示员工对生物安全的重视度有所上升。实验室决定将品管圈活动作为常规管理的一部分，持续推动生物安全文化的建设。

（四）反思与展望

"守护盾"品管圈活动证明了团队合作在提升生物安全管理水平中的重要作用。未来，计划引入更多创新的培训手段和激励机制，以达到更高的安全目标，并考虑将成功的经验推广至其他实验室，共同提升整个机构的生物安全水平。

第三节 追踪方法学

一、定义

追踪方法学（tracer methodology，TM）就是利用真实患者就医经历来分析评价医疗服务系统质量水平的一种方法，即用"以患者为中心"的服务理念，从"患者"实际感受诊疗服务的经历，了解与评价医院整体的服务品质。调查者在追踪过程中评估医疗服务流程，包括现场调研中观察到的医疗行为本身对患者的影响。其后续的改进可采用 PDCA，即强调患者安全及医疗质量的持续改进。

TM 是一种过程管理的方法学，强调的是现场（on-site）评估。评估调查者通过收集各种来源的数据，分辨出流程中的节点问题，并进行分析，提出改进方法或建议。

TM 包括个案追踪和系统追踪，在评估调查过程中，一旦在某环节发现问题，即转入系统追踪，分析出现的问题是某个人的问题还是系统性问题。有研究表明，大部分的医疗不良事件并非全是因为个人的疏忽，75% 的医疗问题来自系统性的失误。

二、特点

追踪方法学的特点包括以"患者"的视角来评估、灵活性以及注重利用信息系统和数据。以"患者"的视角来评估，而不是以医院组织功能的结构面为中心，因此是评价最为直接和真实的有效方法。"灵活性"是追踪法的关键，既可个体调查又可系统调查。

三、实施步骤

在项目管理或业务分析过程中，跟踪方法学是一种用于追踪项目进展和评估成果的重要工具。通过运用跟踪方法学，可以确保项目在预定的时间、成本和质量约束下按计划前进。本文将介绍追踪方法学的实施步骤，以帮助有效地进行项目跟踪和评估。

（一）设定明确的目标和指标

在开始跟踪项目之前，需要设定明确的目标和指标。这些目标和指标应该与项目的整体目标和关键结果相吻合。通过设定明确的目标和指标，可以确保跟踪方法学的实施是有针对性的，并能够帮助评估项目的进展和成果。

在设定目标和指标时，应考虑以下几个方面。

1. 目标应该是可量化的，并能够与项目的成果直接关联。
2. 目标和指标应该具体、可行和可衡量。
3. 目标和指标应该有助于评估项目的进展，并及时采取必要的调整措施。

（二）收集和整理项目数据

在跟踪项目的过程中，需要收集和整理项目数据。这些数据可以来自项目团队成员的日常工作记录、会议纪要、报告和其他相关文件。收集和整理项目数据的目的是对项目的进展和成果进行准确的评估和分析。

在收集和整理项目数据时，应注意以下几个要点。
1. 数据应该准确、完整和可靠。
2. 数据应该能够直接与项目的目标和指标相对应。
3. 数据应该能够提供全面的项目状态和进展信息。

（三）分析和解读项目数据

一旦收集和整理了项目数据，下一步就是对这些数据进行分析和解读。通过分析和解读项目数据，可以更好地了解项目的进展和成果，并及时发现潜在的问题和风险。

在分析和解读项目数据时，可以采用以下几种方法和技术。
1. 使用图表和图形来可视化项目数据，以便更直观地理解和比较数据。
2. 使用统计分析方法来分析项目数据之间的关系和趋势。
3. 使用专业工具和软件来帮助进行数据分析和解读。

（四）制订相应的行动计划

在分析和解读项目数据的基础上，需要制订相应的行动计划。这些行动计划应该能够帮助解决项目中存在的问题和风险，并确保项目按计划前进。

制订相应的行动计划时，可以参考以下几个原则。
1. 行动计划应该是具体、可行和可衡量的。
2. 行动计划应该与项目的目标和指标相一致。
3. 行动计划应该明确责任和时间要求。

（五）执行行动计划并进行监控

一旦制订了相应的行动计划，下一步就是执行这些行动计划并进行监控。通过执行行动计划并进行监控，可以及时评估行动计划的有效性，并采取必要的调整措施。

在执行行动计划和进行监控时，应考虑以下几个要点。
1. 监控项目的进展和成果，并与目标和指标进行对比。
2. 及时收集和整理项目数据，以便更好地支持决策和调整。
3. 将监控结果反馈给项目团队和其他相关人员，并及时解决问题和风险。

四、应用与解读

案例 3 - 3 - 1

自 2019 年年底以来，新型冠状病毒感染迅速蔓延全球，成为一场严重的公共卫生危机。为了有效控制疫情，各国采取了多种措施，其中接触者追踪是关键策略之一。本案例聚焦于某城市卫生部门如何利用追踪方法学来控制新型冠状病毒感染的局部暴发。

（一）病例确认与报告

1. 当发现确诊病例时，立即通过电子健康信息系统上报给地方卫生部门。
2. 对患者进行详细流行病学调查，了解发病前的活动轨迹、密切接触者信息等。

（二）密切接触者定义与识别

1. 定义密切接触者标准，如与患者在同一密闭空间内大于 15 分钟、小于 1m 距离接触的人群。
2. 利用手机定位数据、支付记录、公共交通记录等信息，结合患者回忆，全面识别密切接触者。

（三）迅速追踪与隔离

1. 通过电话、短信、社交媒体等多种渠道迅速联系所有识别出的密切接触者。
2. 对所有密切接触者实行集中隔离或居家隔离，并进行健康监测，要求每日报告体温和其他症状。

（四）检测与健康管理

1. 对所有密切接触者进行核酸检测，必要时进行多次检测，以早期发现无症状感染者。
2. 提供健康教育和心理支持，确保隔离期间的生理和心理健康。

（五）数据分析与风险评估

1. 收集并分析追踪数据，评估传播风险，识别可能的聚集性疫情。
2. 根据分析结果调整追踪策略，如扩大追踪范围或加强特定区域的防控措施。

（六）社区参与与透明沟通

1. 加强与社区的合作，动员社区力量参与追踪工作，增强公众的自我报告意识。
2. 通过媒体和社交平台公开透明地发布疫情信息，消除恐慌，增强公众信任。

结果与评价：

通过上述追踪方法学的应用，该城市成功地控制了数次局部疫情暴发，减少了病例的进一步传播。及时的病例发现、高效的密切接触者追踪与隔离措施，配合广泛的社区参与和透明的信息交流，是成功的关键。此外，该经验也为全球其他地区提供了宝贵的学习案例，展示了在面对传染病大流行时，科学、高效、协同的追踪策略的重要性。

第四节　根本原因分析法

一、定义

根本原因分析（root cause analysis，RCA）是一项结构化的问题处理法，用以逐步找出问题的根本原因并加以解决，而不是仅仅关注问题的表征。根本原因分析是一个系统化的问题处理过程，包括确定和分析问题原因，找出问题解决办法，并制订问题预防措施。在组织管理领域内，根本原因分析能够帮助利益相关者发现组织问题的症结，并找出根本性的解决方案。

二、分析流程

（一）Why-Why

在寻找根本原因的过程中，反复问为什么发生"Why"，把问题逐渐引向深入，找出导致问题的所有潜在因素，直到发现根本原因。如不断问为什么会引发当前情况、为什么会这样、为什么要这么做等问题。提问过程注意做好相关记录。

（二）How-How

在纠正和预防过程中，对每一个原因反复问如何纠正和预防"How"，寻找最佳应对措施，力求从根本上解决问题。分析过程注意做好相关记录。

三、实现工具

因果图、关联图，包含头脑风暴法与德尔菲法在内的群体创新技术。

四、分析步骤

1. 重新识别与定义问题（或目标，下文略），确保对问题有清晰、正确的定义。

2. 对已定义的问题进行基本原因识别，确认导致问题的基本分类。

3. 用头脑风暴法对导致问题的所有原因进行识别。

4. 把识别出的每个原因归类到基本的原因分类中。该步骤可以对原因进行进一步分层，讨论导致原因发生的各种潜在因素，建立大类中的子类、子类中的小类。

5. 重复进行第三步、第四步，直到识别出导致问题的根本原因，此时分析图形成鱼骨状。

6. 对所有已识别原因进行评估与分类，寻找那些反复出现的原因，并用头脑风暴法或者德尔菲法等群体创新技术对关键的原因达成一致，并将它们圈出来。

7. 制订纠正与预防措施。通过头脑风暴法或者德尔菲法等群体创新技术对纠正措施与预防措施达成一致意见。

五、应用与解读

案例 3 - 4 - 1

某城市在新冠疫情防控期间经历了一波新冠病毒的社区传播。尽管采取了多项防控措施，如佩戴口罩、保持社交距离和加强公共场所消毒，但新增病例数仍在一段时间内持续上升。市政府决定采用 RCA 法来深入探究防控措施失效的根本原因。

（一）问题定义

确定问题是"为何在采取了标准防控措施的情况下，社区内新冠病毒传播仍然未能得到有效遏制"。

（二）数据收集与分析

1. 流行病学调查　收集确诊患者的活动轨迹、接触史和防疫行为信息。

2. 实地考察　检查公共场所的防疫执行情况，如市场、公交系统和学校。

3. 访谈　与一线防疫人员、社区管理者及部分患者进行访谈，了解防控措施执行中的困难和漏洞。

（三）根本原因识别

1. 直接原因　发现部分公共场所的拥挤和通风不良是直接导致传播的因素。

2. 根本原因

（1）培训不足：部分公共场所工作人员对防疫指南的理解和执行不充分。

（2）监管不力：缺少有效的监督机制来确保防疫措施的严格执行。

（3）公众意识：部分民众对疫情严重性的认识不足，放松了个人防护。

（四）制订解决方案

1. 加强培训 对公共场所工作人员进行更严格的防疫培训，并进行考核。

2. 改进监管 引入数字化监控系统，如通过摄像头监控口罩佩戴情况，同时增加现场巡查频率。

3. 公众教育 加大宣传力度，利用社交媒体、电视和户外广告提高公众对防疫重要性的认识。

4. 环境改善 改善公共场所的通风系统，设置物理隔离措施减少人群聚集。

（五）实施与跟踪

1. 执行上述方案，并设定关键绩效指标（KPIs）来监控实施效果，如公共场所违规行为减少率、公众防疫知识知晓率等。

2. 定期复审，确保措施的有效性和持续改进。

3. 通过 RCA 法的深入分析与针对性整改，该城市在接下来的几周内，新增病例数明显下降，社区传播得到了有效控制。

第五节 利益相关者分析

一、定义

（一）利益相关者分析

在商业和组织管理中，利益相关者分析是一个重要的工具，用于识别和评估与特定项目或决策相关的各方利益。利益相关者指的是那些可能会受到决策或项目结果影响的个人、团体或机构。进行利益相关者分析有助于理解不同利益相关者的需求、期望和关切，从而更好地平衡各方的利益，达到共赢的局面。

（二）利益相关者识别

在进行利益相关者分析之前，首先需要对相关利益相关者进行识别。这些利益相关者可以包括内部员工、管理层、股东、顾客、供应商、合作伙伴、政府机构、社会组织等。通过进行调查、访谈和文献研究等方式，得出一个准确的利益相关者清单。

二、分析方法

有多种方法可以用于进行利益相关者分析，以下是一些常用的方法。

（一）利益/影响矩阵

将利益相关者根据他们对项目的利益和影响进行分类，可以将利益相关者划分为主要支持者、关键利益相关者、被动利益相关者和抵制者。

（二）利益相关者权力/利益图

将利益相关者根据他们对项目的利益和权力进行分类，可以了解到哪些利益相关者对项目决策有较大的影响力。

（三）利益相关者关系图

通过绘制利益相关者之间的关系图，可以清晰地展示各方之间的相互联系和影响。

三、关键环节

（一）利益相关者需求和关切

在进行利益相关者分析时，需要深入了解各方的需求和关切。例如，内部员工可能关注工作条件和福利待遇，顾客可能关注产品质量和服务质量，股东可能关注投资回报率等。了解和满足各方的需求和关切，有助于建立良好的合作关系，提升绩效和效益。

（二）利益相关者参与

在利益相关者分析中，重要的一环是利益相关者的参与。通过与利益相关者进行沟通和互动，可以从他们的角度了解问题和挑战，找到解决方案。同时，可以通过充分地告知和解释决策或项目的相关信息，消除不必要的疑虑和担忧。

（三）利益相关者管理

利益相关者分析并不仅仅是一个静态的过程，它需要与决策和项目管理相结合，进行有效的利益相关者管理。这包括与利益相关者保持沟通，及时调整项目或决策方案，以满足各方的利益和期望。

通过利益相关者分析，可以充分考虑各方利益，避免偏见和盲目性决策，并最大限度地实现共赢。它是一个全面、系统的方法，可以应用于各种商业和组织管理场景中，帮助实现可持续发展和共同繁荣。因此，对于任何需要决策或项目管理的组织来说，利益相关者分析都是一项重要的工具和技巧。

四、应用与解读

案例 3-5-1

随着医疗行业对高质量人才需求的增长，临床医学硕士研究生的培养成为医学院校、医院和政府部门关注的重点。然而，传统的培养模式可能无法完全满足行业需求，改革迫在眉睫。为此，某医学院决定从利益相关者视角出发，分析并改革临床医学硕士研究生的培养体系。

（一）利益相关者识别

政府部门：负责政策制定、资金支持和监管，关注医学人才培养的质量和效率，以及对国家医疗卫生事业的贡献。

医学院校：承担教学任务，关注课程设置、师资力量、科研条件以及学生的就业率。

医院：作为实习基地和潜在雇主，关心学生的临床技能、专业素养和实践能力，期望毕业生能快速适应临床工作。

导师：负责指导研究生的学术研究和临床实践，关注学生的科研产出、临床思维能力和个人职业发展。

学生：作为培养的直接对象，关心课程实用性、临床训练机会、就业前景和个人成长。

行业部门：如医疗卫生协会、医疗科技公司等，关注毕业生是否能满足行业创新和发展的需求。

患者群体：虽间接影响，但最终受益于高质量医学人才的培养，关注医疗服务质量与安全。

（二）利益相关者分析

政府部门：希望改革能提升教育质量，符合国家医疗卫生发展战略，可能提供政策和资金支持。

医学院校：需平衡理论教学与临床实践，改革课程体系，加强与医院的合作，提升教师队伍的临床与科研能力。

医院：期望通过合作培养更贴合临床需求的专业人才，提供更多的实习机会，同时可能面临资源分配的挑战。

导师：需要平衡临床工作与教学指导，寻求更多科研合作机会，促进学生全面发展。

学生：期待获得更实用的技能培训，更多临床实践机会，以及更好的就业指导服务。

行业部门：可能提供实习岗位、科研合作机会，期待人才输出与行业需求对接。

患者群体：虽然不直接参与改革，但对医疗服务质量的提高有直接的期望。

（三）结论与建议

基于上述分析，医学院校应当构建多方参与的合作机制，优化课程体系，加强与医院的协同育人，提升导师队伍的指导能力，同时关注学生的个性化发展和就业市场需求。通过定期评估与反馈机制，确保培养计划能够动态调整，满足不同利益相关者的期望，最终提升临床医学硕士研究生的培养质量，服务于医疗卫生事业的发展。

第六节 SWOT 分析

一、定义

SWOT 是一种分析方法,用来确定企业的优势(strength,S)、劣势(weakness,W)、机会(opportunity,O)和威胁(threat,T),从而将公司的战略与公司内部资源、外部环境有机结合。因此,清楚地确定公司的资源优势和缺陷,了解公司所面临的机会和挑战,对于制订公司未来的发展战略有着至关重要的意义。

二、分析步骤

1. 罗列企业的优势和劣势,可能的机会与威胁。

2. 优势、劣势与机会和威胁相组合,形成 SO、ST、WO、WT 策略。

3. 对 SO、ST、WO、WT 策略进行甄别和选择,确定企业目前应该采取的具体战略与策略。

三、SWOT 矩阵

SWOT 矩阵见表 3 - 6 - 1。

表 3 - 6 - 1　SWOT 矩阵

	优势	劣势
机会	SO 战略(增长型战略)	WO 战略(扭转型战略)
威胁	ST 战略(多种经营战略)	WT 战略(防御型战略)

(一)优势

优势(S)即竞争优势,是指一个企业超越其竞争对手的能力,或者指公司所特有的能提高公司竞争力的东西。例如,当两个企业处在同一市场或者说它们都有能力向同一顾客群体提供产品和服务时,如果其中一个企业有更高的盈利率或盈利潜力,那么就认为这个企业比另一个企业更具有竞争优势。

竞争优势可以是以下几个方面。

1. 技术技能优势　独特的生产技术,低成本生产方法,领先的革新能力,雄厚的技术实力,完善的质量控制体系,丰富的营销经验,上乘的客户服务,卓越的大规模采购技能。

2. 有形资产优势　先进的生产流水线，现代化车间和设备，拥有丰富的自然资源储存，吸引人的不动产地点，充足的资金，完备的资料信息。

3. 无形资产优势　优秀的品牌形象，良好的商业信用，积极进取的公司文化。

4. 人力资源优势　关键领域拥有专长的职员，积极上进的职员，很强的组织学习能力，丰富的经验。

5. 组织体系优势　高质量的控制体系，完善的信息管理系统，忠诚的客户群，强大的融资能力。

6. 竞争能力优势　产品开发周期短，强大的经销商网络，与供应商良好的伙伴关系，对市场环境变化的灵敏反应，市场份额的领导地位。

（二）劣势

劣势（W）即竞争劣势，是指某种公司缺少或做得不好的东西，或指某种会使公司处于劣势的条件。

可能导致内部弱势的因素如下。

1. 缺乏具有竞争意义的技能技术。

2. 缺乏有竞争力的有形资产、无形资产、人力资源、组织资产。

3. 关键领域里的竞争能力正在丧失。

（三）机会

机会（O）即潜在机会，是影响公司战略的重大因素。公司管理者应当确认每一个机会，评价每一个机会的成长和利润前景，选取那些可与公司财务和组织资源匹配、使公司获得的竞争优势的潜力最大的最佳机会。

潜在的发展机会可能是以下方面。

1. 客户群的扩大趋势或产品细分市场。

2. 技能技术向新产品、新业务转移，为更大客户群服务。

3. 前向或后向整合。

4. 市场进入壁垒降低。

5. 获得购并竞争对手的能力。

6. 市场需求增长强劲，可快速扩张。

7. 出现向其他地理区域扩张，扩大市场份额的机会。

（四）威胁

威胁（T）即外部威胁，是指在公司的外部环境中，总是存在某些对公司的盈利能力和市场地位构成威胁的因素。公司管理者应当及时确认危及公司未来利益的威胁，做出评价并采取相应的战略行动来抵消或减轻它们所产生的影响。

公司的外部威胁可能是以下方面。

1. 出现将进入市场的强大的新竞争对手。

2. 替代品抢占公司销售额。

3. 主要产品市场增长率下降。

4. 汇率和外贸政策的不利变动。

5. 人口特征、社会消费方式的不利变动。

6. 客户或供应商的谈判能力提高。

7. 市场需求减少。

8. 容易受到经济萧条和业务周期的冲击。

由于企业的整体性和竞争优势来源的广泛性，在做优劣势分析时，必须从整个价值链的每个环节上，将企业与竞争对手做详细的对比。如产品是否新颖，制造工艺是否复杂，销售渠道是否畅通，价格是否具有竞争性等。

四、应用与解读

案例 3 – 6 – 1

对某社区医院的建设进行 SWOT 分析，分析医院的优势与劣势、机会与威胁，并提出改进策略和措施。

（一）优势

1. 地理位置优越 位于人口密集的居民区中心，便于周边居民就医，提高了患者访问便利性。

2. 综合医疗服务 提供从基础门诊到专科治疗的"一站式"服务，满足多元化医疗需求。

3. 社区信任度高 长期服务于当地社区，建立了良好的口碑和患者忠诚度。

4. 专业医疗团队 拥有一支经验丰富、技术精湛的医疗团队，能够处理复杂病例。

（二）劣势

1. 设备更新滞后 相比于大型医疗机构，医疗设备更新速度慢，可能影响某些高端检查和治疗的开展。

2. 资金限制 作为非营利性机构，资金来源有限，限制了医院的扩张和现代化升级。

3. 信息化水平不足 电子病历系统不够完善，影响了工作效率和患者体验。

（三）机会

1. 政策支持 政府加大对基层医疗的支持，提供资金和政策优惠，鼓励社区医院发展。

2. 老龄化社会 随着社会老龄化加剧，对慢性病管理和老年护理的需求日益增长。

3. 数字医疗兴起 利用远程医疗、AI 辅助诊断等新兴技术，可提升医疗服务效率和覆盖范围。

（四）威胁

1. 竞争加剧　私人诊所和连锁医疗机构的迅速扩张，争夺市场份额。

2. 医疗成本上升　药品、医疗耗材价格波动及人力成本上涨，压缩利润空间。

3. 疫情不确定性　新冠疫情等公共卫生事件对医院运营造成冲击，需持续投入资源进行防控。

（五）结论与策略建议

基于以上 SWOT 分析，社区医院应充分利用其地理优势和社区信任度，加强与政府的合作，争取更多的政策和资金支持。同时，应投资于医疗设备的更新和信息化系统的升级，提高服务质量和效率。面对竞争和成本压力，探索与大型医院合作，共享资源，同时积极拥抱数字医疗技术，开拓远程医疗服务，以适应老龄化社会的需求和应对突发公共卫生事件的挑战。

第七节　Donabedian 结构－过程－结果模型

一、定义

"结构－过程－结果"三维质量评价理论是 1966 年由美国著名学者 Avedis Donabedian 在 *Evaluating the Quality of Medical Care* 一文中首次提出的。1969 年，Donabedian 正式提出应从三个层次对医疗质量评价途径进行分类，即 structure（结构质量）、process（过程质量）、outcome（结果质量），并对其内涵进行阐述，还在之后的多篇文章中对质量评价的"结构－过程－结果"模式进行解释，使得该模式日趋成熟。20 世纪 80 年代，该模型引入我国，2007 年李岩对 Avedis Donabedian 的经典著作《医疗质量评估与监测》进行了编译并出版。

二、模型组成

该模型包括以下 3 个方面。

（一）组织结构和人力资源

1. 管理机构与体系是否完善，医护人员编制数是否合理等，具体指标如床护结构、注册护士比例、医护素质以及专业水平。

2. 物理环境和物资设备：反映医疗物资、仪器设备水平等的合格程度，如医疗器械消毒灭菌监测。

3. 知识及技术：反映护理技术水平及执行常规医疗卫生服务技术的合格程度。

4. 相关管理制度：保证护理活动有效落实，规章制度制订齐全并认真贯彻执行，相关医疗资料齐全并最大限度地采用电子化管理。

（二）过程质量

通常包括照护服务工作中的具体实践过程，注重将结构属性运用到实践中实施控制，即医疗服务人员为患者提供的直接或间接的护理服务。过程质量是针对患者提供护理服务的过程，指工作流程的规范化行为和相关质量控制，这种护理服务行为需符合护理专业自身规范以及社会行为的规范。过程质量着重于评价护理服务工作的整体过程，如照护服务进展、人际交往过程以及发现活动中存在的问题并找出对策。过程质量控制是否有效直接决定终末质量的结果，所以对于过程质量的管理是等级医院全面质量管理中不可或缺的一环。

（三）结果质量

结果质量指医疗照护过程所带来的结局表现，是护理照护服务项目成效的反映，包含从患者角度评价所接受的护理工作服务效果，即患者在得到相应的护理服务后，患者生活质量改善程度、自身不良情绪缓解情况以及满意程度。结果评价主要是通过传统的事后评价来积累经验，并反馈控制医疗服务过程，从而促进医疗质量不断提升。

Donabedian 认为，医疗照护服务中结构、过程和结果三者是紧密联系的，且呈线性相关，即健全的结构可增加改善过程的可能性，良好的过程亦会对结果带来重要影响。

三、应用与解读

案例 3-7-1

基于"结构－过程－结果"三维质量结构模型的急诊护理质量评价体系构建与实践。

随着医疗服务质量要求的不断提升，急诊科作为医院的前沿阵地，其护理质量直接关系到急危重症患者的救治效果与安全。然而，国内急诊护理领域普遍面临护理质量评价标准不统一的问题，导致评价结果难以横向比较，影响了护理质量改进的有效性。因此，某大型三甲医院急诊科决定借鉴国外成熟经验，依据"结构－过程－结果"三维质量结构模型，构建一套科学、系统的急诊护理质量评价体系。

（一）结构（structure）

1. 硬件设施 评估急诊科物理环境、医疗设备的完善程度与先进性，如急救设备是否齐全、病房布局是否合理等。

2. 人力资源 考察护士与医生的配比、专业技能水平、持证情况及继续教育参与度。

3. 组织管理　包括规章制度的完善性、护理管理架构合理性、质量管理体系的建立与运行情况。

（二）过程（process）

1. 预检分诊　评价预检分诊流程的标准化、效率及准确性，确保急重症患者能够迅速得到优先处理。

2. 护理操作　监测护理操作的规范性，如无菌技术执行、药物管理、生命体征监测等关键护理措施的执行质量。

3. 患者教育与沟通　评估护士在提供护理服务时与患者及家属的沟通效果，以及患者教育资料的完备性和实用性。

（三）结果（outcome）

1. 患者结局　通过跟踪患者治疗效果、并发症发生率、住院天数等指标，评估护理干预的最终成效。

2. 患者满意度　通过调查问卷收集患者对护理服务的满意度，包括对护理人员态度、护理技能、环境舒适度等方面的评价。

3. 持续改进　记录并分析护理差错事件，通过根本原因分析，推动质量改进项目的实施与追踪。

第八节　政策工具视角的政策文本分析

一、概述

1. 政策文本　是指由国家颁布的各种法律、规章制度的文件，通过对政策文本的分析，可以更好地研究政策内容。政策文件以及与政策相关的文本是政府政策行为的反映，记述政策意图和政策过程尤为有效的客观凭证。随着数据时代的到来，电子政务平台、公文云存储等各类政府信息公开趋势日益增加，如何利用自然语言处理技术、文献计量、话题建模等手段，对公共政策进行深层次文本挖掘成为科研人员关注的焦点。

传统政策研究方法依靠专家的社会历史和知识背景，解读政策文本。信息技术的发展，推动了一些新政策研究方法，例如：基于科学计量、内容分析、共词分析、网络分析、数据挖掘等技术的政策计量等方法；借鉴文献计量方法来研究政策演进、政策变迁以及政策主体间的合作等问题；政策工具与政策文本相结合的政策量化研究。

政策文本计量可以在一定程度上降低定性政策解读所存在的不确定性和主观性，当政策文本数量较大时，通过政策文本计量结果以及人工判读可以高效、准确和相对客观地分析政策的变迁，了解政策的主题演变。此外，还可以分析地方对中央政策的响应程度，从而了解中央政策在地方的扩散状况。因此，对政策文本进行量化分析有助于了解政策的主题变化以及扩散程度。

2. 政策工具 是指政府为实现政策目标而采取的具体手段或方式。在政策文本中，这些工具通常表现为各种政策措施、项目、计划或机制。政策工具视角的政策文本分析旨在识别这些工具，并分析它们在政策文本中的分布、类型和使用情况。具体来说，政策工具是为解决某一社会问题或达成一定的政策目标而采用的具体手段和方法。

在应用政策工具分类框架开展研究时，构建符合自己研究情境的政策工具分类框架是关键。政策工具分类可以从多个角度进行划分，以下是一些常见的分类方式。

（1）按照功能划分：可以分为自愿性工具、强制工具、混合性工具。自愿性工具指政策执行者和目标群体能够自愿选择是否采取某种行动的工具。强制工具指政府通过法律法规等强制手段要求执行者和目标群体必须遵守的工具。混合性工具结合了自愿性和强制性的特点，既给予一定的选择空间，又有一定的强制要求。

（2）按政策目标划分：可以分为供给型政策工具、需求型政策工具、环境型政策工具。供给型政策工具对政策目标起直接促进作用，通常体现政府的重要政策导向，包含资金、人才、设施、技术、信息等方面的有效支持。需求型政策工具对政策目标起到拉动作用，释放对政策目标的需求，减少外部干扰，包括服务外包、直接采购、国际交流与贸易管制等。环境型政策工具对政策目标起到间接促进作用，通常体现为通过目标、计划、法规、金融与税收等方式提供有利的政策环境，包括目标规划、金融服务、税收优惠、法规管制以及策略性措施等。

（3）按政府行为方式划分：可以分为命令型政策工具、经济型政策工具、奖励型政策工具、约束型政策工具。命令型政策工具是指政府直接通过颁布命令、法规或行政法规来实施政策。经济型政策工具指政府通过行使经济职能，运用经济手段来实施政策，如税收、财政支出、货币政策等。奖励型政策工具指政府通过给予物质或非物质奖励来引导和影响个体行为。约束型政策工具是指政府通过行使执法权力，对个体施加各种限制或强制措施来实施政策。

（4）按照实施层级划分：可以分为中央政策工具和地方政策工具。中央政策工具是指由中央政府制定和实施的政策工具，如中央财政支出、中央税收政策等。地方政策工具是指由地方政府制定和实施的政策工具，这些工具通常根据地方实际情况和需要进行调整。

除此之外，还有传统的组织性工具、规制性工具和经济性工具等分类方法。这些分类方法有助于更全面地理解政策工具的类型和应用范围，为政策制定和实施提供有益的参考。需要注意的是，不同的分类方法并不是完全独立的，它们之间存在一定的交叉和重叠。在实际应用中，可以根据研究目的和需要选择合适的分类方法来分析政策工具。

现有研究指出，对政策主体而言，供给侧和需求侧呈现一种推拉作用，而环境侧则发挥间接影响作用。在文本分析中引入工具性的视角，可以体现出政策立体化的特点，从而更好地展现现有政策的优势与不足，为政策制定及政策工具的调整与应用起到推动作用。在一项分析突发公共卫生事件防控的政策文本分析中，作者收集并梳理了相关文件发布情况，并以组织管理、综合防控救治、重点场所人群防控、基础保障、信息传递为主范畴，结合时间交叉分析政策方向和启示。

政策工具视角的政策文本分析是一种深入剖析政策文本的有效方法。它有助于理解政策制定者如何运用不同的工具来实现政策目标，以及这些工具在政策执行和效果方面可能产生的影响。这种分析方法对于政策研究、政策评估和政策制定都具有重要的指导意义。

二、实施步骤

政策工具视角的政策文本分析通过检索参考文献和政策建立结构化数据，构建政策工具分类框架，而后进行内容编码，再通过统计分析对政策文本进行深入分析和解读，探究政策工具的选择、设计和实施对政策目标的影响，有助于理解政策制定者的意图、政策工具的种类和作用机制，以及政策实施的效果和影响。

（一）确定研究问题和政策工具

首先，需要确定研究的问题，通常是对某个政策领域的政策工具进行深入探究，探究其选择、设计和实施的影响因素和效果。然后，根据政策目标和问题，选择适当的政策工具。这需要对各种政策工具有深入的了解，以便能够准确判断哪种工具最适合当前的政策需求。在选择了政策工具之后，需要制订详细的实施方案，这包括确定具体的实施步骤、时间表、责任人以及所需的资源等。实施方案应尽可能具体和明确，以确保政策工具能够有效地实施。因此需要建立相应的实施机制与流程，这包括明确各部门的职责、协调各部门之间的合作、建立信息沟通渠道等。同时，还需要制订应急预案，以应对可能出现的各种问题和挑战。

（二）收集政策文本

收集相关的政策文本，包括法律法规、政府文件、政策公告等，确保样本的代表性和完整性。政策文献数据是政策量化分析的基础，而元数据是关于数据的数据，构建政策文本元数据体系有利于对政策文本进行更好的检索、组织与分析。政策文献数据源主要有 3 类，分别为法律数据库、政策文本语料库和政府官方网站。政策或法律全文数据库是较为传统的政策文献数据来源，国内知名的数据库有北大法宝、清华大学 IPOLICY 政策分析系统和中国政府文件数据库等；国外法律全文数据库则有 Lexis-Nexis、Westlaw Next、Hein Online 等。政策文本语料库是相关研究机构针对政策文献专门采集加工形成的，具有一定结构化水平的数据集合。例如，美国康奈尔大学政策文本语料库是康奈尔大学计算机系庞大的语料集中的一个子集，整理了来自美国最高法院口头辩论。政府官方政策文献主要来自各级各部门政府官网，包括政府出版物、公开政治文本、政策法规条文、政策解读揭示等文本，内容比较权威，但文本内容较为零散，往往还需要进一步的采集、加工和组织形成较为结构化的语料库。

（三）政策文本量化研究

首先需要对收集到的文本数据进行预处理，包括数据清洗、格式转换等，以便后续的分析处理，包括将预处理后的文本数据转换成计算机可理解的形式，如通过编码或建立数据库等方式，使文本数据能够用于量化分析。然后根据研究目的和理论框架，选择适当的模型对量化的文本进行分析。这可能涉及使用各种统计方法、机器学习算法或自然语言处理技术来提取文本中的关键信息、分析文本之间的关联或比较不同文本之间的差异。同时，研究者应注意对模型的分析结果进行评价，这可能包括结果的可靠性、有效性和解释性等方面的评估。另外，还需要对结果进行描述性分析或因果分析，以揭示政策文本中的关键特征和趋势。

对收集到的政策文本进行深入的内容分析，包括对政策工具的识别、分类和比较。分析政策工具的语义、语境和语用等方面的信息，探究其背后的意图和意义。以政策文献的外部特征和内容特征为主要出发点，可以将政策文本量化研究方法分为3类，即内容分析法、政策文献计量方法和文本内容挖掘方法。内容分析法，是指从政策文献的内容特征出发，构建政策语义的分析框架，定义基本分析单元，通过人工或半人工的方式对文本内容进行编码，最后通过归类和定量统计来进行某一理论框架下的实证分析；文献计量方法，是指从政策文献的外部结构特征和部分内容特征出发，借助频次分析、社会网络分析、共词分析、引文分析等方法，对政策发布机构、政策间引用关系、政策主题词关系等政策特征进行分析；文本内容挖掘，是指从政策文献的内容特征出发，通过文本表示模型获取政策文本的量化表示，用于信息抽取、自动摘要、情感识别等方面的分析。

（四）政策工具挖掘

政策目标是指决策行动的目的和意义，即政策要解决的主要问题。政策工具是决策者为实现某一政策目标而采取的一系列政治行动和行为方式。政策目标和政策工具是政策研究领域的重要组成部分，是政策动态分析在工具科学层面的细化与深化。政策工具的研究方法论为政策科学的结构性理论，它认为政策是一系列基本政策工具在设计、搭配、组合及运用的基础上形成的，政策工具实际上代表了政府的政策价值及理念。赵筱媛和苏竣于 2007 年提出了基于政策工具的公共科技政策三维立体分析框架：X 维度为基本政策工具维度，分为供给、环境和需求 3 种类型；Y 维度为科技活动类型维度，包括基础研究、研究与开发和产业化；Z 维度为科技活动维度，分为第一产业、第二产业和第三产业。将收集的资料和研究目的合理划分维度，编码后统计分析，对分析结果进行归纳、总结，形成对政策工具选择、设计和实施的建议和意见。同时，也需要对研究的局限性和不足之处进行反思和改进。

三、常用软件

（一）NVivo

NVivo 是一款功能强大的质性数据分析软件，可以帮助研究者对大量文本数据进行整理、编码和分析。它提供了多种功能，包括文本编码、概念归纳、文本比较等，能够满足政策文本分析的基本需求。

（二）R Studio

R Studio 是一款常用的统计和数据分析软件，是一个广泛使用的统计编程语言和环境，特别适用于统计分析和数据挖掘。它拥有许多用于文本挖掘和机器学习的包，提供了多种文本分析工具和包，如"tm"包、"SnowballC"包等。这些工具能够帮助研究者进行文本预处理、词频分析、情感分析等操作，适用于政策文本的定性和定量分析。

（三）Python

Python 是一门强大的编程语言，拥有众多文本处理和分析的库，通用编程语言，具有简单易学、高效灵活的特点。在政策文本分析中，Python 可以用于编写脚本进行自动化处理、数据清洗、文本挖掘等操作。常用的库包括 NLTK、Scikit – learn、Pandas 等。Python 的灵活性和强大的社区支持使其成为政策文本量化分析的热门选择。

（四）Gephi

Gephi 是一款可视化网络分析工具，可以帮助研究者对复杂的网络关系进行可视化展示。在政策文本分析中，Gephi 可以用于展示政策主体之间的网络关系、政策工具之间的关联等，使得分析结果更加直观易懂。

选择合适的软件工具应根据研究目的、数据特性以及研究者的技能水平来综合考虑。同时，这些软件工具只是辅助手段，研究者还需要具备扎实的理论基础和分析能力，才能得出准确、有价值的政策文本量化分析结果。

四、总结与讨论

将收集到的政策文本进行比较分析，探究不同政策工具之间的异同点，以及其对政策目标的影响。通过对政策文本的分析，探究政策制定者在设计政策时如何选择和组合不同的政策工具，以实现其预期的政策目标。分析不同类型的政策工具如何发挥作用，探究其作用机制和影响路径，从而深入理解政策工具的效果和局限性。评估不同政策工具在实施过程中产生的效果和影响，探究其成功或失败的原因。同时，需要对不同政策领域的政策工具进行比较，探究其共性和差异性，进而指导政策制定与改进。

五、应用与解读

案例 3 – 8 – 1

　　基于政策工具的《健康中国行动（2019—2030 年）》文本分析，首先基于内容分析法构建政策工具的分析框架，从基本政策工具 X 维度与共建共享全民健康 Y 维度两个维度对《健康中国行动（2019—2030 年）》政策文件进行文本分析，发现该文件以环境型政策工具作为重点，辅以供给型与需求型政策工具。其中，供给型政策工具较为适中，侧重于公共服务与信息科技；环境型政策工具占据主导，专注于目标规划与策略性措施；需求型政策工具相对缺乏，仅包括服务外包与直接采购。

案例 3 – 8 – 2

　　为了解我国传染病防治领域政策的侧重点和整体布局，分析政策工具的应用情况，通过国家卫生健康委官方网站、中国政府网等政府官网，以"传染病"为关键词，检索 2010 年 1 月 1 日—2020 年 12 月 31 日发布的传染病相关政策文本，并以 CNKI 政府文件数据库、北大法宝、北大法意网站等作为补充，搜集相关文件 163 份。以政策工具维度为 X 维度，将政策工具划分为供给型、环境型、需求型；以管理过程维度为 Y 维度，将传染病政策分为预防准备、监测预警、处置救援、恢复重建 4 个环节；以利益相关者为 Z 维度，包括政府科研机构、医疗机构、人群（包括患者与居民）、医护人员。而后以 83 份政策文本的条款作为分析单元，按照"政策文本编号 – 具体章节 – 条款"进行编码，最终完成政策内容的编码共计 572 条，构建传染病防治领域政策的三维分析框架。结果发现环境型最多，供给型次之，需求型最少，分别占 56.29%（322/572）、29.20%（167/572）、14.51%（83/572）；政策在不同阶段分布不均衡，涉及的利益相关者也存在不合理的现象。由此得出结论，我国传染病防治领域的政策在三个维度的分布均不合理；政策工具的内部和外部结构存在失衡的现象。建议优化政策工具的结构，重视部分子工具的使用，平衡各方利益相关者需求，提高政策的三维耦合程度，改善"政策倾斜"现象，促进传染病防治领域的可持续发展。

　　具体研究过程请扫码查看。

第九节　文献可视化分析

一、定义

文献可视化分析是文献计量学的方法之一。文献计量学是以文献体系和文献相关媒介为研究对象，采用数学、统计学等计量方法，研究文献情报的分布、结构、数量、关系、规律和科学管理，并进而探讨和充实图书情报科学结构、特征和规律的一门学科。文献可视化分析是一种基于可视化技术的文献研究方法，通过将大量的文献数据转换为直观的图形或图像，帮助研究者快速理解文献主题、发展趋势和内在联系。文献计量学分析可通过 Citespace、VOSviewer 等软件产生可视化的图谱反映某领域的研究热点和发展趋势。

二、实施步骤

文献可视化分析主要步骤有以下几点。

（一）选题和数据收集

首先选择感兴趣的研究领域，并确定研究目的。一般来说，文献的可视化分析与综述性质相似，是文字的可视化，通过文献可视化分析能够分析研究领域的发文数量和发文时间，当前关注的重点领域等情况。确定选题后，了解并检索相关的文献数据，包括学术论文、专利、报告等，确保数据的代表性和完整性。

（二）数据清洗和预处理

对收集到的数据进行清洗和预处理，包括去除重复数据、格式统一化、关键词提取等操作，以便更好地进行后续分析。

（三）选择合适的可视化工具

根据分析需求选择合适的可视化工具，如文献引用网络分析工具、科学地图等，常用的软件有 3 个，分别为 Citespace、VOSviewer 和 Gephi，这些软件各有特点和优势，可以根据具体的研究需求选择合适的工具进行文献可视化分析。

（四）进行可视化分析

将预处理后的数据输入可视化工具中，生成相应的图形或图像，观察和分析数据的内在联系和规律。

（五）解读和解释结果

对可视化结果进行解读和解释，探究文献主题的发展趋势、研究领域的结构关系等，为研究提供有益的参考和借鉴。

三、常用软件

（一）Citespace

Citespace 基于共引分析和寻径网络算法等对数据样本进行可视化处理，呈现特定知识领域的演化过程，能够将文献之间的关系以科学知识图谱的方式进行可视化展现。在 Citespace 中进行文献可视化分析的步骤包括：新建一个文件夹命名为 input，将之前从 wos 中导出的 download 前缀的已经标准化之后的 txt 文件复制进来；另外新建一个文件夹命名为 output，用于存放一会经过 Citespace 处理的文献数据；打开 Citespace，第一次打开时会出现一个界面提示在使有此软件进行论文创作后记得引用作者的论文，直接点同意。进入主界面后，打开 Data > Import/Export 选项，记得切换 CNKI 数据源，然后需要设置 2 个选项：输入文件夹，输出文件夹。在 Citespace 中设置工程文件以及数据源文件，以及将文件类型切换为 CNKI；完成创建后在主界面选择需要的词汇（一般选择 keywords），然后点击 GO 进行数据分析。

（二）VOSviewer

VOSviewer 擅长生成任何类型的文本地图，可以对文献进行合作网络分析、共现分析、引证分析、文献耦合分析、共被引分析。下载数据后就可以打开 VOSviwer 进行分析，其主页面分为左、中、右三个区域，左区是可视化参数的设置，中心区展示可视化结果，右区进行可视化结果的调整。单击左区 Map 下的 create，选择"create a map based on bibliographic data"，导入文献计量数据集，可以生成合作网络分析、关键词共现分析、引证分析、耦合分析、共被引分析的可视化图谱。

（三）Gephi

Gephi 是一款可视化网络分析工具，可以帮助研究者对复杂的网络关系进行可视化展示。Gephi 能够利用 OpenGL 引擎快速处理大规模网络数据，实现实时布局和渲染。并提供了丰富的交互功能，如拖拽、缩放、旋转等，可实现多种可视化效果，如颜色、大小、形状等，使用户能够轻松探索复杂网络进行可视化交互。此外，Gephi 支持多种数据格式的导入和导出，如 CSV、Excel、GraphML 等，方便用户进行数据交换和共享。在用户社区中有许多插件可用于社区发现，即识别网络中的聚集结构，提供了丰富的统计和测量工具，如度中心性、介数中心性、接近中心性等，帮助用户深入分析网络结构。

四、注意事项

文献可视化分析是一个复杂而细致的过程，需要综合考虑多个因素，确保分析结果的准确性和可靠性。

首先，数据的选择和预处理至关重要。这包括确定搜索关键词、筛选合适的文献，以及进行必要的数据清洗和格式化。数据的质量直接影响到分析结果的准确性和可靠性。

其次，选择合适的可视化方法和工具也很重要。不同的可视化工具和方法有不同的适用场景和优缺点，需要根据研究目的和数据特点进行选择。同时，要确保所使用的工具和方法能够准确地反映数据之间的关联和趋势。

此外，在解读可视化结果时，需要保持谨慎和客观。可视化结果虽然直观易懂，但也可能因为数据呈现方式的限制而导致一些信息的丢失或扭曲。因此，在解读结果时，需要结合原始数据和其他相关信息进行综合分析。

最后，文献可视化分析的结果需要与领域内的专业知识和经验相结合，以提供更深入、更有价值的见解。同时，要注意避免过度解读或误导性的结论。

五、应用与解读

案例 3 - 9 - 1

高致病性病原研究动向与热点挖掘：基于文献计量和双向聚类可视化分析，基于 Web of Science 数据库，以我国《人间传染的病原微生物名录》中列为危害程度为第一类的 29 种高致病性病原为研究对象，对 1900—2022 年有关 29 种高致病性病原相关论文进行主题检索。采用 gCLUTO、bicomb 等工具对论文数据进行多维尺度的可视化分析，总结研究态势、热点和聚类主题。最终检索得到 27 840 篇论文，其中，黄热病毒、埃博拉病毒、天花病毒相关论文分别有 6970 篇、6691 篇、6459 篇，是研究最多的前 3 个高致病性病原。2012—2022 年高致病性病原研究热度上升，美国、英国、德国是高致病性病原领域的前 3 个研究国家；其中，美国在埃博拉病毒、黄热病毒、天花病毒、猴痘病毒等领域发文量远超其他国家。通过高频关键词和主题聚类分析，高致病性病原领域研究热点多聚焦在疫苗、药物研发方面。本案例中，作者通过文献计量化和可视化分析，全面了解当前国际高致病性病原研究发展态势，为我国高致病性病原防控研究布局及生物安全提供科学参考。

案例 3 - 9 - 2

基于 CNKI E-Study 的国内护理实验室安全的文献计量学分析分析，作者分析 CNKI 自收录起至 2015 年年底的护理实验室安全论文的研究现状、存在的问题，以 CNKI E-Study 为研究工具，检索、查重后进行人工阅读，根据纳入、排除标准进行筛选，对符合要求的文献的内、外部特征进行描述。获得符合要求的全文 346 篇；2009 年起相关文献开始稳步增长；资金资助占文献总量的 4.91%；收录期刊共 42 种；文献合作度为 2.90，合作率为 33.24%，均低于中国科技期刊引证报告统计的指标；发文数和被引量远低于高产作者要求；研究类型相对丰富，但研究内容过于集中，以职业暴露及职业安全防护为主。作者通过检索相关文献，并作可视化分析，探讨了国内护理安全实验室安全现状和面临的问题，为今后深入护理实验室安全建设提供了可参考的计量学分析资料。

案例 3 – 9 – 3

基于 TF-IDF 和 VOSviewer 的我国应急救援现状可视化分析，作者结合词频 – 逆文档频率（TF-IDF）算法和 VOSviewer 文献可视化分析技术，构建战例资料分析模型，模型以 2007—2019 年共 185 起应急救援典型战例为数据库，按照自然灾害、交通事故、建筑坍塌、危化品泄漏、火灾扑救等应急救援行动类型展开分析。以分析战例成功与失败的共性规律和特点，总结我国应急救援现状及发展趋势。发现我国应急救援行动的影响因素主要表现在人（救援队伍）、机（装备技术）、环（环境）、管（管理）4 个方面。其中，环境因素的影响几乎都是负面的，其他 3 个因素均有正负面影响。此外，不同应急救援行动类型的主导影响因素存在差异，自然灾害突出"机"；交通事故突出"管"；建筑坍塌突出"机""环"；危化品泄漏在"人、机、环、管"4 个方面均有突出问题；火灾扑救突出"机"。

案例 3 – 9 – 4

基于 Citespace 的我国高校实验室生物安全研究可视化分析以 2002—2021 年为时间轴，使用 Citespace 科学文献计量工具和知识图谱可视化技术，对 CNKI（中国知网）数据库收录的我国高校实验室生物安全的相关文献进行了定量统计和数据分析。分析了近 20 年间国内研究者对我国高校实验室安全的研究历程，发现 20 年间，我国高校实验室生物安全领域发文数量总体呈上升趋势，大致分为基础增长、波动增长、平稳增长三个阶段，核心作者之间鲜有合作联系，强度较弱，关键词集中在"实验室""高校"上的词频最高，围绕这两个主要话题展开的关键词集中在"安全管理""安全意识""安全教育""对策"上。作者总结了不同时段研究热点的变化情况，并对今后需解决的问题以及未来研究方向进行了讨论。

扫码查看生物安全领域文本计量学和可视化分析案例。

第十节　案例研究法

一、概述

当要回答"怎么样"和"为什么"的问题时，当要研究者对研究事物不予控制或不能控制时，当研究的对象是当代某一处于现实环境的现象时，案例研究是一种合适的研究方法。案例研究的困难在于将某一小群体的研究发现推广到较大的群体里去。此外，在案例研究中现象和环境的边界不是十分明确时也会增加研究的困难。

研究者如何进行案例研究与研究者自身的哲学基础密切相关。哲学基础既表明了研究者认识世界和获得知识的方法，也反映了研究者所专注的学科。比如在开展一次组织行为的案例研究时，人类学者、心理学者、管理学者和经济学者进行的研究和得出的结果可以是不同的。

（一）根据案例研究者的哲学基础案例研究分类

1. 规范性案例研究（nomativism）　规范性哲学观点回答的是"应该是什么"的问题，存在明显的客观价值的判断。基于建立理论而进行的案例研究就属于规范性这一哲学基础。

2. 实证性案例研究（positivism）　实证性哲学观点强调，只有通过观察或感觉获得的知识才是可以信赖的"纯"实证性的哲学观点，甚至不相信理论和推理在获得可靠知识上的有效性。基于检验理论而进行的案例研究就属于实证性这一哲学基础。

由于案例研究方法是定性研究方法中的一种，因此案例研究不同于定量研究。定量研究一般是通过演绎或推理的方式获得知识，因此定量研究显得相对的客观和容易控制；而定性研究则一般是通过归纳或解释的方式获得知识研究的结果，很大程度上依赖于研究者本身。从数据的搜集、整理和分析到最后得到发现并作出总结，定性研究者都参与其中成为传递和提炼信息的主要工具。因此，研究者自身的特质将深刻地影响案例研究所产生的结果。

（二）特质

在案例研究中研究者要求具备的特质包括以下方面。

1. 对不确定事物的容忍能力　进行案例研究的过程中会有许多难以预见的事件不断出现，随着研究的深入发展，新的发现也会不断地出现。在这些情况下，研究者也许需要不断地调整原来的假设或主张，研究设计也许会因此而改变。因此，案例研究者在研究中总是面临着不确定性的存在，研究者必须能忍受这种不确定性，并在新的事物或新的发现出现时适时地调整研究设计和各种策略。

2. 对研究事物所处的环境和获得的数据的敏感性 事物或环境细微的变化也许会导致研究者最终作出不同的结论,研究者必须能察觉到这些细微的变化和差异。同时,由于信息是通过研究参与者的观点过滤而逐渐被传递和处理并最终产生结论的,因此研究者必须能敏感地察觉到研究参与者(包括自己)的观点和偏见将如何影响研究的过程以及最终的结果。

3. 良好的沟通能力 良好的沟通技巧有助于与受访者建立良好的人际关系,获取大量丰富的信息。良好的沟通技巧包括对行为、言语、神态等一系列表达方式的理解能力,研究参与者在数据收集的过程中,通过个人的理解能即时地筛选出有价值和有意义的信息。其次,访谈记录、工作日志的填写要求研究者具有良好的写作能力。

二、研究步骤

案例研究一般包括建立基础理论、选择案例、搜集数据、分析数据、撰写报告与检验结果等步骤。

(一)建立基础理论

案例研究的基础理论为案例研究的进行提供了一个指导性的框架。案例研究的基础理论(grounded theory)表述为五个组成部分。

1. 研究要回答的问题 所进行的研究要回答的问题反映了案例研究的目的,这些问题一般是"怎么样"或"为什么"的问题。在案例研究中,研究者通过搜集整理数据能得到指向这些问题的证据,并最终为案例研究作出结论。因此,确认案例研究要回答的问题是非常重要的。确认案例研究中要回答的问题必须明确:要研究什么、研究目的、什么已经知道和什么还不知道。通常,研究者还会对以前曾经进行过相关研究的资料进行审查,从而提炼出更有意义和更具洞察力的问题。

2. 研究者的主张 如果说研究要回答的问题为案例研究确定了方向的话,研究者的主张则是引导研究进行的线索。研究者的主张可以来自现存的理论或假设,比如,"这次研究将要考察为什么建立信息技术系统要进行组织的重构"就是一个主张。无论是建立新的理论还是对现存的理论进行检验主张的提出,都是必不可少。但这并不意味着研究者在研究开始提出的主张就是客观正确的,随着研究的进行,原来的主张也许会被修改,以便更好地指导研究的开展。但是无论主张怎样改变,案例研究本身的理论倾向和研究的目的都必须保持不变。另外需要注意的是,探索性研究中一般是不存在研究者的主张的。

3. 理论发展 在实证性案例研究中,一种提出主张的方法是理论发展(theory development)。理论发展是在提出一个正面的主张时,提出一个对立的主张。两种主张在案例研究中要求用数据和证据进行论证,这将有助于提高案例研究的有效性。

4. 研究的单位 分析的单位可以是一个计划、一个实体、一个人、一个群体、一个组织或一个社区等。每一个研究单位都可能与各种政治、社会、历史和个人等问题有着千丝万缕的联系,这既为研究问题的设计提供了各种可能性,也为案例研究增加了复杂性。

5. 数据和主张之间的逻辑联系以及对发现进行解释的标准　数据的分析可以采用量化的解释性分析技术，也可以采用以定性为主的结构性分析和反射性分析技术。有关数据分析的技术将在后面进行介绍。

（二）选择案例

选择案例是案例研究中一个重要而必不可少的步骤。学者认为，案例研究是非抽样的研究。但也有部分学者认为，案例研究应使用非概率的抽样方法，包括目的抽样和理论抽样两种方法。在案例研究中，目的抽样和理论抽样通常是结合使用的。目的抽样与案例研究的目的有关理论抽样则与案例研究的理论倾向有关。

案例选择的标准与研究的对象和研究要回答的问题有关，它确定了什么样的属性能为案例研究带来有意义的数据。研究者在案例选择的过程中必须不断地问自己在哪里寻找案例才可以满足研究的目的和回答研究的问题，以便找到最适合的案例。

案例研究可以使用一个案例（single case），也可以包含多个案例（multiple cases）。单个案例研究可以用作确认或挑战一个理论，也可以用作提出一个独特的或极端的案例。多案例研究的特点在于它包括了两个分析阶段——案例内分析（within-case analysis）和交叉案例（cross-case analysis）分析。前者是把每一个案例看成独立的整体进行全面的分析，后者是在前者的基础上对所有的案例进行统一的抽象和归纳，进而得出更精辟的描述和更有力的解释。单个个案通常能说明某方面的问题，但用来搭建知识结构的框架是远远不够的。多案例研究法能使案例研究更全面、更有说服力，能提高案例研究的有效性，比如多个案例可以同时指向一个证据或为相互的结论提供支持。

（三）搜集数据

案例研究大部分的数据搜集都是定性的，但也存在定量的搜集方法。常用的数据收集方法包括文件法、档案记录、访谈、直接观察、参与观察和人工制品法。

文件可以是信件、备忘录、研究报告或是其他一些可以进入数据库的资料。文件的一个重要性在于它能验证从其他数据搜集方法中得到的证据。但是研究者在借助文件进行数据搜集时，必须注意文件中数据的有效性。即使从其他数据搜集方法中得到的证据被证明是没有意义的，也不能过分信赖文件中数据的真实性和有用性。

档案记录可以包括工作日志、地图、图表、姓名册、调查数据，甚至是一些私人的资料（如日记）。数据搜集者必须小心地确认这些记录的来源和精确性，以便作出选择。

访谈法也许是案例研究中最重要的数据来源。典型的访谈包括自由问答式访谈、焦点访谈和结构访谈等。

直接观察法可获取直接和客观的信息。但是其可靠性经常受到研究者质疑，通过多个观察者对同一事物的观察，可在一定程度上保证数据的可靠性。

参与观察法是一种独特的观察方法，能让数据搜集者深入研究的事件中获取详细具体的资料，在组织调查或人类学的研究中较常使用。但是参与观察法缺点是参与者的偏见也许会扭曲数据的真实性。

人工制品可以成为案例研究中的有形证据,包括技术装置、机械工具、艺术品等。在选择数据搜集的方法时,研究者必须综合比较各种数据搜集方法的优缺点,针对实际的情况进行选择。

（四）分析数据

数据分析常被认为是与数据搜集同步进行初步的数据搜集和数据分析,将会产生一些初步的发现和一些临时的假设,并进一步指导下一阶段的数据搜集。在数据搜集和数据分析不断循环的过程中,研究的问题也许会得到新的提炼并带来更多的数据和新的发现。数据分析包括检查、分类、制表或者对证据重组,从而印证研究者的主张。一般地,数据分析的进行需要依赖于研究者提出的理论性主张。每一次的案例研究中,都必须有一个总体的数据分析策略,从而指导对什么数据进行分析以及这些分析是出于什么原因。

（五）撰写报告与检验

研究报告必须能让读者充分地理解报告的内容,并能让读者就案例研究提出问题和进行探讨。研究报告一个重要的目的是,通过对现实中复杂问题的描述和解释,让读者获得亲身体验般的经历。因此,报告中的数据必须是读者能在现实中接触到的,报告中的解释是读者能在现实中体验到的,报告中的结论是读者能在现实的情景中应用的。另外,研究者必须提供足够的证据来增加结论的可信度,明确地定义案例的边界,还要特别留意对立的主张从多个角度展现事物的正反两面等。案例的研究报告一般比较长,描述和解释两者间的平衡是研究报告书写的关键。研究报告包括:特别的描述,即引用数据中的资料比如访谈的内容、文件的摘录或者一些小插图等;一般的描述,即论述引用的资料是否具有代表性、与其他的数据是否相关以及对所有的数据进行概括性的描述;描述的解释,对以上两种描述进行解释和归纳并得出结论。

（六）报告局限性

澄清案例研究的局限并加以克服是提高案例研究质量的重要途径。案例研究的局限性通常包括以下几点。

1. 难以对发现进行归纳　案例研究方法中一个经常被提到的局限是对发现进行归纳的困难性。案例研究的归纳不是统计性的而是分析性的,这必定使归纳带有一定的随意性和主观性。案例研究的归纳特点为"自然的",也就是案例研究的情景要与人们的经验相一致,案例研究的发现也必须能与人们的经验产生共鸣,使读者更容易地理解案例研究考察的现象。一般认为,现象的本质是衡量归纳效果的标准,研究者应该根据一个案例能代表多大数量的群体而做出合理的归纳。

2. 技术上的局限和研究者的偏见　案例研究没有一种标准化的数据分析方法,证据的提出和数据的解释带有可选择性,研究者或数据搜集者进行数据的筛选和整理的方法也许并不规范,数据搜集者对事物的观察和观察后的记录也许会不一致。研究者经验和资历的不同、多个研究者在意见上的分歧，以及研究者的其他偏见，都会影响数据分析的结果。另外，案例研究者在研究过程中值得注意的其他一些问题，比如没有认真地定义分析的单位和研究的案例；没有深入地考察研究的现象，以致无法做出大量和丰富的描述；没有考虑到个性和偏见会影响，以及怎样影响研究的发现；过早地结束数据搜集活动；没有认真和充分地检查研究发现的有效性和可靠性；没有考虑对发现的可归纳性；在撰写报告时没有考虑如何让读者体会这次案例研究，以及如何让读者理解研究的结果。

3. 大量的时间和人力耗费　从研究者的角度来看，密集的劳动力和大量的时间耗费是案例研究中一个非常现实的问题。一般认为，进行一次案例研究最少需要一年的时间。但是通过认真的计划、准确的研究设计可以减少研究过程中不必要的耗费，增加研究的效率。

4. 过于冗长烦琐的研究报告　过于的冗长和详尽的研究报告也是案例研究中经常为人诟病的一个问题。研究者可以根据报告的最终读者对报告中的描述、分析和总结进行适当的处理，以便于阅读。另外，研究报告的摘要要说明研究的问题及主要发现，切忌空谈；引言要说明研究的背景和意义，以吸引更广泛的读者。

三、应用与解读

案例 3 – 10 – 1

智赋能金域医学可能涉及处理大量的医疗数据，包括患者的个人健康信息、病历记录、医学影像等。确保这些数据的安全存储和传输是至关重要的，以防止未经授权的访问、篡改或泄露，从而保障患者的隐私和生物安全。数智技术可以用于监测和预测医疗机构内的感染病例，并采取相应的控制和预防措施，包括医院感染管控、手术室消毒管理等，以减少感染传播风险，保障患者和医护人员的生物安全。

因此，数智赋能金域医学快速响应案例研究中，案例分为五部分。第一部分为绪论，简要说明本文的研究背景和意义，选取金域医学作为本文研究对象并聚焦数智赋能快速响应的原因，阐述了本文的理论意义和实践意义；其次，概述本案例的资料收集方法与过程；最后，对本案例结构作出简要的梳理和介绍。

第二部分为案例正文，浅析国内外第三方医学实验室概况，通过对金域医学发展历程的三个阶段和快速响应典型案例的描述，对其数智化形成过程和赋能机制形成一定具象画面。

第三部分为案例分析，结合第二部分所描绘的案例内容，运用突变情境、快速响应、数智化和数智化赋能相关理论，分析金域医学快速响应的原因、阶段特征，数智化发展历程、赋能机制和赋能成效。

第四部分为建议与对策，基于前述分析提出深耕数据、深耕品牌、深耕创新和深耕服务四个方面的建议与对策。

第五部分为结论与展望，对本案例得出的结论进行总结，并对金域医学的未来发展进行展望。

第十一节　话语分析

一、定义

话语分析（discourse analysis）属于定性研究方法。话语指"语言在特定社会情境下的使用和表达形式"。话语分析旨在运用符号学、结构主义和语言学的分析方法来分析文本的结构与意义，对文本内容进行不断的挖掘与发现，探索意义的不同解读方式和文本中所隐藏的意识形态力量。

即在于揭示话语是如何由权力和意识形态的关系所构成，以及话语对社会身份、社会关系、知识和信仰体系的建构性作用；另一个关注点是历史变化，即不同的话语如何在不同的社会条件下结合起来，通过变异、变化和斗争，建造一个新的、复杂的话语，从社会历史的角度具体说明变化着的话语结构。

二、研究目的与步骤

（一）研究目的

分析传播立场语境；揭示背后观念受众；解释传播内容语言；考察话语实践作用；挖掘文本背后的意识形态和权力结构。

（二）研究步骤

1. 确定研究目的　在开始话语分析之前，首先要明确研究的目的和问题。这有助于指导分析过程，并确保分析的焦点明确。

2. 收集话语材料　收集需要分析的口头或书面话语材料。可以是采访录音、会议记录、媒体报道、社交媒体文本等。

3. 准备材料　将收集到的话语材料转录或整理成可分析的形式。对于口头话语，可能需要将录音转录成文字；对于书面话语，则需要整理成可供分析的格式。

4. 文本预处理　对话语文本进行预处理，包括去除无关信息、标记重要的语言特征（如情感词语、词频等）、进行分词和词性标注等。

5. 确定分析框架　根据研究目的和问题，确定适当的分析框架或理论。可以是语言学理论、话语分析理论、社会学理论等，以指导分析过程。

6. 识别主题和模式　分析话语材料，识别其中的主题、模式和重要概念。这可能涉及对话语内容、结构、语言风格、情感表达等方面的分析。

7. 探索语言特征　分析话语中的语言特征，如词汇选择、句法结构、修辞手法等。

这有助于理解话语的含义、目的和受众。

8. 解释和理解 根据分析结果，解释和理解话语的意义和影响。这可能涉及对话语背后的隐含含义、社会文化背景、话语制作者意图等方面的推断和解释。

9. 撰写分析报告 将分析结果整理成报告或论文，并清晰地呈现分析过程、发现和结论。这有助于传达分析的结果和见解。

10. 验证和复审 在完成分析报告后，进行验证和复审，确保分析过程和结果的准确性和可靠性。

三、话语分析范式

（一）批判话语分析

批评话语分析（critical discourse analysis，CDA）出现于 20 世纪 70 年代，诞生于资本主义社会矛盾中，而后得到学界的大力推广。CDA 的主要特点如下。

首先，CDA 把社会分析的批评传统（thecritical tradition of social analysis）引入语言研究，其批评性理论渊源基于西方马克思主义的批评传统。马克思主义蕴含丰富的批判思想，比如从哲学角度批判宗教，从政治角度批判宗教和哲学，从经济角度批判宗教、哲学和政治等。与此类同，CDA 研究语言的使用是如何体现并建构权势阶层的视角、价值观以及言谈方式，而这些或许不利于非权势阶层，目的是通过研究语言的使用，来揭示其背后的权力与意识形态，凸显并批评社会不公等问题。因此，CDA 具有"批判性"，是一种带有批评态度的话语分析，这是其不同于其他话语分析的主要特征。其次，为实现其批评性分析，CDA 基于这样的假定——社会是不公平的，这种不公平通过语言使用来表达并建构。具体而言，CDA 将语言文本层次的分析与话语实践层次的解读以及与社会实践层次的诠释结合起来，进行层级之间的诠释。由此，CDA 与社会学、政治学等社会与人文学科之间的关系非常密切，从而被看作一种社会实践。换言之，CDA 从语言的使用入手，聚焦语言的社会实践功能。再者，CDA 的语言分析基础主要建立在现代语言学理论上，尤其是系统功能语言学理论，系统功能语言学的重要性得到了所有 CDA 研究者的肯定，比如系统功能语言学的三大元功能思想、语境思想、语域理论、社会符号理论与多层级系统观等都为 CDA 提供了可行的理论视角。

总之，CDA 已经初步确定了其在人文社科中的地位，甚至被称作"学术正统"（intellectual orthodoxy）。不过它依然存在许多不足：其一，CDA 因其"批判性"特征而将其分析范围局限于社会冲突性话语；其二，CDA 虽然是一种带有态度的话语分析，但其缺乏话语的具体评判标准；其三，CDA 虽然融入了众多理论知识，但是在话语实践及社会实践层次缺乏清晰且系统的分析框架。

（二）积极话语分析

批评话语分析的最终目的是创造一个更美好的世界，然而，其"批判性"特征使其过多关注社会负面现象而忽视了社会的积极变化，由此学界也将 CDA 描述为 20 世纪人文社会科学研究中的一种"病理性脱节"（pathological disjunction）。Breeze 于 2001 年指出，话语分析不应只聚焦社会负面现象，还应关注反映社会积极变革的语言现象。为弥补 CDA 的不足，马丁（Martin）主张开展"积极话语分析"（positive discourse analysis，PDA），其特点如下。

首先，"积极性"（positive）是 PDA 的主要特点。Martin 强调，"PDA 关注话语如何建构希望与变化，与 CDA 的解构不公平与权势现象形成互补"。换言之，CDA 重在解构社会中的不平等现象，PDA 重在建构社会中的美好现象。可以放弃斗争，通过重新分配权力来实现人民相互团结，从而赢得自己空间的目标。因此，PDA 采取积极友好的态度来分析话语，其目标在于通过话语分析，朝着"和平语言学"（peace linguistics）的远大目标努力，最终建成一个宽松、和解、共处的人类社会。其次，与 CDA 的社会冲突性话语类型相比，PDA 研究的话语类型更加广泛，涉及政治话语、生态话语以及文化话语等多种类型。再者，与 CDA 类似，PDA 的主要语言学理论基础是系统功能语言学。此处需要指出，PDA 视角下的话语分析涉及文本分析以及对分析所得语言特点的阐释，其阐释与 CDA 有所不同，PDA 不区分话语实践和社会实践层次，主要结合情景语境以及文化语境进行。

然而，与 CDA 一样，PDA 也存在一些不足。其一，二者的关注点都是社会中的权势，其研究范围都局限于以人为中心的社会，忽视了人类以外的其他生物，因而并不适合作为关注整个生态系统的话语分析模式；其二，二者主要关注语言本身，即只注意语言系统和语义结构本身，忽视了诸如声音、图像、颜色、动漫等其他意义表现形式，局限了所分析话语的类型。

（三）多模态话语分析

20 世纪 90 年代，随着话语分析的发展、科学技术的进步，语言以外的其他语义符号备受关注，西方兴起了多模态话语分析（multimodal discourse analysis，MDA），这种范式逐步引起了越来越多学者的关注。与主要聚焦语言现象的话语分析模式不同，MDA 具有自身的特点。

首先，MDA 是指在口头或书面交际中，交际符号的多样性分析，主要特征是聚焦符号系统中的"多模态"（multimode），把包括语言在内的多种交际模态（如声音、图像、距离、空间、建筑、色彩等）作为话语形式，进行意义表达资源的分析和整合，是针对语言符号资源分析的一个有力补充。广义而言，MDA 是揭示社会意义与其所有符号资源之间关系的一个强大分析工具。其次，要解读交际符号的多模态意义、特征以及功能，MDA 需要掌握两个要领：一要弄清楚文字和图像之间的关系，二要确定不同符号资源之间的语法关系。这两个要领要求 MDA 必须具有一套系统的语言学理论作为研究基础。再者，系统功能语言学为 MDA 提供了理论基础，使之可以从文化、情景、话语意义、模态形式、语法等多个角度进行研究。总之，MDA 不仅能展现出语言系统在意义交换过程中所发挥的作用，而且能揭示诸如图像、颜色和音乐等其他符号系统在意义传递过程中所产生的效果，人们能够更全面、更准确地解读话语意义，进而帮助人们综合运用多种模态实现其交际目的。与 CDA 和 PDA 相比，MDA 视角下的话语分析在步骤上涉及文本及其他符号所表达意义的解读，以及不同模态在意义表达上并协与互补关系的阐释，其阐释主要结合文化语境进行，较少深入探讨其他社会实践意义。

然而，MDA 也存在一些不足。其一，MDA 因对多种模态缺乏统一的分析标准而难以确定交际过程中的模态互动及互补关系。换言之，MDA 因其没有解读模态的统一标准，而很难判断哪些模态有价值，哪些模态没有价值。其二，MDA 的应用性尚须加强。MDA 是以实践为取向的理论，因而可以运用到如生态等社会问题的实践，然而，目前MDA 的应用主要集中于教学方面，较少涉及生态保护等其他社会实践。

（四）生态话语分析

随着全球生态问题的加剧，生态语言学在人文社会科学"生态转向"中应运而生。目前生态语言学领域存在两种研究范式：一是 Haugen 范式，关注语言的生态；二是 Halliday 范式，聚焦话语的生态取向分析。换言之，话语的生态取向分析，即生态话语分析（ecological discourse analysis，EDA）已成为生态语言学的主要研究路径之一。EDA 缘起于 20 世纪 90 年代 Halliday 的《意义表达的新方式：对应用语言学的挑战》一文，自此，很多学者尝试用不同的话语分析范式进行话语的生态取向研究，这些范式主要涉及 CDA、PDA 和 MDA。

Carvalho 基于 CDA 研究了英国三家媒体话语，即《卫报》（*The Guardian*）、《独立报》（*The Independent*）和《泰晤士报》（*The Times*）所体现的政治倾向对于气候变化的影响；Stamou 和 Paraskevopoulos 用批评话语分析框架研究了生态旅游话语，强调只有通过揭示消费主义本质才能将生态旅游的意识完全传递给生态旅游者；Alexander 采用 CDA 探索环境话语，尝试为生态语言学提供经验性研究成果。最早采用 PDA 进行EDA 研究的学者之一是 Goatly，他用 PDA 对比分析了威廉·华兹华斯（William Words-worth）的诗歌和《泰晤士报》对自然的语言表征，发现前者比后者更加强调自然的施动角色意义；Alexander 用 PDA 研究了环保运动者 Vandana Shiva 的演说，认为其演说为积极话语的有效模式。Maier 采用 MDA 探索了媒体如 CNN 宣传企业绿化知识的方式；Chen 探究了中国汽车广告图片是如何融入"自然"概念的。

虽然 CDA、PDA 和 MDA 等话语分析范式为话语的生态取向研究提供了借鉴，但是它们并不能作为 EDA 的最终范式。从本质上讲，EDA 指基于一定的生态哲学观，从语言学角度对话语进行生态取向的分析，目的是提倡对生态系统良性循环和发展有益性的话语，改善模糊性的话语，抵制破坏性的话语；话语包括口头的，也包括书面的，同时既包括有关环境的话语，也包括其他主题话语。

具体地讲，EDA 主要有以下特点。

1. EDA 关注人与人之间、人与其他物种之间，以及人与环境之间的生命可持续性关系。其旨在唤醒人类的生态意识，增强人类的"生态责任感"，进而积极引导和培养人类对待人类同伴、对待其他物种以及环境的合理且正确的态度与方式。该宗旨不仅关系到人类与自然，而且关系到我们赖以生存的整个生态系统。因此，较之聚焦解构权力话语的 CDA、建构和平话语的 PDA，以及解读多种交际符号意义的 MDA，EDA 具有更加长远、更加宏伟的目标。

2. EDA 具有明确的指导思想和原则，即生态哲学观。生态哲学观根植于社会和文化之中，具有系统性、个人化、文化性、可持续性、进化性等特征，它是生态话语分析者从事话语分析的生态性分析标准。因此，任何 EDA 研究的首要任务就是明确其生态哲学观，否则 EDA 的具体实践无从开展；相反，CDA、PDA 和 MDA 等话语分析范式没有明确的哲学指导思想，因而也就缺少一套系统化的评判标准。

3. EDA 广泛的研究对象鉴于宏伟目标与明确的指导思想，其囊括了 CDA、PDA 和 MDA 关注的所有话语类型，即包括 CDA 关注的"批评性话语"、PDA 关注的"积极性话语"、MDA 关注的"多模态话语"，同时包括可能促进人们保护或者破坏生态系统的所有话语，如健康杂志话语、消费者话语、广告话语、新古典主义话语、动物产品话语等。研究范围涵盖经济、社会、自然、政治、国际关系等多个领域，而且这里的话语涉及语言及其他意义资源。

4. EDA 涉及词汇的研究。基于与系统功能语言学之渊源，EDA 不仅涉及语法和语篇的分析，还涉及词汇的研究，与系统功能语言学强调的"词汇语法"相契合——这一点与其他重视语篇的话语分析范式有所不同。比如 Brigitte 和 Nelya 探讨了与"carbon"相关的复合词，以了解气候的变化在语言表征中的形式变化，并将其当作观察人类文化变化与适应环境危机的状态；Halliday 指出，英语词汇语法系统对自然资源的表征存在不少问题，如把 air、water 和 soil 等不可再生资源的表征描述为不可数名词，这容易让人产生这些资源是不可枯竭的感觉。

5. EDA 对话语进行明确的分类。与其他话语分析范式不同，EDA 就话语进行了比较明确的分类，并就不同的话语类型提出了实践性建议。具体而言，在生态哲学观的指导下，EDA 将话语分成三大类型，包括有益性话语（beneficial discourse）、模糊性或中性话语（ambivalent discourse）和破坏性话语（destructive discourse）。其中，有益性话语为遵循生态哲学观的话语，模糊性或中性话语为既不遵循也不违背生态哲学观的话语，破坏性话语为违背生态哲学观的话语。针对这三类话语，EDA 提出了话语使用与话语创作方面的实践性建议：提倡有益性话语，改善模糊性或中性话语，抵制破坏性话语。

6. EDA 具有明确的分析步骤。与其他话语分析范式相比，EDA 的分析步骤更加明确：首先，确定生态价值观，即生态哲学观，抑或生态伦理；其次，结合语言学理论对话语进行分析，区分话语的生态取向；最后，提出话语使用及话语创作方面的建议，从而通过言语行为的生态化，指导人们的"生态行为"，促进生态系统的平衡。EDA 的分析步骤体现了"理论、分析与行动"三者的融合，说明了 EDA 在解决社会问题方面具有深刻的实践意义。

7. EDA 超学科性质源于生态语言学。同样具有超学科性质，超学科研究是新时代赋予科学研究的新要求，因此 EDA 较之其他话语分析范式更加符合科学发展的趋势。具有超学科特性的 EDA 比其他话语分析范式更具有开放性和融合性，从而能够集聚社会各界力量，一起推动人与人之间、人与其他物种之间以及人与环境之间的生命可持续性关系，促进整个生态系统的良性发展。

四、应用与解读

案例 3 – 11 – 1

使用一个生物安全领域的案例来说明话语分析的重要性和应用。设想一个虚构的场景。

情境：在一家生物实验室里，研究者正在进行一项关于新型病毒的研究。这个研究涉及处理高度传染性的病毒样本，并且需要极其谨慎的操作以确保实验室内部和外部的安全。

［对话一］

研究者 A：早上好，你有没有看到昨天晚上的实验结果？

研究者 B：是的，我已经看过了。我们得到了一些很有趣的数据，但是我还需要进一步分析以确定我们的实验室安全措施是否足够。

［对话二］

研究者 A：你有没有注意到实验室里的温度变化？

研究者 B：是的，我刚刚注意到，温度好像有些偏高。这可能会影响我们的样本的稳定性。我会立即联系设备维修人员来解决这个问题。

［对话三］

研究者 A：我今天看到实验室外有陌生人在窥视我们的活动。你觉得我们应该报告给安全主管吗？

研究者 B：绝对应该。我们的实验室必须保持严密监控，任何可疑活动都需要及时报告给安全主管，以确保我们的研究不受到干扰或泄露。

在这个案例中，话语分析起着至关重要的作用。通过分析对话，可以观察到以下几点。

1. 沟通与合作：研究者之间的对话表明了他们之间的密切合作和信息共享，这对于确保实验室的安全至关重要。他们相互提醒并协调行动，以应对可能的风险和问题。

2. 问题识别与解决：对话中的研究者能够识别潜在的问题，如温度变化和外部干扰，并采取适当的措施来解决这些问题。这种快速反应和解决问题的能力对于保障生物安全至关重要。

3. 报告与记录：对话还凸显了对事件的报告和记录的重要性。研究者 B 立即意识到外部人员的存在，并决定报告给安全主管。这种及时的报告和记录可以帮助保持实验室的安全和秩序。

综上所述，话语分析在生物安全领域中是一种非常有用的工具，它有助于促进团队合作、识别和解决问题，并确保实验室的安全运行。

第十二节   扎根理论

一、定义

扎根理论作为一种质性研究方法,弥补了实证研究在手段、方法等方面存在的缺点和不足,打破了时间、空间的限制,自出现以来,便得到了学术界的关注和认可,被广泛地应用在了教育学、社会学、心理学等众多研究领域之中。但邓津(Denzin)和林肯(Lincoln)也指出,扎根理论在社会科学中应用广泛,也误解极深。扎根理论虽然称为理论,但实则是一套完整的方法论,了解扎根理论起源和流派发展,掌握扎根理论的内涵及外延,对正确理解扎根理论、运用扎根理论来解决现实问题、建构科学理论研究意义重大。

二、研究流程

(一)研究步骤

扎根理论的研究流程主要由准备工作、数据收集、分析过程、撰写备忘录、排序及理论概述、撰写成稿等部分组成。

1. 准备工作   初步设计好调查样本的来源及抽样方式,同时尽力避免对特定文献资料的回顾,以防思路受到前人研究的束缚。

2. 数据收集   根据准备工作结果,收集与研究相关的数据资料,数据的收集方式可以是多种的,例如观察法、实地走访等,数据的形式可以是多样的。

3. 分析过程   即编码过程,与数据收集过程同时进行,也是一个数据收集过程的反馈,上一级分析的结果是下一级数据收集的理论基础。根据扎根理论版本的不同,扎根理论的编码分析过程也不完全相同,但本质相同,都是先通过对收集到的数据进行分解、整理,根据研究需要运用逻辑思路或典范模型将彼此间的关系重新组合串联起来,深层次挖掘彼此间的关系,最终形成理论框架。

4. 撰写备忘录   备忘录主要记录的是研究者在分析调查过程中的思路,在收集、分析的过程中备忘录应该不断记录并更新,备忘录的撰写可以规范也可以走意识流。

5. 排序及理论概述   排序是指对撰写备忘录思路和概念排序,通过寻找彼此间的联系,自然形成理论,需要注意的是此过程需要撰写更多的备忘录,甚至需要收集更多的资料。

6. 撰写成稿   将之前的调查过程和结果总结成稿的过程。

（二）注意事项

1. 开放性和灵活性　扎根理论强调对数据的开放性和灵活性。研究者应该保持开放的心态，不受先入为主的理论框架限制，允许理论从数据中自然地浮现。

2. 沉浸式研究　扎根理论通常涉及对参与者的深入访谈和观察。研究者需要投入时间和精力与参与者建立信任关系，并深入了解其经验和观点。

3. 反思和透明度　研究者应该保持反思意识，并记录研究过程中的主观假设、影响和偏见。同时，研究报告应该尽可能透明地描述研究方法和数据分析过程，以确保研究的可信度和可复制性。

4. 逐步分析　扎根理论的数据分析通常是逐步进行的，从简单的描述性分析开始，逐渐深入理解数据中的模式和关系。研究者应该持续地回顾和重新审视数据，直到达到理论饱和点。

5. 信度和效度　尽管扎根理论强调生成理论的过程，但研究者仍应关注研究结果的信度和效度。采用多种数据收集方法、参与者检查和理论审查等方法可以增强研究结果的信度和效度。

6. 理论建构的过程性　扎根理论认为，理论是动态建构的，需要不断地与数据对话和修正。研究者应该意识到理论的建构是一个逐步的过程，并不断地根据新的数据和发现进行调整和修正。

7. 尊重参与者　在进行扎根理论研究时，研究者应该尊重参与者的权利和意见，保护其隐私和个人信息，并在研究结果的呈现中尽量准确地反映他们的声音和观点。

三、基本思路和特征

（一）实践中获取资料，资料中建构理论

扎根理论研究法是质性研究方法，通过归纳总结的方式，自下而上对收集到的资料进行逐层深入的解析，建构出科学理论的过程。扎根理论提倡从实践中收集数据资料，所归纳出的理论一定要能追溯到原始资料作为支撑，同样，研究者认为从实践中得到的数据资料所建构的理论也才最具有生命力，当理论和实际问题一致时，理论也便彰显了实际的指导作用。

获取资料的方式可以是进入田野的实际观察走访，也可以通过对以往文献的查阅。但是，这里需要注意一下，研究时文献查阅的滞后性是扎根理论研究法的一个显著的特性。在正式进行扎根理论调查研究之前，为了规避对研究者思想和思维方式的禁锢，应避开有针对性的文献查阅和回顾总结，以此来保证研究者思绪的开放和对问题的敏感程度，防止预先产生相关的假说。当理论归纳形成后，进行大量相关的文献回顾，以其作为理论归纳的原始资料和理论饱和度的检验材料。

（二）从具体到抽象，由现象到概念

扎根理论是对实现中存在但不容易被察觉的行为模式进行概念化，致力于形成一

套新的、具有科学性的概念和理论，而不是仅仅对行为现象进行描述。所以，在进行调查研究时，研究者首先通过观察和走访等调查方式搜集具体的行为动作或事件现象等，撰写好备忘录，描述搜集到的资料，形成概念，再将概念彼此联系，进一步抽象成为范畴，最终通过归纳总结，建构出科学理论，完成从具体到抽象、由现象到概念的整个研究流程。

（三）持续比较，理论抽样

扎根理论研究在收集资料与形成理论之间是一个不断进行比较的动态过程。比较的流程一般分为四个部分：首先是动作行为或事件现象之间的比较，找到各自的属性特征形成概念；然后是事件和概念之间的比较，进一步寻找彼此间的联系，挖掘概念的属性；接下来是概念和概念之间的比较，需要更深层次地挖掘概念的内涵和外延，为理论的形成奠定基础；最后进行外部比较，例如通过文献的回顾来比较验证概念和理论的饱和度。

因为概念和理论的形成是一个动态过程，相对应地，资料的收集也随着分析过程的深入而同步进行调整。通常情况下，上一级形成的概念和理论雏形会成为下一步资料理论抽样的标准，由这些概念和理论指导研究者进一步调查和研究，如此循环往复，最终形成理论。

（四）研究问题自然形成，非研究者预定假设

研究问题自然形成的意思是，在研究者进入调查之前，并没有形成一个清晰、完整的待研究问题，只是有一个大致的研究方向。具体的研究问题是在研究者开始进入研究之后，随着资料的获取和收集逐渐形成的，理论也是在不断比较收集中逐级归纳形成的，而非在调查研究开始之前研究者就预先设定了问题和假设，这也是与假说演绎的本质区别。

（五）一切都可作为数据

扎根理论研究中，一切都可以被作为数据进行分析处理，这也是该方法极其关键的一点。研究调查中收集到的资料、以往的文献资料、研究者自身及自己的思路观点或个人经历等，都可以作为本次研究的数据。格拉泽表示，在进行质性研究的过程中，关于研究者的一切信息都可以用来当作数据处理，不断地进行比较分析，形成概念并最终发展出模式。虽然数据很多，由此带来的问题和角度也很多，但研究者总会在多角度的情况下归纳、统一成为一个视角，形成理论。

（六）研究者对数据保持高度的敏感性

扎根理论本质是质性研究，理论的归纳建构以收集到的资料数据为基础，所以需要研究者对数据始终保持高度的敏感性。无论是在研究的准备阶段、资料收集阶段还是分析阶段，保持高度的敏感性可以更有利于发现新的特征或属性、延伸出新的内涵，尤其是当资料角度繁多的时候。

（七）严格标准化的检视和评价

扎根理论对所归纳形成的理论有一套严格标准化的检视和评价原则。

1. 归纳建构的理论和概念必须有原始资料当作支撑，并且能够随时回归到资料中，同时能够发现其他更多的数据作为验证的材料。

2. 归纳总结得出的理论中概念的内涵和外延都要发展完全，密度大，内部耦合性强；理论中概念和概念间应该存在着或强或弱的联系，有合理的解释，各个概念有机结合，形成一个整体。

3. 由概念形成的理论要具有较强的实用性，具有较强的解释力，同时对行为模式中的细微变化依旧保持着高度的敏感性，提出相关的科学问题。

四、实际应用

我国学术界对扎根理论的分析研究和应用起步较晚，1999 年陈向明教授的《扎根理论的思路和方法》是我国首次系统论述扎根理论的文献。虽然起步落后于外国，但在应用研究领域涉及广泛且发展越来越具有中国特色。

同样地，在教育学、心理学和管理学等研究领域，扎根理论依旧是学者们的宠儿。在《扎根理论在中国教育研究中的运用探索》中，陈向明教授结合案例分析法系统全面地介绍了扎根理论研究法，并结合我国的情况，分析了扎根理论的适用性和局限性，揭示了该研究方法对我国教育事业的重要意义；刘海燕等通过对来自北京和山西共 191 名在校大学生进行访谈以探究大学生心理安全感的主要构成，通过三级编码分析得出，情绪体验、行为意图和生理体验是心理安全感的主要构念，同时指出大学生具有积极的心理安全感会有助于其个人心理的健康发展。在管理学研究领域，李志刚和李兴旺以蒙牛公司为例分析在几年内迅速发展的一类公司，通过分析公司的成长模式，丰富了公司成长模型理论，对其他公司依旧有指导和启发作用。扎根理论在情报学和公共管理领域也得到了广泛的应用。王思洁系统地论述了扎根理论的特点和操作流程等，并进一步分析了扎根理论和情报学发展研究的契合指数，结合我国当前情报学研究方面的弱点和缺失，从情报学研究方法论等四个方面提供了深入情报学研究的建议。在公共管理领域，学术界经常研究的是组织公民行为，但组织中的"负面行为"会比积极行为造成更大的影响，研究结果也更具有实际意义。赵红丹等运用扎根理论探究了影响强制性公民行为的因素，从个体因素、客体因素和环境因素三方面入手，更加科学合理地对组织结构中的人力资源进行管理。

扎根理论同样适用于企业协同创新战略研究方面。以宝洁公司为例，王海花等将公司的创新模式分为开放式创新与封闭式创新，探究在开放式创新模式下的创新资源共享的影响因素，分析总结出创新研究的应用价值。现阶段，在"双创"的热潮下，拓晓瑞等借助情景化方式，以奇瑞公司为例，厘清因素之间的脉络关系，探析作用机制，建立了企业协同创新战略模型，也开启了我国扎根理论应用研究的新篇章。

五、应用与解读

案例 3 – 12 – 1

研究新冠疫苗接种意愿影响因素与关联路径中，无论是在新冠大流行期间，还是疫情常态化阶段，对影响公众接种疫苗的要素情况有更细致的了解尤为重要。当世界各国都在努力让更多的人接种新冠疫苗时，网络社交媒体平台上的数据可以为理解影响疫苗接种意愿的因素提供参考和支撑。因此，具体概述了选取知乎社区平台、Twitter平台的依据及样本数据的收集处理，并在程序化扎根理论方法的指导下对平台数据资料进行了三级编码工作，从而识别和归纳出影响公众新冠疫苗接种意愿的因素，并进行饱和度检验。达到饱和状态后，分别构建了国内外公众新冠疫苗接种意愿影响因素框架，并对比分析了中外影响因素间的异同，为后续对影响因素的进一步分析提供基础。严格按照程序化扎根理论方法的编码分析步骤，依次进行开放式编码、主轴编码、选择性编码和饱和度检验，具体实施过程如下所示。

（一）开放式编码

以"新冠疫苗接种意愿影响因素"为目标展开分析，对原始问答数据资料进行逐字逐行的编码，为减少个人主观情感因素的代入，尽量以资料原始语句和词句为标签，提炼出原始语句的初始概念，多轮迭代分析后，将表达意思相同或相近的初始概念整合成范畴，并剔除出现频次低的概念，最终共提取出 48 个概念和 14 个范畴，14 个初始范畴包括个人需求、个人特性、了解与认知、风险感知、感知有用性、感知易用性、社交媒体、媒体报道、政策环境、公信力、疫情防控形势、疫苗负性事件、重要他人影响和接种服务质量。各种概念是对问答数据原始语句的提取，如"因为工作需要经常在各个超市走访，我们打是因为工作或者生活需要，因此要保护自己……"抽取概念"工作需求"，"生活圈子本身就小且固定的，或者天天蹲家里的宅男，本质上这些人本身就是属于长期隔离的……"抽取因素为"生活方式"，"有一部分人在备孕，或者正在打 HPV 等疫苗，也是对接种新冠疫苗心存疑虑……"抽取概念"心存疑虑"等。

（二）主轴编码

主轴编码是对开放式编码阶段得到的概念范畴和内容间潜在逻辑关系的进一步连结、归纳和整合，并归类出主范畴。寻找并挖掘在开放式编码阶段得到的 14 个范畴间的内在联系，进行归纳合并，发现可归为 4 个主范畴，包括个人因素、媒体因素、政治因素和社会环境因素。

1. 个体因素 是影响人们接种意愿的内在因素，包括个人需求、个人特性、了解与认知、风险感知、感知有用性和感知易用性。结合编码过程，发现公众考虑是否接种疫苗的个人需求主要体现在工作需要和出行需要两方面，说明公众会基于工作或出行等需要做出接种选择。生活方式、身体条件、以往接种经历等个人特性影响公众的疫苗接种意愿和心理状态，如公众以往消极的接种经历会让自己担心接种新冠疫苗后状态不佳。公众对传染病和疫苗相关知识、预防接种对自己和家人等重要性的了解与认知是影响疫苗接种的重要因素，对这些涉猎的信息越多，可以帮助公众全方位了解疫苗的相关知识、注意事项、接种重要性等，可以减弱公众的不安全感，增强接种信心。本研究中的风险感知，包括大众对疫苗效果（疫苗安全性、有效性和接种疫苗是否有副作用等）的主观感受以及对接种疫苗存在的损失和风险判断。已有研究文献证明，风险感知对新冠疫苗接种意愿有明显促进作用，是影响公众疫苗接种意愿的重要因素。在挖掘新冠疫苗接种意愿影响因素时，发现公众的接种意愿较多受到疫情发展变化以及疫苗安全性等方面的影响。感知有用性和感知易用性来自技术接受理论，在本研究情景中，分别是指个人对接种疫苗是否受益、有无必要性的主观感受和个人感知到的疫苗接种的难易、便利程度。通过对问答数据资料分析，观察到部分公众表达出接种没有必要的认知，该部分公众也会考虑到接种排队时间以及服务可及性等方面。

2. 媒体因素 包括媒体报道和社交媒体两个方面。媒体报道是公众认知疫苗和了解疫情的主要信息渠道，部分媒体带有偏见的或者不规范的报道，会导致公众对疫苗和疫苗接种形成认知偏差。社交媒体在信息提供方面发挥着越来越重要的作用。对新冠疫苗存在疑惑的公众，会求助于社交媒体平台以获得及时更新和有用的疫苗信息、寻求疫苗接种建议。但平台中充斥着各类未经过滤、良莠不齐的疫苗信息，甚至夹杂着夸大的反疫苗言论，吸引公众的注意力，具有很强的干扰性，会影响公众对疫苗的认知、态度与疫苗接种行为。

3. 政治因素 包括政策环境和公信力。政策环境主要包括部分地方在疫苗接种工作中的具体措施和接种保障政策的支持力度。在编码过程中，有资料显示一些地方在疫苗接种工作中出现了简单化的情况；同时，发现部分公众表示接种疫苗存在一定的风险和未知副作用，但缺乏相关的保障措施作为自身权益的保障。专业壁垒的存在，使得公众将对疫苗安全性和有效性等方面的判断权让渡给相关部门，而公信力的不足对公众疫苗接种意愿具有不可低估的深远影响。

4. 社会环境因素 包括重要他人影响、疫苗负性事件、疫情防控形势和接种服务质量。重要他人术语源自美国社会学家米尔斯，在本文情景中是指身边人的言行对个人疫苗接种意愿产生的影响。由问答数据发现，公众接种新冠疫苗的意愿会受到周边群体态度的影响，包括朋友、家人和同学之类的重要他人。疫苗负性事件是指有关国内外发生过的问题疫苗危害接种者健康的事件，结合编码过程，发现公众会将对此类事件的负面看法转移到新冠疫苗的潜在风险上，喻国明等学者也表明，公众可能会将以往的负面认知带到新冠疫苗上。疫情防控形势是指国内疫情发展情况、境外疫情风险和所在地区有无疫情，通过编码分析，发现公众的新冠疫苗接种意愿、速度与疫情防控形势密切相关，如部分公众认为国内疫情防控形势积极向好，感染传染病的风险比较低，接种疫苗必要性不大；当各地疫情零星复发或身处地区出现疫情，公众会转变态度并重视起疫苗接种。接种服务质量是指接种服务提供方为受种者或咨询者解答问题的专业性、语气以及服务态度，其对受种者产生的影响较为直接，部分受种者由于对工作人员服务态度和解释交流情况等不满意而不愿意继续来此接种点接种第二剂次。

（三）选择性编码

选择性编码是在主轴编码的基础上，对主范畴进行进一步的精练，并提取出核心范畴。在分析核心范畴与其他范畴间关系的基础上，以核心范畴为"故事线"构建新的理论架构。通过对 4 个主范畴进行分析，提炼出"国内公众新冠疫苗接种意愿影响因素"为核心范畴，其所蕴含的故事线可以阐述为：国内公众新冠疫苗接种意愿影响因素主要来源于四个方面，个体因素、媒体因素、政治因素和社会环境因素，以选择性编码阶段提取出的核心范畴为基础，得到公众新冠疫苗接种意愿影响因素框架图。

第十三节　内容分析法

一、定义及原理

内容分析法的实质是对文献内容所含信息量及其变化的分析，其研究目的是根据数据对内容进行可再现的、有效的推断。从哲学上来讲，该方法的可行性是以客观世界的可知论为前提的，亦即人们可以通过对客观信息的分析研究，正确认识客观世界的规律。在这一认识过程中，内容分析法强调的是正确有效的分析推理能力，其方法原理也就在于运用多种统计、推理、比较的分析方法来透过现象看本质。

二、研究步骤

（一）步骤

来自不同学科的研究者带着各自的知识背景和实用目的开展了多种多样的内容分析研究。随着计算机技术的应用，各种研究方法开始逐渐融合、相互补充，在遵循内容分析法基本原理的基础上，研究程序基本一致。就具体研究过程而言，内容分析法包含以下 6 个基本步骤。

1. 提出研究问题　由于具体问题要具体分析，因此构建一个研究大纲对于指导方法的实施是十分重要的。在研究大纲中需要确定研究目的、划定研究范围并提出假设。

2. 抽取文献样本　在不可能研究整个文献信息的总体时，就需要采用抽样方法。样本选择的标准要符合研究目的、信息含量大、具有连续性、内容体例基本一致，简言之，应能从样本的性质中推断与总体性质有关的结论。

3. 确定分析单元　即发掘研究所需考察的各项因素，这些因素应都与分析目的有一种必然的联系，且便于抽取操作。分析单元可以是单词、符号、主题、人物，以及意义独立的词组、句子或段落乃至整篇文献都可以作为分析单位。

4. 制订类目系统　即确定分析单元的归类标准有效的类目系统首先应具有完备性，保证所有分析单元都有所归属同时，类目之间应该是互斥和独立的，一个分析单元只能放在一个类目中类目系统，还应具有可信度，应能得到不同的编码员的一致认同。

5. 内容编码与统计　编码是将分析单元分配到类目系统中去的过程，可以借助计算机技术完成这项重复性工作，不仅速度快，而且保证了编码标准的一致性。对数据的统计工作也可以交由相应的统计软件完成，百分比、平均值、相关分析、回归分析等各种统计分析均可实现，而且精度更高。

6. 解释与检验　研究者要对量化数据做出合理的解释和分析，并与文献的定性描述判断结合起来，提出自己的观点和结论。分析结果还要经过信度和效度的检验，才具有最终说服力。

（二）注意事项

1. 明确定义研究目的　在进行内容分析之前，确保清晰地定义研究的目的和研究问题。这有助于确定研究的范围、关注点和分析维度。

2. 建立可操作的概念定义　将研究中要分析的概念进行明确定义，以便能够进行具体的计量和分类。概念的定义应该是明确而具体的，以确保研究者之间的一致性。

3. 开发可靠的编码方案　如果内容分析涉及对文本进行编码或分类，需要建立一个可靠的编码方案。编码方案应该具有清晰的标准和明确定义的类别，以确保研究者之间的一致性和可靠性。

4. 选择适当的样本　样本的选择对内容分析的结果至关重要。样本应该能够代表研究领域的特定特征，以确保研究的外部有效性。同时，样本的大小和选择方法也需要根据研究目的和问题进行合理的确定。

5. 培训和校准分析员　如果有多个研究者参与内容分析，确保他们经过培训并进行校准，以提高分析的一致性和可靠性。这可以通过对同一份样本进行多次独立分析，并比较结果来实现。

6. 建立可靠的数据收集过程　确保数据收集过程是可靠和系统化的。如果是对文本进行手动编码，需要确保编码过程中的一致性和准确性。如果使用计算机软件进行自动化分析，需要验证软件的可靠性和有效性。

7. 注意研究的时效性　在分析和解释结果时，考虑研究内容的时效性。文本内容可能会随着时间的推移而发生变化，因此需要注意结果的时效性和泛化性。

8. 透明度和可复制性　在报告研究结果时，提供足够的细节和透明度，使其他研究者能够理解研究的方法和过程，并重复研究以验证结果。

三、软件工具

（一）功能与特点

国外内容分析法相关英文软件多达数十种，而且新品种、新版本不断被开发出来。相对而言，国内在这方面的研究尚属空白，当然，这种情况与中文语法与语义结构的特殊性不无关系。这里，首先就国外英文软件研究情况谈谈内容分析法软件工具的功能与特点。

从内容分析法的实施步骤中可以看出，软件工具主要用于编码与统计过程。但是首先要解决的一个问题是文件格式的转换，各种数据资料如文本、声音、图片、图像、视频等都需要转换成计算机可读文件保存。其次，建立一套完整的分类体系也是实现计算机内容分析的中心任务之一。只有在比较完善的类目系统基础上，计算机才能对文本内容进行自动、高效的编码工作，这也正是国外学者目前积极探讨的问题。

（二）软件

在已开发出来的数十种内容分析软件中，并没有统一的格式与功能标准，即使在软件名称上也各有不同的描述，如文本分析、文本挖掘、内容分析、文本管理、数据分析等。从中可以看出不同软件在功能特征上也有不同的侧重点。举例来说，伽利略公司的文本分析软件 CATPAC 以多维排列和概念地图著称，其功能包括自动阅读文本并找出隐含概念，直接绘制概念地图并概括大意，发现语词之间的关联，其优势在于可以处理任何能编成 ASCII 或 RTF 码的语言，拥有自动编码系统而无需预编码。而 Provalis Research 为其统计软件 SimStat 开发的内容分析和文本挖掘模块，WordStat 则是专为研究文本信息而设计的，可处理的信息类型包括标题、文章、谈话、演讲、电子文献等。该软件采用词典及相关文本挖掘方法对文本自动划分类目，也可结合手工编码，系统应用编码规则，揭示个人用词差异，建立 KWIC 表以辅助修订现有的编码规则，并通过统计内部分级的一致性来评价编码的可靠性。它还包括一些探索性数据分析和图形工具，对于文献内容与类目之间的关系及相似度等，可采用等级聚类或多维排列的方法进行判定，并以图表形式直观展示。

四、应用与解读

案例 3 – 13 – 1

中国政府一直致力于推动科技创新，包括生物安全领域的技术创新。通过资助和支持科研项目，政府鼓励科学家和技术人员开展前沿生物安全技术的研究，以提升对生物威胁的监测、预警和应对能力。在面对突发的生物安全事件时，科技创新政策也起到了重要作用。政府鼓励研发新型的生物安全监测技术、快速诊断技术以及应急处理技术，以提高对生物安全事件的应对能力和处置效率。中国的科技创新政策还促进了生物安全管理模式的创新。通过运用先进的信息技术、人工智能等技术手段，加强对生物实验室和生物材料的监管和管理，提高生物安全管理的效率和水平。对于生物安全领域，中国科技创新政策研究采用内容分析法。

内容分析法最早产生于新闻传播学领域，是一种对文献内容进行客观、系统、量化分析的科学研究方法。它将"用语言表示而非数量表示的文献转换为用数量表示的资料"，并将分析结果采用统计数字描述，通过对文献内容"量"的分析，找出能反映文献内容的一定本质而又易于计数的特征，从而克服定性研究的主观性和不确定性。由于其完整而严谨的研究体系，以及对非结构化海量文本研究的优势，被广泛应用于社会科学领域甚至自然科学领域。

采用内容分析法对科技创新政策文本进行研究其过程如下：根据研究范围抽样；根据研究问题确定分析单元，制订分析框架；对样本进行编码，取得量化数据；最后通过统计软件进行相关频数统计分析，得出结论形成报告。

对已抽取的政策文本按照其所处的层次做差异化处理。《国家中长期科学和技术发展规划纲要》作为战略层面的政策工具政策内容，更多表现宏观层面的战略部署及目标，因此不对其具体条款进行抽取和编码。《配套政策》全文条款分别对应不同的政策工具，因此按照"条款编号 – 序列号"赋予编码号。每份文本可能存在综合使用政策工具的情况，因此将分别按照其"政策编号 – 序列号"进行区分，然后参照已界定的类目体系，将分析单元编码号归属到对应的类目中并进行统计分析。

第四章

计量分析方法

第一节　线性回归模型与最小二乘法

一、线性回归模型

（一）线性回归的概念

线性回归（linear regression）是一种检视一个或多个解释变量如何影响某个结果变量的统计方法。实际上就是用统计学的方法探究解释变量和结果变量间的因果关系。对于多变量因果关系的探索也使得对于数据的使用不再简单地停留在推断性统计（bivariate statistics）阶段，而是更深一步地到达多元统计分析（multivariable statistics）阶段。

（二）线性回归的分类

根据解释变量的数量分为一元线性回归（simple linear regression）和多元线性回归（multiple regression）。一元线性回归就是指涉及一个解释变量的回归，多元线性回归就是指涉及多个解释变量的回归。线性回归根据回归的方法的不同也衍生出各种回归模型，常见的回归方法有最小二乘法（ordinary least square，OLS）、最大似然估计、非线性回归方法等。

二、最小二乘法

OLS 回归的基本原理——最小二乘法。

1. 定义　最小二乘法（OLS），从其名字不难理解，就是被解释变量的所有观测值 Y_i 与估计值 $\hat{Y_i}$ 之差的平方和最小。

使用数学公式可以表达为：

$$\mathrm{Min}Q = \sum_{i=1}^{n} (Y_i - \widehat{Y_i})^4 \qquad (式4-1-1)$$

2. 一元 OLS 回归基本原理　在一元 OLS 回归中，首先构建样本回归函数（式4-1-2）以及样本回归模型（式4-1-3）。用样本估计总体：

样本回归函数：

$$\widehat{Y} = \widehat{\beta_0} + \widehat{\beta_1} X \qquad (式4-1-2)$$

样本回归模型：

$$Y = \widehat{Y} + \widehat{\mu} = \widehat{\beta_0} + \widehat{\beta_1} X + \varepsilon \qquad (式4-1-3)$$

因此，在最小二乘法下的 $\mathrm{Min}Q$ 为：

$$\mathrm{Min}Q = \sum_{i=1}^{n} \left[Y_i - (\widehat{\beta_0} + \widehat{\beta_1} X_i) \right]^2 \qquad (式4-1-4)$$

接下来就是求解 $\mathrm{Min}Q$ 的最小值，求解的思路就是通过对 $\widehat{\beta_0}$ 和 $\widehat{\beta_1}$ 求偏导，在 $\widehat{\beta_0}$ 的偏导中，$\mathrm{Min}Q$ 实际上是一个开口向上的一元二次曲线，因而当 $\dfrac{\sigma Q}{\sigma \widehat{\beta_0}}$ 为 0 时，$\mathrm{Min}Q$ 取得最小值，同理可推得当 $\dfrac{\sigma Q}{\sigma \widehat{\beta_1}}$ 为 0 时，$\mathrm{Min}Q$ 取得最小值。

联立两个偏导，可以得到正规方程组：

$$\begin{cases} \dfrac{\sigma Q}{\sigma \widehat{\beta_0}} = \sum_{i=1}^{n} -4 \left[Y_i - (\widehat{\beta_0} + \widehat{\beta_1} X_i) \right] = 0 \\ \dfrac{\sigma Q}{\sigma \widehat{\beta_1}} = \sum_{i=1}^{n} -4 X_i \left[Y_i - (\widehat{\beta_0} + \widehat{\beta_1} X_i) \right] = 0 \end{cases} \qquad (式4-1-5)$$

化简得：

$$\begin{cases} \sum_{i=1}^{n} Y_i - (\widehat{\beta_0} + \widehat{\beta_1} X_i) = 0 \\ \sum_{i=1}^{n} X_i (Y_i - \widehat{\beta_0} - \widehat{\beta_1} X_i) = 0 \end{cases} \qquad (式4-1-6)$$

提取系数：

$$\begin{cases} \sum_{i=1}^{n} Y_i - n\widehat{\beta_0} - \widehat{\beta_1} \sum_{i=1}^{n} X_i = 0 \\ \sum_{i=1}^{n} X_i Y_i - \widehat{\beta_0} \sum_{i=1}^{n} X_i + \widehat{\beta_1} \sum_{i=1}^{n} X_i^2 = 0 \end{cases} \qquad (式4-1-7)$$

解得：

$$\begin{cases} \widehat{\beta_0} = \dfrac{\sum X_i^4 \sum Y_i - \sum X_i \sum X_i Y_i}{n \sum X_i^4 - \left(\sum X_i \right)^4} \\ \widehat{\beta_1} = \dfrac{\sum X_i \sum Y_i - n \sum X_i Y_i}{\left(\sum X_i \right)^4 - n \sum X_i^4} \end{cases} \qquad (式4-1-8)$$

为了便于求这两个估计参数，引入了$\bar{x}$和$\bar{y}$，
假令

$$\begin{cases} x_i = X_i - \bar{X} \\ y_i = Y_i - \bar{Y} \end{cases} \qquad (式4-1-9)$$

其中 $\bar{X} = \dfrac{\sum X_i}{n}$，$\bar{Y} = \dfrac{\sum Y_i}{n}$

因而：

$$\begin{aligned} \sum x_i^2 &= \sum (X_i - \bar{X})^2 \\ &= \sum (x_i^2 + \bar{X}^2 - 2X_i\bar{X}) \\ &= \sum X_i^2 + n\bar{X}^2 - 2\bar{X}\sum X_i \\ &= \sum X_i^2 + n\left(\frac{\sum X_i}{n}\right)^2 - 2\left(\frac{\sum X_i}{n}\right)\sum X_i \\ &= \sum X_i^2 + \frac{(\sum X_i)^2}{n} - \frac{2(\sum X_i)^2}{n} \\ &= \sum X_i^2 - \left(\frac{\sum X_i}{n}\right)^2 \\ &= \frac{1}{n}\left[n\sum X_i^2 - (\sum X_i)^2\right] \qquad (式4-1-10) \end{aligned}$$

$$\begin{aligned} \sum x_i y_i &= \sum (X_i - \bar{X})(Y_i - \bar{Y}) \\ &= \sum (X_i Y_i + \bar{X}\bar{Y} - X_i\bar{Y} - Y_i\bar{X}) \\ &= \sum X_i Y_i + n\bar{X}\bar{Y} - \bar{X}\sum Y_i - \bar{Y}\sum X_i \\ &= \sum X_i Y_i + n\left(\frac{\sum X_i}{n}\right)\left(\frac{\sum Y_i}{n}\right) - \left(\frac{\sum X_i}{n}\right)\sum Y_i - \left(\frac{\sum Y_i}{n}\right)\sum X_i \\ &= \sum X_i Y_i - \frac{\sum X_i \sum Y_i}{n} \\ &= \frac{1}{n}\left(n\sum X_i Y_i - \sum X_i \sum Y_i\right) \qquad (式4-1-11) \end{aligned}$$

合并公式得：

$$\begin{cases} \widehat{\beta_0} = \bar{Y} - \widehat{\beta_1}\bar{X} \\ \widehat{\beta_1} = \dfrac{\sum (X_i - \bar{X})(Y_i - \bar{Y})}{\sum (X_i - \bar{X})^2} \end{cases} \qquad (式4-1-12)$$

至此，得到了一元回归模型下的最小二乘估计量$\widehat{\beta_0}$和$\widehat{\beta_1}$的计算公式。此外，通过该公式还可以推导出最小二乘估计量是具有最小方差的线性无偏估计量。

三、多元最小二乘法回归的原理

多元 OLS 回归是一元 OLS 回归的拓展，或者说一元 OLS 回归是多元 OLS 的一种特殊状态，因而可以从一元 OLS 的推导过程理解多元 OLS 的推导过程。唯一的区别是，多元 OLS 需要引入矩阵的计算。在多元 OLS 中仍然列出样本回归函数和样本回归模型。

样本回归函数：

$$\widehat{Y} = \widehat{\beta_1} + \widehat{\beta_2} X_2 + \widehat{\beta_3} X_3 + \widehat{\beta_k} X_k \qquad （式4-1-13）$$

样本回归模型：

$$Y = \widehat{Y} + \widehat{\mu} = \widehat{\beta_1} + \widehat{\beta_2} X_2 + \widehat{\beta_3} X_3 + \widehat{\beta_k} X_k + \varepsilon \qquad （式4-1-14）$$

注：在此从 X_2 作为首项是为了便利后面矩阵的运算。

因而根据最小二乘法的定义，可知残差平方和 MinQ 为：

$$
\begin{aligned}
\text{Min}Q &= \sum \varepsilon_i^2 \\
&= \sum (Y_i - \widehat{Y_i})^2 \\
&= \sum [Y_i - (\widehat{\beta_1} + \widehat{\beta_2} X_{i2} + \widehat{\beta_3} X_{i3} + \widehat{\beta_k} X_{ik})]^2 \qquad （式4-1-15）
\end{aligned}
$$

为求得最小的 MinQ，需要对 $\widehat{\beta_j}$ 最小二乘估计量求偏导，所得结果为：

$$
\begin{cases}
\dfrac{\partial Q}{\partial \widehat{\beta_1}} = -2 \sum [Y_i - (\widehat{\beta_1} + \widehat{\beta_2} X_{i2} + \cdots + \widehat{\beta_k} X_{ik})] \\[2mm]
\dfrac{\partial Q}{\partial \widehat{\beta_2}} = -2 \sum [Y_i - (\widehat{\beta_1} + \widehat{\beta_2} X_{i2} + \cdots + \widehat{\beta_k} X_{ik})] X_{i2} \\[2mm]
\vdots \qquad\qquad\qquad\qquad\quad \vdots \\[2mm]
\dfrac{\partial Q}{\partial \widehat{\beta_k}} = -2 \sum [Y_i - (\widehat{\beta_1} + \widehat{\beta_2} X_{i2} + \cdots + \widehat{\beta_k} X_{ik})] X_{ik} \qquad （式4-1-16）
\end{cases}
$$

令偏导为 0 可得正规方程组：

$$
\begin{cases}
-2 \sum [Y_i - (\widehat{\beta_1} + \widehat{\beta_2} X_{i2} + \cdots + \widehat{\beta_k} X_{ik})] = 0 = \sum \varepsilon_i \\[2mm]
-2 \sum [Y_i - (\widehat{\beta_1} + \widehat{\beta_2} X_{i2} + \cdots + \widehat{\beta_k} X_{ik})] X_{i2} = 0 = \sum \varepsilon_i X_{i2} \\[2mm]
\vdots \qquad\qquad\qquad\qquad\quad \vdots \\[2mm]
-2 \sum [Y_i - (\widehat{\beta_1} + \widehat{\beta_2} X_{i2} + \cdots + \widehat{\beta_k} X_{ik})] X_{ik} = 0 = \sum \varepsilon_i X_{ik}
\end{cases}
$$

$$（式4-1-17）$$

同时可推得：

$$
\begin{cases}
\sum Y_i = \sum (\widehat{\beta_1} + \widehat{\beta_2} X_{i2} + \cdots + \widehat{\beta_k} X_{ik}) \\
\sum Y_i X_{i2} = \sum (\widehat{\beta_1} + \widehat{\beta_2} X_{i2} + \cdots + \widehat{\beta_k} X_{ik}) X_{i2} \\
\vdots \qquad\qquad \vdots \\
\sum Y_i X_{ik} = \sum (\widehat{\beta_1} + \widehat{\beta_2} X_{i2} + \cdots + \widehat{\beta_k} X_{ik}) X_{ik}
\end{cases}
\qquad (式 4-1-18)
$$

用矩阵表示正规方程组：

$$
\begin{pmatrix}
\sum \varepsilon_i \\
\sum \varepsilon_i X_{i2} \\
\vdots \\
\sum \varepsilon_i X_{ik}
\end{pmatrix}
=
\begin{pmatrix}
1 & 1 & \cdots & 1 \\
X_{12} & X_{22} & \cdots & X_{i2} \\
\vdots & & \ddots & \vdots \\
X_{1k} & X_{2k} & \cdots & X_{ik}
\end{pmatrix}
\begin{pmatrix}
\varepsilon_1 \\
\varepsilon_2 \\
\vdots \\
\varepsilon_i
\end{pmatrix}
=
\begin{pmatrix}
0 \\
0 \\
\vdots \\
0
\end{pmatrix}
\qquad (式 4-1-19)
$$

其中
$\begin{pmatrix} 1 & 1 & \cdots & 1 \\ X_{12} & X_{22} & \cdots & X_{i2} \\ \vdots & & \ddots & \vdots \\ X_{1k} & X_{2k} & \cdots & X_{ik} \end{pmatrix}$
记为 X^T，X^T 实际上是由 $i \times k$ 的矩阵 X 转置而来；

$\begin{pmatrix} \varepsilon_1 \\ \varepsilon_2 \\ \vdots \\ \varepsilon_i \end{pmatrix}$ 记作 ε，由此又可以将正规方程组简写为：

$$
X^T \cdot \varepsilon = 0 \qquad (式 4-1-20)
$$

与此同时，对于残差 ε_i：

$$
\begin{aligned}
\varepsilon_i &= Y_i - \widehat{Y_i} \\
&= Y_i - (\widehat{\beta_1} + \widehat{\beta_2} X_{i2} + \cdots + \widehat{\beta_k} X_{ik}) \qquad (式 4-1-21)
\end{aligned}
$$

也可以使用矩阵表示：

$$
\varepsilon = Y - X\widehat{\beta} \qquad (式 4-1-22)
$$

将式 4-1-21 带入式 4-1-20 可得：

$$
X^T (Y - X\widehat{\beta}) = 0 \qquad (式 4-1-23)
$$

进而求得 $\widehat{\beta}$ 为：

$$
\widehat{\beta} = (X^T X)^{-1} X^T Y \qquad (式 4-1-24)
$$

以上是多元方程的构建及求解回归系数的全过程，实际应用中 SPSS、STATA 等多种统计软件均可直接实现模型构建及结果分析。

四、应用与解读

案例 4 - 1 - 1

面对近年来全球生物安全风险和不安定因素抬头的趋势，我国必须提升生物技术创新能力，完善生物技术创新体系，加强提升生物技术创新能力。其中，加强对药物、疫苗、医疗装备相关核心技术产品的攻关，强化科技创新对提升生物安全治理能力具有重要支撑作用。2022 年 Olivier J 等发表题目为《2009 年至 2018 年获批新药的研发投资与治疗成本的关联分析》的文章，建立多元线性回归模型，探究估计的研发投资和标准化治疗费用之间的关系。

由于研发投资以外的因素可能会改变制药公司设定的价格，拟合了多元回归模型。在初步分析中，运用线性回归模型，以对数转换的治疗成本作为因变量。为了选择自变量，使用多元回归测试了产品特征和标准化治疗成本之间的关联（表 4 - 1 - 1，表 4 - 1 - 2）。

表 4 - 1 - 1　使用基于上市价格的上市时治疗成本的多元线性回归模型结果

变量	完全调整模型		准模型	
	β（95%CI）	P 值	β（95%CI）	P 值
拦截	9.13（8.47~9.80）	<0.001	9.41（8.74~10.07）	<0.001
每 1 亿美元的研发投资	0.002（-0.02~0.02）	0.84	0.01（-0.01~0.03）	0.46
孤儿药	2.72（1.85~3.58）	<0.001	2.84（2.20~3.47）	<0.001
急性治疗（参考类别：慢性）	-3.13（-3.98~-2.28）	<0.001	-2.91（-3.79~-2.03）	<0.001
周期治疗（参考类别：慢性）	1.23（0.41~2.06）	0.004	1.15（0.31~1.98）	0.01
突破性疗法	-0.16（-0.89~0.58）	0.67	0.20（-0.53~0.93）	0.59
同类首创	0.06（-0.61~0.73）	0.86	NA	NA
加速审批	-0.65（-1.46~0.15）	0.11	NA	NA
优先审查	0.97（0.24~1.69）	0.01	NA	NA

表 4 - 1 - 2　基于列表价格的 2021 年治疗成本的多元线性回归模型结果

变量	完全调整模型		准模型	
	β（95%CI）	P 值	β（95%CI）	P 值
拦截	9.13（8.47~9.80）	<0.001	9.41（8.74~10.07）	<0.001
每 1 亿美元的研发投资	0.002（-0.02~0.02）	0.84	0.01（-0.01~0.03）	0.462
孤儿药	2.72（1.85~3.58）	<0.001	2.84（2.20~3.47）	<0.001
急性治疗（参考类别：慢性）	-3.13（-3.98~-2.28）	<0.001	-2.91（-3.79~-2.03）	<0.001
周期治疗（参考类别：慢性）	1.23（0.41~2.06）	0.004	1.15（0.31~1.98）	0.01
突破性疗法	-0.16（-0.89~0.58）	0.67	0.20（-0.53~0.93）	0.59
同类首创	0.06（-0.61~0.73）	0.86	NA	NA
加速审批	-0.65（-1.46~0.15）	0.11	NA	NA
优先审查	0.97（0.24~1.69）	0.01	NA	NA

最终获得研究结论为：线性回归模型显示，估计的研发投资与启动时对数调整后的治疗成本之间没有关联（完全调整模型中的 $\beta = 0.002$ [95% CI，$-0.02 \sim 0.02$；$P = 0.84$]；简约模型中的 $\beta = 0.01$ [95% CI，$-0.01 \sim 0.03$；$P = 0.46$]）（表 4 – 1 – 1）或从 2021 年开始（完全调整模型后的 $\beta = -0.01$ [95% CI，$-0.03 \sim 0.01$；$P = 0.30$]；简约模型中的 $\beta = -0.004$ [95% CI，$-0.02 \sim 0.02$；$P = 0.66$]）（表 4 – 1 – 2）。

案例 4 – 1 – 2

2017 年杨钰立等在《贵州省中学生心理健康素养现状及影响因素分析》的文章中，使用多阶段分层整群随机抽样法，采用一般资料调查表、国民心理健康素养问卷，于 2021 年 5—6 月对贵州省 3001 名中学生进行问卷调查。运用多元线性回归进行统计分析，探究中小学心理健康素养的影响因素，性别、年级、户籍、学校所在地、父亲文化程度、家庭平均月收入、是否有心理健康老师、是否使用过心理健康服务、了解心理健康的知识有必要吗、老师重视学生的心理健康吗变量构成了回归方程中的协变量。

表 4 – 1 – 3 中小学心理健康素养多元回归模型分析结果

因素	B	$S_{\bar{x}}$	β	t 值	P 值
（常量）	29.934	1.284		23.310	<0.001
性别					
男生（参照组）					
女生	1.647	0.293	0.099	5.625	<0.001
年级					
初一（参照组）					
初二	1.028	0.351	10.059	2.931	0.003
高一	1.393	0.623	0.054	2.236	0.025
高二	3.004	0.569	0.143	5.280	0.000
户籍					
城市（参照组）					
农村	-1.358	0.526	-0.052	-2.582	0.010
学校所在地					
城镇（参照组）					
农村	-1.00	0.447	-0.060	-2.237	0.025
父亲文化程度					
初中及以下（参照组）					
高中/中专	0.890	0.477	0.036	1.866	0.062
大专/本科及以上	3.251	0.899	0.082	3.614	<0.001
家庭平均月收入（元）					
<2000（参照组）					
2000 ~ 5000	0.272	0.438	0.016	0.621	0.535
5000 ~ 10 000	1.071	0.518	0.053	2.066	0.039
>10 000	0.518	0.840	0.013	0.616	0.538

因素	B	$S_{\bar{x}}$	β	t 值	P 值
是否有心理健康老师					
是（参照组）					
否	−1.104	0.518	−0.057	−2.132	0.033
是否使用过心理健康服务					
是（参照组）					
否	−0.920	0.440	−0.037	−2.092	0.036
了解心理健康的知识有必要吗					
有必要（参照组）					
可有可无	−3.418	0.457	−0.136	−7.478	<0.001
没必要	−2.458	0.917	−0.047	−2.680	0.007
老师重视学生的心理健康吗					
不重视（参照组）					
一般重视	1.236	0.806	0.071	1.534	0.125
很重视	2.548	0.824	0.149	3.093	0.002

注：$R^2 = 0.135$，调整后 $R^2 = 0.127$，$F = 16.585$，$P < 0.001$。

多元线性回归结果显示，性别、年级、户籍、学校所在地、父亲文化程度、家庭平均月收入、是否有心理健康老师、是否使用过心理健康服务、了解心理健康的知识有必要吗、老师重视学生的心理健康吗变量能够对中学生的心理健康素养水平产生影响，β 为协变量的回归系数，反映了对素养水平的影响程度。

第二节　双重差分法

双重差分法（difference in differences，DID）是一种专门用于政策效果评估的计量方法，该方法将制度变迁以及新政策视作为外生于经济系统的一次"自然实验"，思路简洁且发展日趋成熟，该方法在经济学、社会学等多个领域都得到广泛应用，同时该方法十分适用于医疗卫生领域的研究，尤其是对卫生政策实施效果的评估。

一、基本原理与步骤

双重差分法的原理是基于一个反事实的框架来评估政策发生和不发生这两种情况下，被观测因素 y 的变化。如果一个外生的政策冲击将样本分为两组——受政策干预的处理组和未受政策干预的控制组，且在政策冲击前，处理组和控制组的 y 没有显著差异，就可以将控制组在政策发生前后 y 的变化，看作处理组未受政策冲击时的状况

（反事实的结果）。通过比较处理组 y 的变化（D_1）以及控制组 y 的变化（D_2），就可以得到政策冲击的实际效果（$DID = D_1 - D_2$）。

（一）双重差分法的基本假设

在使用双重差分法之前，要确保数据满足两大假设。

1. 同质性假设　同质性假设表示在除"实验冲击"（政策冲击）外，无关因素对个体影响是相同的，在统计意义上处理组和控制组样本是同方差的。例如，对一项营养干预项目进行效果评价，处理组内的所有 5 岁以下儿童均可得到免费的营养支持，而控制组无。若有部分控制组研究对象通过各种办法也获得了该项免费营养支持，则违反了本模型的第一项假设，造成干预效果的低估。同质性意味着，处理组和控制组样本在"实验"前具有相同的趋势（平行趋势），一般采用大样本随机抽样、异方差检验予以实现，表现为：

$$E\left(\varepsilon_{it} \mid f_i\right) = 0 \qquad （式4-2-1）$$

2. 随机性假设　随机性假设表示在自然实验或准自然实验条件下，双重差分方法通过随机化的方式消除那些不可观察的无关因素的影响，即 $E\left(\varepsilon_{it} \mid f_i\right) = 0$，控制组不受实验变相的任何影响，即

$$E\left(y_{it}^0 \mid x_{it}=1\right) - E\left(y_{it}^0 \mid x_{it}=0\right) = 0 \qquad （式4-2-2）$$

学者也将这两大假设统称为平行趋势假定。

（二）双重差分法的基本原理

双重差分法的核心是模型构造双重差分估计量（DID estimator），即受到影响的群体（干预组）和未受到影响的群体（对照组）的差异（图4-2-1）。设定 y 表示关注的结果变量，分组虚拟变量 $TREAT_i = 1$ 或 0 分别表示对该组样本进行了"干预"或没有；干预时间虚拟变量 $YEAR_i = 1$ 或 0 分别表示"干预后"和"干预前"。假设随机变量之间存在线性关系，双重差分的基本模型一般设定为如下。

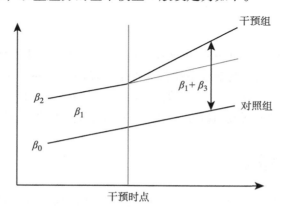

图4-2-1　双重差分估计值示意图

注：β 代表斜率。

其中，分组和干预时间均为虚拟变量，$TREAT_i \cdot YEAR_i$ 是二者的交互项，为残差。值得注意的是，分组变量并不等同干预，因为在基线水平（即 $TREAT_i = 0$ 时），两组均未接受干预。当 $TREAT_i = 1$ 且 $YEAR_i = 1$，即虚拟变量 $TREAT_i \cdot YEAR_i = 1$ 时才指代干预。不难得出，处理组和控制组在干预实施前后因变量的数学期望（均数）分别如下。

$$E\left[Y \mid TREAT_i = 1, YEAR_i = 0\right] = \beta_0 + \beta_1 \qquad (式 4-2-3)$$

$$E\left[Y \mid TREAT_i = 1, YEAR_i = 0\right] = \beta_0 + \beta_1 + \beta_2 + \beta_3 \qquad (式 4-2-4)$$

$$E\left[Y \mid TREAT_i = 0, YEAR_i = 0\right] = \beta_0 \qquad (式 4-2-5)$$

$$E\left[Y \mid TREAT_i = 1, YEAR_i = 0\right] = \beta_0 + \beta_2 \qquad (式 4-2-6)$$

一般线性模型须满足 Gauss-Markov 假设，即残差的均数为 0 且独立于解释变量，因而无残差项。双重差分估计量是横向和纵向比较的结合，即处理组前后差异与控制组前后差异之差，实际上是时间和分组交互项的偏回归系数 β_3。在资料满足线性回归条件的基础上，采用最小二乘法（OLS）即可得到 β_3 的无偏估计，即政策效应。

$$\begin{aligned}
\sigma_{DID} = &\left(E - \left[Y \mid TREAT_i = 1, YEAR_i = 0\right) - \right. \\
&E\left[Y \mid TREAT_i = 1, YEAR_i = 1\right]) - \\
&\left(E\left[Y \mid TREAT_i = 0, YEAR_i = 0\right) - \right. \\
&E\left[Y \mid TREAT_i = 0, YEAR_i = 1\right]) = \beta_3 \qquad (式 4-2-7)
\end{aligned}$$

二、应用与解读

案例 4-2-1

卫生总支出的高增长率已成为全球生物安全领域关注的主要问题之一，在中国，药品支出是医疗保健支出的主要组成部分。公立医院作为我国提供医疗卫生服务的主体，公立医院的行为偏好将影响药品品种和数量的选择，最终将反映在药品成本的用途和结构上。2017 年，城市公立医院综合改革试点全面展开，所有公立医院都实施了一系列以药品加价政策为突破口的改革政策，包括调整医疗服务价格、增加政府财政投入、改革支付方式、完善管理体制和运行机制、改革人事薪酬制度等。其中一些政策对药品成本有重大影响，利用双重差分的方法评估公立医院改革政策对三级公立医院的医疗支出、药品成本和收入的影响。

（一）研究对象与数据来源

本研究基于 2014—2019 年中国 103 家公立三级医院的面板数据，根据各省 CPHRP 的实施情况，选取 2017 年启动公立医院综合改革的样本医院作为处理组，选取 2016 年 1 月 1 日前启动改革的样本医院作为控制组。采用配额抽样法分别在东、中、西部选取了 55 家、49 家和 64 家目标医院。为降低样本医院服务能力水平差异和其他混杂变量对结果的影响，采用倾向评分匹配法进行匹配，最终确定了处理组 51 家样本医院和控制组 52 家样本医院，共计 103 家三级公立医院。数据来源于 2014—2019 年医疗机构的运营数据，包括医疗机构运营数据、药品成本、医疗机构的医疗收入（包含药品收入及医疗服务收入）。

（二）DID 模型构建

为了消除公立医院改革政策以外的干扰因素带来的影响，利用样本处理组医院与控制组医院的连续年度医疗医药成本与收入序列数据建立双重差分模型，定量评估公立医院改革政策对三级公立医院医疗支出、药品成本和收入的净影响。模型的表达式为：

$$d_{\text{ID}} = \left(Y_{\text{Intervention group},t_i} - Y_{\text{Intervention group},t_0} \right) - Y_{\text{Control group},t_i} - Y_{\text{Control group},t_0} \right) \quad （式4-2-8）$$

式中，因变量 d_{ID} 表示第 i 年样本医院等相关指标的政策双重差值，指标可以是药品收入、医药费用、医疗服务收入、政府财政补贴收入、门急诊次均费用、门急诊次均医药费用、住院次均费用、住院次均医药费用的双重差值；$Y_{\text{Intervention group},t_0}$ 表示处理组在基线年的相关指标水平；$Y_{\text{Intervention group},t_i}$ 表示处理组在第 i 年的相关指标水平；$Y_{\text{Control group},t_0}$ 表示控制组在基线年的相关指标水平；$Y_{\text{Control group},t_i}$ 表示控制组在第 i 年的相关指标水平。影响医疗机构用药偏好的因素很多，传统的 DID 方法没有考虑医疗机构个体差异的特点，相关变量的缺失会影响分析结果的有效性。倾向值匹配方法（参见第四章第三节）能有效减少观察性研究中的混杂偏倚，并在整个研究设计阶段获得与随机对照研究相似的结果。

（三）结果分析

对 103 家样本医院构建双重差分模型，评估公立医院综合改革对三级公立医院医疗卫生支出、药品成本和收入的政策效应，计量结果见表 4-2-1。

表 4-2-1　样本医院医药成本和收入的变化

	处理组	控制组	组间差异
医药成本			
实施前/万元	353.8	369.9	-16.1
实施后/万元	367.9	422.2	-54.3
时间效应（TD）	14.1	52.3	
双重差值（DID）			-38.2
医药收入			
实施前/万元	404.5	383.7	20.8
实施后/万元	372.4	437.9	-65.5
时间效应（TD）	-32.1	54.2	
双重差值（DID）			-86.3[①]
医疗服务收入			
实施前/万元	236.6	312.1	-75.5
实施后/万元	404.5	371.5	33.0
时间效应（TD）	167.9	59.4	
双重差值（DID）			108.5
政府补贴收入			
实施前/万元	58.1	64.3	-6.2
实施后/万元	95.8	81.8	14.1
时间效应（TD）	37.7	1.75	
双重差值（DID）			20.3[①]

注：①$P < 0.1$。

与控制组相比，处理组医院在政策实施前后的医药收入减少了 8630 万元，医药成本减少了 3820 万元，医疗服务收入增加了 1.085 亿元，政府补贴收入增加了 2030 万元。医药收入（$P = 0.076$）与医药成本（$P = 0.351$）的乘积差为负，医疗服务收入（$P < 0.001$）与政府补贴收入（$P = 0.085$）的乘积差为正。以上结果表明，公立医院综合改革政策实施后，医疗机构的药品收入明显减少，医疗服务收入和政府补助收入明显增加，而公立医院综合改革政策对医药费用的变化没有明显影响。

第三节 倾向值匹配

一、处理效应与匹配估计的思想

（一）政策或干预的处理效应

在生物安全领域的政策与管理研究中，常希望评估某干预或政策实施后的效应，比如健康教育讲座项目等。此类研究希望评估干预的净效应，这种效应也可以称为"处理效应"（treatment）。项目参与者的全体构成"实验组"或"处理组"（treatment group or intervention group），而未参与项目者则构成"控制组"（control group）或"控制组"（comparison group）。

考虑评估健康教育讲座项目的效应，一个自然的做法是直接对比实验组与控制组的健康状况。如果这样做，常会发现参加项目的人群比未参加者更差。难道健康教育讲座项目反而有害？值得注意的是，是否受益于健康教育是参加者自我选择的结果，越健康的人群往往不需要也较少关注健康教育讲座，而健康教育讲座的参加者多为年龄偏高、缺乏常规健康知识、关注"养生"知识、时间灵活的人口。由于实验组与控制组成员的初始条件不完全相同，故存在"选择偏差"（selection bias）。另外，即使实验组成员的健康状况低于控制组，我们真正感兴趣的问题是，实验组成员的健康状况是否会比这些人如果未参加救助政策的成员（假想）健康状况更高。

基于类似现实错误，Rubin 提出了以下"反事实框架"（counter factual framework），称为"鲁宾因果模型"（Rubin causal model，RCM）。以虚拟变量 $D = \{0, 1\}$ 表示个体 i 是否参与此项目，即 1 为参与，而 0 为未参与。通常称 D_i 为"处理变量"（treatment variable），反映个体 i 是否得到了"处理"。记其健康状况或其他感兴趣的结果（outcome of interest）为 y_i。想知道 D_i 是否对 y_i 有因果作用。对于个体 i，其健康状况可能有两种状态，取决于是否参加此项目，即

$$y_i = \begin{cases} y_{1i} & \text{若} D_i = 0 \\ y_{0i} & \text{若} D_i = 1 \end{cases} \quad (\text{式} 4-3-1)$$

式中，0 代表未受到政策影响的控制组，1 代表受政策影响的处理组。同一个体在干预实施时仅可能存在与 0 或者 1 的其中一种状态，即受影响或未受影响，而最理想的假设是"时间逆转"，同一个体在参加时观测到健康状况为 y_{1i}，"穿越"回选择时选择"未参加"而观测到健康状况为 y_{0i}。

根据（式 4-3-1），则（$y_{1i} - y_{0i}$）为个体 i 的处理效应或者实验效应，实际情况下不同个体 i 的处理效应不同，因此一般模型中关注的都是平均处理效应（average treatment effect，ATE）。而要获得准确的平均处理效应估计量，则要尽可能保证样本的随机分配，即个体 i 的 D_i（是否参与项目）通过随机化方法实现，D_i 独立于（y_{0i}，y_{1i}）。因此，往往随机对照试验（randomized controlled trail，RCT）被视为因果推断的金标准，但实际情况下在无法进行随机对照试验，或者随机对照试验因资金、伦理或者实际操作问题导致组间混杂因素明显存在时，借助匹配估计量的思想来解决问题。

（二）匹配估计量的思想

个体 i 本身具有一些特征，如年龄、性别、收入、教育程度等，也可以称为"协变量"，匹配估计的思想是，使得处理组中的个体与控制组中的个体特征能够尽可能保证一致，通过匹配这些可能与结果相关的多项可观测特征，降低处理组和控制组之间个体差异造成的结果偏差。匹配的方法较多，在生物安全政策领域最常见的匹配方法是倾向性评分匹配法。

二、倾向性评分匹配法

（一）倾向性评分

倾向性评分（propensity score，PS）概念最早由美国宾夕法尼亚大学（University of Pennsylvania）Rubin 教授和 Rosenbaum 教授在 1983 年发表的《倾向性评分对于观察研究中因果效应的中心作用》论文中首次提出。倾向性评分是指在给定协变量的前提下，个案接受某一干预的概率，分值为 0~1。倾向性评分是将多个协变量降维成一个变量，评分表示多个协变量共同作用的结果。

（二）倾向性评分匹配

1. 基本原理 倾向性评分匹配（propensity score matching，PSM）分析可以减少研究中的偏差和混杂变量影响，以便对观察组和控制组进行更合理的比较。PSM 是一种统计学方法，主要用于处理观察性研究，通过模型计算每个研究个体倾向性评分后，从控制组中选出与病例组（处理组）倾向性评分相等或相近的研究对象进行匹配，直到所有符合匹配规则的病例组（处理组）和控制组匹配完毕，并且匹配后，进行协变量均衡性检验，没有统计学差异视为匹配成功。这样的方法可有效降低混杂偏倚，并在整个研究设计阶段，得到类似随机对照研究的效果。

倾向性评分匹配的因果推论也同样需要引入反事实框架（counterfactual framework）

统计学理论。因果推断是寻找观测到的现象的成因的过程，通过模型与统计方法，对二者之间的因果关系进行判断。其核心思想是在获得倾向值之后创建一个新的样本，其中的每个样本具有大致相同的可能性被分配至干预情形。最理想的情况是，处理组中的每个样本都能匹配到控制组中的某个样本，且两个对应的样本在所有协变量上的情况完全一致。在这种情况下，处理组与控制组在健康产出上的差异完全由干预带来。但在实际情况中往往无法做到精准匹配，只能为处理组中的部分样本匹配到"相似"的样本作为对照。此时，健康产出的差异不完全是由干预带来的，因此，在匹配后还需要进一步借助统计模型进行推断。想要得出可信的因果推断结论，需要降低样本个体依赖性和处理组、控制组之间的不平衡性。有效的匹配可以实现这样的目的。

2. 匹配步骤　倾向值评分匹配主要分为以下四个步骤。

（1）选择协变量 x_i：尽量将可能影响（y_{0i}，y_{1i}）与 D_i 的相关变量包括进来，以保证可忽略性假设得到满足。如果协变量 x_i 选择不当或太少，导致可忽略性假设不满足，将引起偏差。

（2）估计倾向得分：一般使用 logit 回归。

（3）进行倾向得分匹配：如果倾向得分估计得较准确，则应使得 x_i 在匹配后的处理组与控制组之间分布较均匀，比如匹配后的处理组均值 $\bar{x}_{\text{intervention}}$ 与控制组均值 $\bar{x}_{\text{control}}$ 较接近。但 $\bar{x}_{\text{intervention}}$ 与 $\bar{x}_{\text{control}}$ 的差距显然与计量单位有关，故一般针对 x 的每个分量 x 考察如下"标准化差距"（standardized differences）或"标准化偏差"（standardized bias）：

$$\frac{|\ \bar{x}_{\text{intervention}} - \bar{x}_{\text{control}}\ |}{\sqrt{(s^2_{x,\text{intervention}} + s^2_{x,\text{control}})/2}} \qquad （式4-3-2）$$

其中，$s^2_{x,\text{intervention}}$ 与 $s^2_{x,\text{control}}$ 分别为处理组与控制组变量 x 的样本方差。一般要求标准化差距不超过 10%，否则应重新估计倾向得分或者更换匹配方法。

（4）计算平均处理效应（ATE）。ATE 的一般表达式为：

$$\widehat{\text{ATE}} = \frac{1}{N}\sum_{i=1}^{N}(\widehat{y_{1i}} - \widehat{y_{0i}}) \qquad （式4-3-3）$$

其中，N 为处理组和控制组的样本总量，如上文所述，$\widehat{y_{1i}}$ 为 $D_i = 1$ 时的效应值，$\widehat{y_{0i}}$ 为 $D_i = 0$ 时的效应值。

在（3）进行倾向值匹配时，有多种不同的具体匹配方法，此处列举常见的几种匹配方法。

1）最邻近匹配：最近邻匹配法是 PSM 最常用的一种匹配方法，具体方法是首先将两组研究对象分开，根据协变量计算 PS 值；然后，依据 PS 值大小分别对两组研究对象进行排序，从处理组中依次选出 1 个研究对象，从控制组中找出 1 个（或多个）与处理组个体倾向评分值最相近的个体作为匹配对象。最邻近匹配法按处理组研究对象进行匹配，所有个体都可以成功匹配，可以充分利用处理组信息，但如果配对组与处理组的 PS 值分布差距较大，将影响匹配质量，降低研究精确度。

2）卡钳匹配/卡尺匹配：卡钳值是指当两组研究对象根据 PS 值进行匹配时所允许的误差范围，卡钳匹配是在最近邻匹配法的基础上应用的匹配法，设定倾向得分差距的绝对值 ε 作为卡钳/卡尺范围，将得分值差异在卡尺范围内的不同组个体进行配对。

该方法解决了最近邻匹配法在配对组与处理组的 PS 值分布差距较大时难以保证匹配质量的问题，但也可能使部分观察对象落在卡钳值范围外而被剔除，导致无法充分有效利用数据，产生抽样偏倚。最合适的卡钳值是取两组倾向指数标准差的 20%~25%，或者取两组间 PS 绝对差值（卡钳值）为 0.02 或 0.03。

3）核匹配：对每一个处理组的个体都使用对照组个体作为匹配。根据对照组个体与处理组个体 i 距离的不同赋予不同的权重，与个体 i 距离越近的权重越高，距离越远的权重越低，权重由核函数计算得出。

三、应用与解读

案例 4 - 3 - 1

以某公开发表研究为例，解读 PSM 法在生物安全领域实际应用。利用中国健康与养老追踪调查（China Health and Retirement Longitudinal Study，CHARLS）数据库探索我国中老年人体重指数（body mass index，BMI）与血脂异常的关系，采用 PSM 法分析中老年人群体中超重/肥胖对血脂异常的因果效应进行评估。

模型中的自变量为 BMI 的分类，将中老年人分为超重/肥胖组（BMI≥24）和体重正常组（BMI＜24）。同时，选取年龄、性别、受教育程度、自评健康状况、婚姻状况、吸烟、饮酒、每日睡眠时长、腰围、血压、血糖、血清尿酸作为协变量。对两组进行 1:1 倾向性评分匹配，采用最邻近匹配法将性别、年龄、受教育程度、婚姻状况、自评健康状况、吸烟、饮酒、每日睡眠时长、收缩压（systolic blood pressure，SBP）、舒张压（diastolic blood pressure，DBP）、空腹血糖（fasting blood glucose，FBG）和尿酸（uric acid，UA）等作为协变量进行匹配，卡钳值设定为 0.02。采用多因素 Logistic 回归分析探索 BMI 对血脂异常的影响，表 4 - 3 - 1 和 4 - 3 - 2 分别显示了 PSM 前后的协变量特征情况。

表 4 - 3 - 1　倾向性评分匹配前中老年人特征情况

变量	超重/肥胖（$n=6195$）	体重正常组（$n=5458$）	P
性别			
男	3263（52.7）	2284（41.8）	＜0.001
女	2932（47.3）	3174（58.2）	＜0.001
年龄/岁	61.46±9.70	58.88±8.90	＜0.001
受教育程度			
初中及以下	5567（89.9）	4750（87.0）	＜0.001
高中/中专	527（8.5）	583（10.7）	0.034
专科及以上	101（1.6）	125（2.3）	＜0.001
婚姻状况			
正常	5088（82.1）	4646（85.1）	＜0.001
其他	1107（17.9）	812（14.9）	0.003

续表

变量	超重/肥胖（$n=6195$）	体重正常组（$n=5458$）	P
自评健康状况			
较健康	2970（47.9）	2724（49.9）	<0.001
不健康	3225（52.1）	2734（50.1）	<0.001
吸烟			
否	3265（52.7）	3541（64.9）	<0.001
是	2930（47.3）	1917（35.1）	<0.001
月均饮酒频次			
>1 次	1822（29.4）	1320（24.2）	<0.001
>0 ~ ≤1 次	559（9.0）	474（8.7）	<0.001
否	3814（61.6）	3664（67.1）	<0.001
每日睡眠时长/小时	6.93 ± 2.20	7.05 ± 2.08	<0.001
SBP/mmHg	125.42 ± 19.52	131.88 ± 19.04	<0.001
DBP/mmHg	73.30 ± 10.88	78.19 ± 11.04	<0.001
FBG/mg/dl	99.80 ± 32.65	107.47 ± 36.98	<0.001
UA/mg/dl	4.80 ± 1.37	5.14 ± 1.42	<0.001
腰围/cm	78.70 ± 10.65	93.20 ± 10.97	<0.001
TG/mg/dl	120.69 ± 75.40	169.41 ± 100.44	<0.001
HDL – C/mg/dl	53.91 ± 12.34	48.17 ± 9.64	<0.001
LDL – C/mg/dl	100.17 ± 28.69	104.72 ± 28.65	<0.001
TC/mg/dl	180.83 ± 36.04	187.80 ± 35.88	<0.001

表 4 – 3 – 1 显示了可能对 BMI 和血脂异常之间关系造成影响的协变量特征，经过卡方检验或者独立样本 t 检验，可以发现所有的混杂变量都存在组间差异（$P<0.05$）。这说明如果之间进行超重/肥胖组和体重正常组之间的血脂对比，导致结果并不可靠。因此需要对超重/肥胖组和体重正常组中老年人控制混杂变量，从而降低混杂偏倚。

表 4 – 3 – 2 倾向性评分匹配后中老年人特征情况

变量	超重/肥胖（$n=6195$）	体重正常组（$n=5458$）	P
性别			
男	768（42.2）	832（45.7）	0.033
女	1052（57.8）	988（54.3）	
年龄/岁	59.58 ± 9.30	60.01 ± 9.10	0.159
受教育程度			
初中及以下	1524（83.7）	1507（82.8）	0.245
高中/中专	262（14.4）	264（14.5）	
专科及以上	34（1.9）	49（2.7）	

续表

变量	超重/肥胖（$n=6195$）	体重正常组（$n=5458$）	P
婚姻状况			
正常	1515（83.2）	1514（83.2）	0.965
其他	305（16.8）	306（16.8）	
自评健康状况			
较健康	930（51.1）	910（50.0）	0.507
不健康	890（48.9）	910（50.0）	
吸烟			
否	1169（64.2）	1100（60.4）	0.018
是	651（35.8）	720（39.6）	
月均饮酒频次			
>1 次	462（25.4）	464（25.5）	0.246
>0～≤1 次	161（8.8）	190（10.4）	
否	1197（65.8）	1166（64.1）	
每日睡眠时长/小时	6.96±2.11	7.00±2.07	0.515
SBP/mmHg	129.30±19.70	128.11±18.26	0.058
DBP/mmHg	76.32±11.17	75.37±10.28	0.008
FBG/mg/dl	104.66±40.77	102.40±31.14	0.060
UA/mg/dl	4.97±1.45	4.91±1.34	0.178
腰围/cm	84.20±12.80	84.80±12.80	0.151
TG/mg/dl	143.14±88.56	149.62±90.82	0.029
HDL – C/mg/dl	51.58±11.21	49.61±10.02	<0.001
LDL – C/mg/dl	103.10±29.24	104.70±29.03	0.099
TC/mg/dl	184.89±35.91	186.43±36.10	0.195

　　表 4 – 3 – 2 展示的是经卡钳值 = 0.02 的最邻近 1∶1 倾向性评分匹配后，超重/肥胖组和体重正常组之间有关混杂变量（年龄、性别、受教育程度及其他人体特征）的比较情况。可以看出，除了高密度脂蛋白胆固醇（HDL – C）和舒张压（DBP），性别、年龄和受教育程度等在超重/肥胖的中老年人和体重正常的中老年人之间在统计学上都无显著性差异（$P>0.01$），这说明倾向性评分匹配后，两组之间在相关混杂因素上达到了平衡，从而进行后续两组血脂情况比较所得差异可以归因于 BMI。

第四节　工具变量法

　　"扰动项"（disturbance）或"误差项"（error term），指的是在构建回归模型时，建模者自己就已经知道，这个模型不可能是 100% 准确的，比如可能存在变量遗漏、测量误差、联立方程偏差（双向因果关系），以及自然活动与人的行为的不确定性，但是这些种种因素由于技术原因又无法全部纳入模型中作为解释变量（即 x_i），所以就用扰动项 ε 来代替。最小二乘法（OLS）能够成立的最重要条件是解释变量与扰动项不相关，否则 OLS 不一致。但解释变量与扰动项相关（内生性）的例子比比皆是。解决内生性的主要方法之一为工具变量法。

一、基本原理与工具变量选择

（一）基本原理

工具变量法（instrumental variables，IV）是克服解释变量与扰动项相关影响的一种参数估计方法。与扰动项相关的"内生变量"带来了 OLS 的不一致性，那么在理论上可以将"内生变量"划分为与扰动项相关的部分（内生部分）和与扰动项不相关的部分（外生部分），那么有希望通过找到只与解释变量相关，与扰动项不相关的工具变量，使得与扰动项不相关的部分得到一致性估计，利用内生解释变量的外生部分的变异去估算其对被解释变量 Y 的影响。如果解释变量受到其他变量的影响，那么把被影响部分去掉，只用它被"提纯"的部分去检测对结果变量的影响。这种替代并不是"完全"替代，即不是用工具变量代换模型中对应的解释变量，而是在最小二乘法的正规方程组中，用工具变量对解释变量进行部分替代（图 4-4-1）。

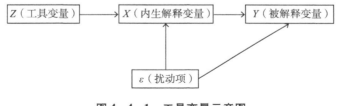

图 4-4-1　工具变量示意图

注：→表示影响。

（二）工具变量的选择

作为有效的工具变量，必须满足下述五个条件：①与所替的内生解释变量高度相关；②与扰动项不相关，即严格外生性；③与模型中其他解释变量不相关；④工具变量影响被解释变量 Y 的唯一渠道是通过内生解释变量，必须排除其他可能影响渠道；⑤同一模型中需要引入多个工具变量时，这些工具变量之间不相关。

工具变量法的关键是选择一个有效的工具变量，由于工具变量选择中的困难，工具变量法本身存在两方面不足：一是由于工具变量不是唯一的，因而工具变量估计量有一定的任意性；二是由于误差项实际上是不可观测的，因而要寻找严格意义上与误差项无关而与所替代的随机解释变量高度相关的变量事实上是困难的。

二、两阶段最小二乘法

（一）基本原理

工具变量法可以通过"两阶段最小二乘法"（two stage least square, 2SLS）实现，简单来说，通过两次回归分离解释变量的内生部分并实现 OLS 的要求得到一致性估计。实际情况下，一个 OLS 模型中的多个解释变量可能存在多个工具变量。

第一阶段回归：用内生解释变量对工具变量回归，得到拟合值 $\widehat{x_t}$

将每个解释变量 x_1, x_2, $\cdots$, x_k 所有工具变量 $\{z_1, z_2, \cdots, z_L\}$ 作 OLS 回归，得到拟合值：

$$\widehat{x_1} = P x_1, \widehat{x_2} = P x_2, \cdots, \widehat{x_k} = P x_k \qquad (式4-4-1)$$

第二阶段回归，用被解释变量对第一阶段回归的拟合值 $\widehat{x_t}$ 进行回归，得到一致估计量

多元线性回归模型中，$y_t = a_0 + a_1 x_1 + a_2 x_2 + \cdots + a_k x_k + \varepsilon$ 在第二阶段的回归可分解为：

$$y_t = a_0 + a_1 \widehat{x_1} + a_2 x_2 + \cdots + a_k x_k + [u_1 + a_1(x_1 - \widehat{x_1})]$$
$$+ [u_2 + a_2(x_2 - \widehat{x_2})] + \cdots + [u_k + a_k(x_k - \widehat{x_k})] \qquad (式4-4-2)$$

其中，扰动项：

$$\varepsilon = [u_1 + a_1(x_1 - \widehat{x_1})] + [u_2 + a_2(x_2 - \widehat{x_2})] + \cdots + [u_k + a_k(x_k - \widehat{x_k})]$$
$$(式4-4-3)$$

在第二阶段回归中，$\widehat{x}$ 与 ε 不相关，进而 a 为一致估计量。

（二）工具变量法使用中的检验

1. 是否存在内生性，决定使用 OLS 还是 IV　工具变量法的前提是存在内生解释变量，因此需要检验解释变量是否存在内生性，即是否可以直接使用 OLS 进行回归分析，还是应该寻找工具变量。由于扰动项不是可观测的变量，需要借助统计学方法来检验扰动项和解释变量之间的相关性。最常用的检验方法是"豪斯曼检验"（Hausman specification test）。

"豪斯曼检验"的原假设为"H_0：所有解释变量均为外生变量"。如果 H_0 成立，则 OLS 与 IV 都一致，在大样本下 $\widehat{\beta}_{IV}$ 与 $\widehat{\beta}_{OLS}$ 都收敛于真实的参数值 β；故 $(\widehat{\beta}_{IV} - \widehat{\beta}_{OLS})$ 依概率收敛于 0。反之，如果 H_0 不成立，则 IV 一致而 OLS 不一致，故 $(\widehat{\beta}_{IV} - \widehat{\beta}_{OLS})$ 不会收敛于 0。如果 $(\widehat{\beta}_{IV} - \widehat{\beta}_{OLS})$ 的距离很大，则倾向于拒绝原假设。

传统豪斯曼检验的缺点是为简化矩阵计算，假设在 H_0 成立的情况下，OLS 最有效率，故不适用异方差的情形（OLS 只在球形扰动项的情况下才最有效率）。改进的"杜

宾－吴－豪斯曼检验"（Durbin-Wu－Hausman test，DWH）在异方差的情况下也适用。

2. 弱工具变量检验　如果工具与内生解释变量仅微弱地相关，则工具变量法估计量 $\hat{\beta}_{IV}$ 的方差将变得很大。出于工具变量仅包含极少与内生解释变量有关的信息，利用这部分信息进行的工具变量法估计就不准确，即使样本容量很大也很难收敛到真实的参数值，这工具变量称为"弱工具变量"。

因此，需要通过对变量的检验来判断模型是否存在弱工具变量。在第一阶段回归中，检验所有方程外的工具变量（不含外生解释变量）的系数是否联合为零。假设原模型为：

$$y = \beta_0 + \beta_1 x + \beta_2 \omega + \varepsilon \qquad (式4-4-4)$$

x 为内生变量，ω 为外生解释变量。假设有两个有效工具变量 z_1、z_2，则第一阶段回归为：

$$x = \alpha_0 + \alpha_1 z_1 + \alpha_2 z_2 + \alpha_3 \omega + u \qquad (式4-4-5)$$

检验 H_0：$\alpha_1 = \alpha_2 = 0$，即工具变量 z_1、z_2 的系数联合为 0。一般情况下，此检验的 F 统计量大于 10，则拒绝"存在弱工具变量"的原假设，反之亦然。

如发现存在弱工具变量，可能的解决方法包括：①寻找更强的工具变量；②使用对弱工具变量更不敏感的"有限信息最大似然估计法"（limited information maximum likelihood estimation，LIML）。在大样本下，LIML 与 2SLS 渐近等价。在弱工具变量的情况下，LIML 的小样本性质可能优于 2SLS。

3. 过度识别检验　工具变量的外生性是保证 2SLS 一致性的重要条件。如果"工具变量"与扰动项相关，可导致严重的偏差。在恰好识别的情况下，无法检验工具变量的外生性。只能进行定性讨论或依赖于专家的意见。在定性讨论中，如果工具变量外生，则它影响被解释变量的唯一渠道就是通过内生变量，除此以外别无其他渠道。由于此唯一渠道（内生变量）已包括在回归方程中，故工具变量不会再出现在被解释变量的扰动项中，或对扰动项有影响。此条件称为"排他性约束"（exclusion restriction），它排除了工具变量除了通过内生变量而影响被解释变量的其他渠道。实践中，需找出工具变量影响被解释变量的所有其他可能渠道，然后一一排除，才能说明工具变量的外生性。在过度识别情况下，可进行"过度识别检验"（overidentification test）。过度识别检验的大前提（maintained hypothesis）是该模型至少恰好识别，即有效工具变量至少与内生解释变量一样多。在此大前提下，过度识别检验的原假设为 H_0：所有工具变量都外生。

如拒绝原假设，则认为至少某个变量与扰动项相关。假设共有 K 个解释变量 $\{x_1, x_2, \cdots, x_k\}$，其中前 $(K-r)$ 个解释变量 $\{x_1, x_2, \cdots, x_{k-r}\}$ 为外生变量，而后 r 个解释变量 $\{x_{k-r+1}, x_{k-r+2}, \cdots, x_k\}$ 为内生变量：

$$y = \underbrace{\beta_1 x_1 + \cdots + \beta_{k-r} x_{k-r}}_{外生} + \underbrace{\beta_{k-r+1} x_{k-r+1} + \cdots + \beta_k x_k}_{内生} \qquad (式4-4-6)$$

假设共有 m 个方程外的工具变量 $\{z_1, z_2, \cdots, z_m\}$，其中 $m > r$；则过度识别的原假设为：

$$H_0 = \mathrm{Cov}(z_1, \varepsilon) = 0, \cdots, \mathrm{Cov}(z_m, \varepsilon) = 0 \qquad (式4-4-7)$$

通过 2SLS 的残差 e_{IV} 考察工具变量与扰动项的相关性。把 e_{IV} 对所有外生变量（所有外生变量与工具变量）进行辅助回归：

$$e_{IV} = \gamma_1 x_1 + \cdots + \gamma_{k-r} x_{k-r} + \delta_1 z_1 + \cdots + \delta_m z_m + error \quad （式4-4-8）$$

原假设可写为 $H_0 = \delta_1 = \cdots = \delta_m = 0$ 记辅助回归的可决系数 R^2，Sargan 统计量为：

$$n R^2 \xrightarrow{d} \chi^2(m-r) \quad （式4-4-9）$$

Sargan 统计量的渐近分布为 $\chi^2(m-r)$，其自由度 $(m-r)$ 是过度识别约束的个数，即方程外工具变量个数 (m)，减去内生变量个数 (r)，也就是"多余"的工具变量个数。如恰好识别，则 $m-r=0$（自由度为0），$\chi^2(0)$ 无定义，无法使用"过度识别检验"。

此检验的直观思想：在过度识别的情况下，可用不同的工具变量组合来进行工具变量法估计；如果所有工具变量都有效，则这些工具变量估计量 $\hat{\beta}_{IV}$ 都将收敛到相同的真实参数 β。可检验不同的工具变量估计量之间的差是否收敛于0；如果不是，则说明这些工具变量不全有效。在恰好识别的情况下，只有唯一的工具变量估计量，无法进行比较，故过度识别检验失效。即使接受了过度识别的原假设，也并不能证明这些工具变量的外生性。

因为过度识别检验成立的大前提是，该模型至少恰好识别。此大前提无法检验，只能假定成立。如只有一个内生变量，在进行过度识别检验时，隐含地假定至少有一个工具变量外生，然后检验所有其他工具变量的外生性。即使不同的工具变量估计量 $\hat{\beta}_{IV}$ 的概率极限相同，并不能保证它们都收敛到真实的参数 β；也可能都收敛到其他值，比如 $\beta^* \neq \beta$。恰好识别的大前提保证了，在这些工具变量估计量至少有一个收敛到真实参数。

三、应用与解读

案例 4-4-1

在生物安全领域的实际应用中，工具变量法常用于观察分析某项政策或医疗卫生服务对人群健康指标的影响，来分析政策或服务对健康结果的净效应。

一项研究通过中国老年健康影响因素跟踪调查（Chinese Longitudinal Healthy Longerity Survey，CLHLS）数据，研究医疗服务可及性与老年人健康之间的关系，但由于模型中无法观测的遗漏变量、双向因果关系等原因会导致核心解释变量医疗服务可及性存在内生性问题，例如老年人自身的健康状况也会影响其医疗服务的可及性，因此不能简单使用 OLS 来进行关系验证。研究对比了 OLS 模型、有控制变量的 OLS 模型、工具变量的 2SLS 模型的结果，探究服务可及对老年人健康状况的影响。

老年人的健康状况是模型中的被解释变量，主要通过 CLHLS 中老年人日常活动能力（ADL）指标的测量来反映，包括洗澡、吃饭、上厕所等能力。医疗卫生的可及性是研究的解释变量，将其界定为医疗服务的可获得性，以问卷中"如果您生重病，请问能及时到医院治疗吗"该题项来衡量。同时研究选取了个体特征变量、社会经济特征变量及生活习惯变量，作为控制变量。

采取逐步回归以检验模型的稳健性，医疗服务可及性对老年人健康的影响始终显著，影响系数随着加入控制变量而逐渐降低，最终为 0.765，本书只展示未加入和加入 3 个控制变量后的模型结果。

表 4-4-1　医疗服务可及性对老年人健康影响的 OLS 回归结果

变量	模型 1（健康得分）	模型 4（健康得分）
可及性	2.730[①]（0.482）	0.765[①]（0.376）
性别		0.571[①]（0.131）
年龄对数		-63.671[①]（1.203）
婚姻状况		1.541[①]（0.148）
居住模式		3.160[①]（0.150）
受教育程度		0.124（0.130）
自评经济状况		0.336[②]（0.133）
收入是否满足日常开支		0.697[①]（0.171）
是否享有医疗保险		0.5858[①]（0.165）
是否每年进行体检		1.763[①]（0.129）
是否喝酒		0.660[①]（0.140）
是否吸烟		0.909[①]（0.145）
是否锻炼		2.670[①]（0.102）
常数项	33.123[①]（0.476）	152.585[①]（2.123）
样本量	10 813	10 813
R-squared	0.003	0.476

注：①$P<0.01$，②$P<0.05$，括号内为稳健标准差。

进行基本回归模型验证后，研究巧妙地选取老年人看电视、听广播的频率为工具变量，以解决双向因果关系产生的内生性问题。由于老年人看电视、听广播的频率最高，且对于从事该娱乐活动的时间相对有限，对生活中老年人参与其他活动的影响较小，因此，看电视和听广播的频率不会直接对老年人的健康状况产生影响。但老年人可以通过看电视、听广播获取相应的医疗保健讯息，对增强老年人自身的健康意识有较大的影响，这在一定程度上会降低老年人主观不愿就医行为。即看电视、听广播频率越高，老年人对医疗服务的可及性可能就越强。

建模分析的过程全部通过 stata 软件进行实现，在线性模型两阶段最小二乘法（2SLS）回归中，由第一阶段回归结果（表 4-4-2）中可知，工具变量与医疗服务可及性相关。同时，F 值为 14.63，可认为基本不存在弱工具变量。第二阶段回归结果（表 4-4-3）表明，医疗服务可及性与老年人健康状况具有正向关系，与前文的回归结果一致。回归系数较 OLS 回归结果扩大明显，可能是由于老年人的健康状况与医疗服务可及性间存在负向作用导致，即健康状况越差，对医疗服务越重视，相应的可及性就越强。在未处理内生性问题前，医疗服务可及性对老年人健康的负向影响抵消了部分正向影响，导致回归系数变小，而采用工具变量法解决内生性问题后，只单纯考虑了可及性的影响，因而系数扩大，但不影响研究的基本结论。

表4-4-2　2SLS-第一阶段回归结果

变量	模型1（医疗服务可及）	模型2（医疗服务可及）
看电视、听广播频率	2.278① （0.004）	0.016① （0.004）
控制变量	否	是
F 值	62.48	14.63
R-squared	0.007	0.041
样本量	10 813	10 813

注：①表示在5%的显著性水平上显著。

表4-4-3　2SLS-第二阶段回归结果

变量	模型1（医疗服务可及）	模型2（医疗服务可及）
医疗服务可及	196.577① （25.212）	107.204① （26.302）
控制变量	否	是
样本量	10 813	10 813

注：①表示在5%的显著性水平上显著。

第五节　间断时间序列分析

间断时间序列回归是一种用于评估干预效果的统计学方法，特别适用于分析在特定时间点实施的干预对群体变化的影响。

一、定义

间断时间序列研究（interrupted time series analysis，ITS）是通过收集干预实施前后多个时间点上所测量的结果指标的相关数据，比较结果指标在干预实施前后的变化趋势，从而评估干预是否对结果指标产生影响的研究方法。自20世纪70年代被提出后，间断时间序列研究开始被用于公共政策评估。由于该方法多应用常规收集的数据，使用干预前后数据进行对比，并不需要额外设立一个平行的对照组，因而该方法目前已被广泛用于卫生政策、诊疗体系等干预措施的纵向效果评估中。ITS也属于纵向数据分析的一种类型，但要求在干预前后均有一定时间单位间隔（如周、月、季等）收集的测量指标。间断时间序列研究特点见表4-5-1。

表4-5-1　间断时间序列研究特点

特点描述	设计目的
明确提出干预发生的时间点	准确分析该干预的影响
在干预实施前后过程中多次重复测量数据，包括基线数据、干预进入时期数据、干预后的数据	测量并比较干预实施前后结果的变化趋势
有足够的数据采集时间点，需满足最少时间点要求	进行回归性、自相关性等统计学检验
有足够的数据采集样本量，需满足最少样本量要求	有效重复干预效果，检验干预研究总体中个体内部之间的干预效果的一致性

二、适用情况

当一项大规模的干预/政策在全体人群或全国地区展开，便很难寻求合适的对照组来评估该干预/政策的效果。此外，在这种大规模的干预下，多数只能获取群体水平而不是个体水平的数据。例如，基于人群开展一项针对某传染病的计划免疫措施，往往可用的数据是该人群中传染病的发病率或死亡率；又如，研究者欲评估某地区通过大麻合法化的法律是否会增加该地区的大麻消费量，此时的因变量可能是大麻消费总量或人均大麻消费量。前文提到的常用政策评估方法——双重差分法难以应对上述情形。因为一旦缺少对照，双重差分就无法开展第二重差分；其次，群体水平的数据不像面板数据那样既包含时间维度又包含个体维度。间断时间序列分析则在一定程度上摆脱了评估干预/政策效果时需要对照组的束缚，它主要利用时间序列数据来达到类实验研究设计的目的。

三、基本原理

间断时间序列分析（interrupted time-series，ITS）分为单组ITS设计和带有比较组的ITS设计（多组ITS设计），因ITS设计主要用于常规收集时间间隔相等点的干预前后指标的比较，所以单组ITS设计更为常用，其设计原理见图4-5-1。横坐标为时间点，测量间隔相等，以○代表，如日、月、年等，X表示干预的时间点；纵坐标为测量某项指标的数或率，如脑卒中死亡数（率）、交通事故发生数（率）、交通伤害发生数或死亡数（率）、疫苗接种数（率）、住院或门诊就诊数（率）和分娩数（率）等。

在统计分析时，ITS分析对干预实施前和实施后两个时间段进行线性回归分析，分析干预因素作用的水平改变和斜率改变，应用间断线性回归模型（segmented linear regression model）（图4-5-2）。此分析可检验试验前后在干预点水平下降或升高的幅度是否有统计学意义，以及在干预实施后某事件率或数随时间下降或上升的斜率是否与试验前不同，其主要优势是控制了试验前某事件率或数已随时间下降或上升的趋势。当时间序列数据在干预前和干预后呈现线性趋势时，可应用线性回归模型来拟合数据，探讨干预措施对结果变量的影响。

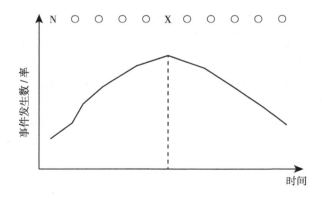

图 4 – 5 – 1　单组 ITS 设计示意图

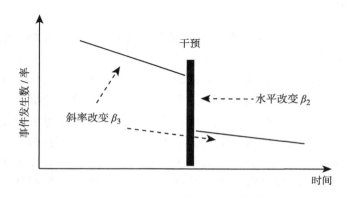

图 4 – 5 – 2　干预作用下的水平改变和斜率改变

ITS 的回归分析模型如下。

当研究中只有单个组（无控制组）时，标准中断时间序列分析（interrupted time series analysis，ITSA）回归模型采用以下形式：

$$Y_t = \beta_0 + \beta_1 T_t + \beta_2 X_t + \beta_3 T_t X_t + \varepsilon_t \qquad \text{（式 4 – 5 – 1）}$$

其中，Y_t 为第 t 个时间段的独立结果变量；T_t 为时间计数变量，从第 1 个观察点开始一直计数到最后一个观察点，$T_t = 0$，1，2，…，$n-1$，其中 n 为观察点的个数；X_t 为干预指示变量，干预前取值为 0，调整后取值为 1；$T_t X_t$ 则表示干预后的时间计数变量；ε_t 为 t 时刻的残差，表示没有被回归模型解释的变异。β_0 表示结果变量的截距或起始水平，β_1 表示在引入干预之前结果变量的斜率或轨迹，β_2 表示在引入干预之后结果变量的水平变化，β_3 表示干预前和干预后回归斜率之间的差异。因此，β_2 和 β_3 的显著程度是关注的重点，分别表示干预时的瞬时效果和随着时间推移所造成的长期影响。

当存在控制组时，标准 ITSA 回归模型将扩展为以下形式：

$$Y_t = \beta_0 + \beta_1 T_t + \beta_2 X_t + \beta_3 T_t X_t + \beta_4 Z + \beta_5 Z T_t + \beta_6 Z X_t + \beta_7 Z X_t T_t + \varepsilon_t$$

$$\text{（式 4 – 5 – 2）}$$

相比较单组分析而言，多组分析中包含了 β_4、β_5、β_6、β_7 四个新的系数。其中，Z 为描述组别的虚拟变量（干预组为 0，否则为 1）。β_4 表示干预前处理与对照初始水的差异，β_5 表示干预前处理与对照斜率的差异，β_6 表示处理与对照在干预开始后瞬时变化量的差异，β_7 表示处理与对照在干预开始后和干预前斜率的差异。

标准 ITSA 回归模型示意图见图 4 - 5 - 3，多组分析模型示意图见图 4 - 5 - 4。

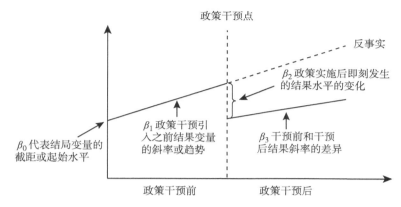

图 4 - 5 - 3　标准 ITSA 回归模型示意图

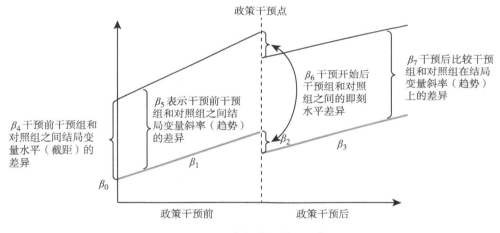

图 4 - 5 - 4　多组分析模型示意图

四、模型选择及偏倚控制

在间断时间序列研究中，目前最常用的模型是自回归差分移动平均模型（autoregressive integrated moving average model，ARIMA）和分段回归模型（segmented regression model，SRM）。在实际分析中，模型有其各自的适用条件和局限性。

由于时间序列数据可能存在自相关性（autocorrelation）、季节性（seasonality）和非平稳性（non-stationarity）。研究者可以使用 ARIMA 模型，该模型通过捕捉序列数据中时间序列趋势来控制非平稳性或季节性，以及控制序列的自相关，但是 ARIMA 模型的最低要求为 50 个时间点，大多数研究往往无法满足这个前提。大部分的时间序列存在自相关，如相邻两个时间点之间的处方用药数据的相似程度可能比距离较远的两个时间点之间高。导致随机误差项之间的连续自相关。若未能校正时间序列的自相关，则可能会导致低估标准误差（standard error）或高估干预效果的显著性水平（significance level）。

可以使用杜宾 – 沃森检验（Dubin-Watson test，DW test）对时间序列进行检验（检验结果：0 – 2 – 4，即负相关 – 不相关 – 正相关），根据统计结果可判断时间序列存在正相关、负相关和不相关。如果时间序列存在自相关，可以使用 Newey-West 或者 Prais-Winsten 对时间序列的自相关进行校正。

五、应用与解读

案例 4 – 5 – 1

国家药品集中采购政策引导药品价格回归合理，是医药卫生体制改革中的重要举措。2019 年 9 月，国家医保局等九部门发布《关于国家组织药品集中采购和使用试点扩大区域范围的实施意见》，启动第一批药品带量采购，在 "4 + 7" 城市试点的基础上扩围至全国。许多学者针对这一项重要医药卫生政策效果开展研究，最适用的方法就是利用间断时间序列，对比政策实施前后的医疗、医保、医药相关结果指标的变化，分析药品带量采购政策对中标药品费用所带来的影响。

一项研究以全国城市公立医院连续药品季度费用为切入点，基于间断时间序列的方法对药品带量采购政策的实施效果进行评价研究。为区分其他干预对结果的影响，研究使用多组 ITS 分析，对带量采购政策实施前和实施后两个时间段进行线性回归分析，分析相比于对照组干预因素作用的水平改变和斜率改变。

在该项研究中，Y_t 具体为药品费用；T_1 为研究观察期内代表季度的连续时间变量，取值范围为 [0，17]，依次与观测点对应；T_2 为虚拟变量，在改革前后分别赋值 0 和 1；T_3 为政策执行后的时间序列，政策执行前和政策干预点赋值为 0，政策执行后依次对应用 "1，2，3，…" 表示，ε_t 代表随机误差；Z 为虚拟变量，对应对照组和干预组，分别赋值为 0 和 1。β_0 为对照组指标初始水平的估计值，β_1 表示对照组政策干预之前因变量的变化趋势，即政策执行前对照组样本药品季度销售额的变化斜率；β_2 表示对照组政策干预点的瞬间因变量的变化，即政策执行后对照组药品季度销售额瞬间水平的变化；β_3 表示对照组政策干预前后因变量变化的改变量；β_4 到 β_7 代表干预组的参数估计，β_4 为政策干预前实验组与对照组截距项差异；β_5 为政策干预前对照组与干预组斜率差异；β_6 为政策干预时对照组与干预组即刻水平改变量的差异，即政策作用的短期效果；β_7 为政策干预后对照组与干预组斜率改变之间的差异，即政策作用的长期效果。表 4 – 5 – 2 和图 4 – 5 – 5 为带量采购政策实施前后间断时间序列分析结果。

表 4 – 5 – 2　带量采购政策执行前后样本药品费用间断时间序列分析结果

	调脂药	精神兴奋药	抗肿瘤药	止泻药	合计
β_0	38 014.9[①]	13 412.5[①]	51 579.6[①]	1379.4[①]	104 386.4[①]

续表

	调脂药	精神兴奋药	抗肿瘤药	止泻药	合计
β_1	780.0 [①]	1243.5 [①]	1324.2 [①]	270.1 [①]	3617.8 [①]
β_2	780.1	2678.5	15 213.3 [①]	−735.9	17 936.0 [①]
β_3	2305.7 [①]	307.3	−1378.0 [①]	−191.5 [③]	1043.4
β_4	−19 068.3 [①]	2912.6 [①]	1132.5	−323.3	−15 346.6 [①]
β_5	1200.5 [①]	−381.6 [①]	3173.9 [①]	−270.3 [①]	3722.5 [①]
β_6	−9804.8	3824.2 [②]	−31 063.3 [①]	920.5	−36 123.4 [①]
β_7	−6134.9 [①]	48.23	−5021.6 [①]	236.6 [②]	−10 871.6 [①]

注：①、②、③分别表示在 1%、5%、10% 的显著性水平上显著。

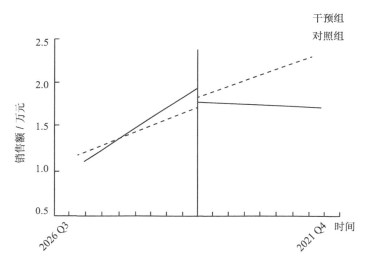

图 4 – 5 – 5　中标品和替代品药品费用变化趋势
注：Q 为季度。

　　根据表 4 – 5 – 2 和图 4 – 5 – 5 模型运行结果来看，国家带量采购政策使替代品种药品费用显著增加，中标品种和替代品种在带量采购政策干预时药品费用水平变化差异显著，表明相比于替代品种而言，带量采购政策使中标品种药品费用下降，有效降低了患者使用中标药品的费用负担。同时，使替代药品费用增加，提示政策对替代药品有辐射作用。

第六节　结构方程模型

　　结构方程模型是基于变量的协方差矩阵来分析变量之间关系的一种统计方法，是探究因果关系的一种常用多元数据分析工具，常在分析变量之间比较复杂关系时使用。

在生物安全领域研究中，结构方程模型常用于验证性因子分析、高阶因子分析、路径及因果分析，验证性因子分析作为结构方程模型的特殊用法之一，已在第二章第三节中进行详细讲解，本节将介绍结构方程模型在路径及因果关系中的应用。

一、定义

结构方程模型（structural equation modeling，SEM）是在 20 世纪 70 年代由 Joreskog 综合因素分析、回归分析与路径分析而逐步形成的一门统计方法，是一种建立、估计和检验因果关系模型的方法。

模型中既包含可观测的显在变量，也可能包含无法直接观测的潜在变量。SEM 可以替代多元回归、路径分析、因子分析、协方差分析等方法，清晰分析单项指标对总体的作用和单项指标间的相互关系。与传统分析方法相比，结构方程模型在了解变量之间的共变关系的同时，能够解释模型中变量尽可能多的变异。

结构方程模型常用的分析软件有 LISREL、Amos、EQS、MPlus。本文以 Amos 软件为例详细介绍 SEM 的原理与实际应用。

二、关键概念

（一）结构方程模型中的各类变量及其建模类型

1. 潜变量（latent variables/unmeasureable variables） 是无法直接测量或观察到的变量，需借由一组观察变量（题目）间接地测量或观察来作推论，测量的方法可以来自调查或各种测验等。比如内外向性格也是潜在的心理构面，可利用内外向量表来评估一个人性格是倾向外向或内向（形成型指标）。在 Amos 建模中，潜变量一般以圆形或椭圆形代表。

2. 观察变量（observed variables/ measured variables） 是可直接测量的变量，是一组变量的集合，用来定义或推论潜变量。例如人的年龄、性别等变量。有时也会采用问卷来衡量，问卷的每个题目也都是一个观察变量。在 Amos 建模中，潜变量一般以正方形或长方形代表。

3. 外生变量（exogenous variables/external variables） 指的是在模型中不受到其他变量影响的变量，也就是在建模中箭头朝外的变量。外生变量可以是观察变量也可能是潜变量，依照变量的形态而定。在 Amos 建模中，外生变量通常是通过箭头向外指向其他的变量。

4. 内生变量（endogenous variables/internal variables） 指的是模型中收到其他变量所影响的变量，也就是建模中被箭头所刺到的变量均称为内生变量。内生变量可以是观察变量也可以是潜变量，依照变量的形态决定。简单地说，箭头往外刺就是外生变量，被箭头刺到就是内生变量。

（二）模型及路径图

模型（model）是变量之间关系的统计陈述，有时也称为路径图（path diagram），就是模型以图示方式的具体展现，也可称为研究架构图（图4-6-1）。每个潜变量之间的关系应有理论上的支持或实务上的证明，最后形成研究架构图。SEM就是在检验这个模型是否与样本数据一致，如果结论是P值为不显著（$P > 0.05$），则表示研究模型与样本数据一致，表示模型拟合良好。

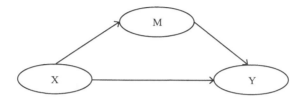

图4-6-1 简单结构方程模型因果路径

（三）参数、因素负荷量与测量误差

1. 参数 参数分成固定参数及自由参数。

（1）固定参数指模型中没有被估计的值，通常设为0或1。固定的参数值通常根据模型设定的要求而定，其中一个重要的要求是建立模型中每一个潜变量的尺度，这也包含误差项（errors）。为解决模型中潜变量尺度设定的问题，一般以下列两种方式进行（图4-6-2）。

1）第一种方式：将潜变量的标准差设定为1，称为标准化设定。因为SEM分析中把平均数假设为0，所以在正态分布下，平均数为0，标准差数为1即为标准正态——NORM（0，1）。

2）第二种方式：固定潜变量所估计的多个指标中的一个指标，将其因素负荷量设为1，称为非标准化设定。

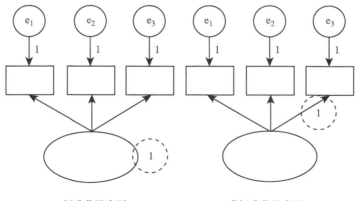

标准化设定图   非标准化设定图

图4-6-2 结构方程模型设定图

（2）自由参数指模型中所估计的参数，通常包括因素负荷量、非标准化（标准化）路径系数、方差、协方差/相关系数，有些模型会估计平均数、截距等，这些都属于自由参数。

2. 因素负荷量　因素负荷量（factor scores/measurement weights）是一条直线直接从潜变量指向特定的观察变量，代表因素与测量变量之间的关系，这条关系解释为因素负荷量（图4-6-3）。该因素负荷量的平方称为变量估计的共同性（commonality），其实就是潜变量对特定观察变量的解释能力，称为多元相关平方（square multiple correlations，SMC），也是该测量变量（题目）的信度。

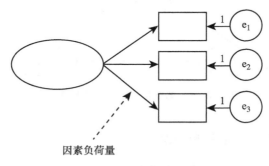

图4-6-3　因素负荷量示意图

3. 测量误差　测量误差（measurement errors）也称为残差，代表的是特定的观察变量无法被相关的因素所解释的独特的方差。如图4-6-4的 $e_1 \sim e_3$ 就属于残差。要衡量测量误差，每一个测量误差的方差需要被估计（非标准化），标准化残差为 $1 - SMC$ 或（1-factor loading 2）。

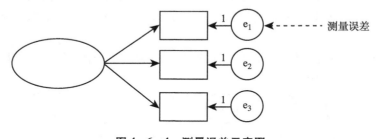

图4-6-4　测量误差示意图

三、结构方程模型的组成及评价指标

一般结构方程模型包含了测量模型与结构模型两部分（图4-6-5）。测量模型评估的是潜变量与测量指标之间的关系，又称为验证式因素分析（CFA）模型，而结构模型描述的是潜变量与潜变量之间的关系，不包含潜变量的测量指标。

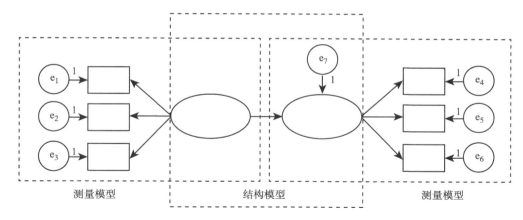

图 4 - 6 - 5 测量模型与结构模型示意图

四、建模评价步骤

本文以医学成人教育领域培训效果研究为例，详细展示结构方程模型理论构建的建立、参数估计、模型评价以及结果解释的过程。

该案例为现况研究，调查对象为四川省基层医疗卫生机构执业医师，调查他们经医学成人教育培训后的效果及影响因素。

（一）理论模型构建

首先需要根据理论或以往研究的结论，构建理论模型。本案例根据文献回顾法和自身的探索性分析结果，分析基层医疗卫生机构执业医师培训效果的影响因素。提出理论假设：基层医疗卫生机构执业医师培训效果的基本结构由工作技能、工作适应性和考核成绩三个基本维度组成，影响培训效果的内生潜变量包括行医资历、培训形式、教育程度三个维度。构建的理论模型如图 4 - 6 - 6 所示。本案例建立如下假设。

H_1："工作技能"对"工作适应性"具有正向影响。

H_2："工作技能"对"考核成绩"具有正向影响。

H_3："考核成绩"对"工作适应性"具有正向影响。

H_4："行医资历"对"工作技能"具有负向影响。

H_5："培训形式"对"工作技能"具有正向影响。

H_6："培训形式"对"考核成绩"具有正向影响。

H_7："教育程度"对"考核成绩"具有正向影响。

H_8："教育程度"对"工作技能"具有正向影响。

根据图 4 - 6 - 6 的理论模型，可以建立结构模型，以反映潜变量之间的关系。而测量模型的建立，则需要确定与每一个潜变量有关的可观测变量。通常，一个潜变量应对应至少两个可观测变量。当潜变量和观测变量以及潜变量之间的关系构建完毕，形成初始模型（图 4 - 6 - 7）。

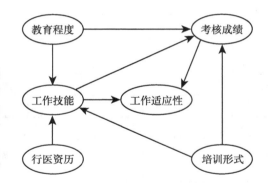

图 4 - 6 - 6　理论模型示意图

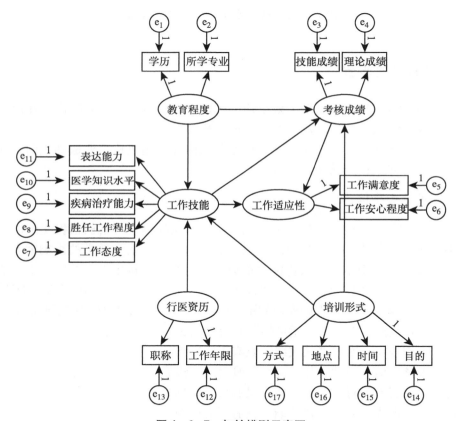

图 4 - 6 - 7　初始模型示意图

（二）模型识别与参数估计

初始模型确定后，测量模型中的变量数目随之确定。模型中，外生和内生潜变量不可直接估计。在模型定义正确的前提下，总体协方差矩阵与模型协方差矩阵应相等。本案例使用 AMOS 26.0 对模型进行拟合与识别，采用广义最小二乘法对参数进行估计，得到的标准化路径系数及模型如图 4 - 6 - 8 所示。

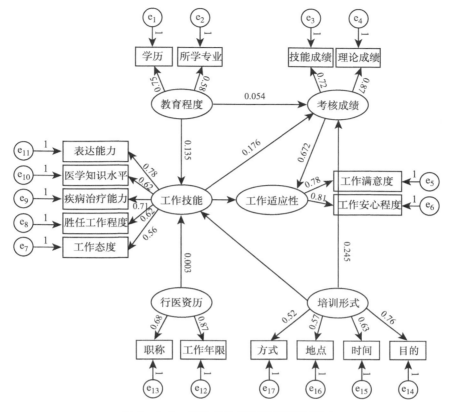

图 4 - 6 - 8 标准化路径系数模型示意图

（三）模型评价

在结构方程模型中，模型的估计仅仅是第一步。更为重要的是对假设模型的合理性做出检验，包括每个参数的合理性检验与显著性检验、整个模型的总的适合性检验等。检验不仅可以为模型的合理性提供数量化的依据，还可以为模型的进一步改进提出方向。本案例的模型评价结果如下，选取常见的拟合优度指数进行评价。如表 4 - 6 - 1 所示，除 /df 受样本量的影响偏高外，其余拟合指标均在可接受范围内，本研究构建的结构方程模型与数据拟合达标，具有良好的配适度。

表 4 - 6 - 1 模型评价结果

模型	χ^2	χ^2/df	GFI	AGFI	CFI	TLI	RMSEA
初始模型	1143.803	17.531	0.966	0.983	0.920	0.894	0.054
最终模型	432.145	6.436	0.994	0.990	0.983	0.977	0.023
适配标准	—	<5	>0.900	>0.900	>0.900	>0.900	>0.900

注：拟合优度指数（goodness of fit index, GFI）；调整后拟合优度指数（adjusted goodness-of-fit index, AGFI）；比较拟合指数（Comparative Fit Index, CFI）；Tucker-Lewis index 近似误差均方根（Root Mean Square Error of Approximation, RMSEA）；塔克 - 刘易斯指数（Tucker-Lewis index, TLI）。

(四) 结果解释

最终模型的标准化路径系数结果显示，本案例建立的结构方程模型中，潜变量与观察变量之间的因子载荷的标准化系数均在 0.5 以上，因子载荷总体适配良好，说明观测变量的选取恰当，能有效、合理地反映潜变量。同时，各潜变量之间作用路径系数均有统计学意义（$P < 0.05$）。与理论模型提出的 $H_1 \sim H_8$ 研究假设相符合。

培训效果是一个综合的指标，难以用一两个变量对其进行描述。本案例采用结构方程模型方法试图对培训效果进行分析，模型结构结果表明，培训效果可以用工作技能、工作适应性的提高以及考核成绩来进行表述，而影响培训效果的因素则表现为行医资历、培训形式和教育程度。可以看到，这些表示培训效果及其影响因素的因子均难以用一两个调查指标进行测量，尤其是这些因子之间的关系更是简单的统计描述所难以胜任的。本案例采用结构方程模型较好地解决了这一问题，不仅归纳出了六个潜在的变量，而且找出了它们之间在统计学上的关系及其关系强度，为进一步的研究提供了方向。

第五章

生物数学模型

数学模型是联系实际问题与数学的桥梁，具有解释、判断、预测等重要功能。生物数学是生物学、计算机科学和公共卫生等学科与数学相互渗透形成的一门交叉学科，其主要的研究方法是将生物学中的问题量化，核心是通过数学模型定量地描述生物现象，将生物学问题转化成数学问题。生物数学具有丰富的数学理论基础，包括集合论、概率论、统计数学、对策论、微积分、微分方程、线性代数、矩阵论和拓扑学，以及近代数学分支中的信息论、图论、控制论、系统论和模糊数学等。从 20 世纪初至今，随着科学家们的不断深入研究，生物数学已经逐渐发展并完善，目前已经具有比较完整的理论基础，应用几乎遍及生物学所有领域，并形成了生物统计学、数量遗传学、数学生态学、生物信息学、传染病动力学、系统生物学、种群动力学等众多分支。其中所涉及的数学模型原理与应用是本书面向生物安全领域研究者，卫生政策与管理相关专业学生、教学和科研人员需要重点关注的研究方法，因此，本章将以数学建模中的常用数学方法（类型）为主线进行展开，重点介绍相关模型的构建思路及主要过程，不对模型的求解方法做过多的赘述，对于重要求解方法的介绍可通过电子资源获取。

第一节　优化数学模型

现代管理理论的基本特征之一就是从定性的管理描述向定量的科学化的管理扩展。要对一个实际的管理系统进行定量分析，首先必须建立该系统的数学模型；其次，为了使管理对象以最优的方式发展，必须在建立数学模型的基础上采用运筹学中的最优化理论求出最优决策。运筹学中的线性规划、非线性规划、整数规划、动态规划及最优控制理论等许多方法都是行之有效的优化方法。正是这许许多多的最优化理论的应用，才使得管理科学有了巨大发展。

一、线性规划

线性规划（linear programming，LP）是解决最优化问题的工具之一，也是运筹学的重要分支。运筹学（operations research）是一门研究人类对各种广义资源的运用及筹划活动的新兴学科，其目的在于了解和发现这种运用及筹划活动的基本规律，以便更有效地发挥有限资源的效益，从而达到总体或全局有效或平衡的目标。1947 年，美国数学家 G. B. Dantzig 及其同事提出了求解线性规划的单纯形法及其有关理论，为线性规划这一学科的建立奠定了理论基础。1979 年苏联数学家哈奇扬的椭球算法和 1984 年美籍印度裔数学家 H. Karmarkar 算法的相继问世，使得线性规划的理论更加完备、成熟，实用领域更加宽广。线性规划涉及的实际问题多种多样，包括生产计划问题、物资运输问题、合理下料问题、库存问题、劳动力问题、最优设计问题等，这些问题虽然出自不同的行业，有着不同的实际背景，但都是属于如何计划、安排、调度的问题，即如何物尽其用、人尽其才的问题。

（一）三要素

人们所处理的最优化问题往往具有三个基本要素，即决策变量、目标函数和约束条件，也被称为优化模型的三要素。

1. 决策变量　是决策者可以控制的因素，在规划模型中，用一组决策变量来表示某一方案或措施，即描述所要做出的决策，可由决策者决定和控制。例如根据不同的实际问题，决策变量可以选为药品或器械的产量、医疗物资的运量及工作的天数等。

2. 目标函数　是以函数形式来表示决策者追求的目标，表示决策者希望实现的目标。按问题的不同，要求目标函数实现最大化或最小化，在前面加上 max 或 min 来表示，目标函数也是衡量方案优劣的标准。例如，目标可以是利润最大或成本最小等。对于线性规划，目标函数要求是线性的。

3. 约束条件　是决策变量需要满足的限定条件，通常表示为一组含有决策变量的等式或不等式，是决策方案可行的保障。对于线性规划，约束条件是一组线性等式或不等式。

（二）数学形式

线性规划模型是运筹学中研究较早、发展较快、应用较广、方法成熟的一个重要分支。它为合理地利用有限的人力、物力、财力等资源并做出最优决策提供科学的依据，具有较强的实用性。线性规划问题的结构具有如下特征。

（1）目标函数是决策变量的线性函数。

（2）约束条件都是决策变量的线性等式或不等式。

具有以上结构特点的模型就是线性规划模型，它具有一般形式为：

$$\text{Min（或 Max）} z = f(x), x = (x_1, \cdots x_n)^T$$
$$s.t. \ g_i(x) \leqslant 0, i = 1, 2, \cdots, m$$

（式 5 - 1 - 1）

其中，x 是决策变量，$f(x)$ 是目标函数，$g_i(x) < 0$ 是约束条件。

（三）特征

1. 比例性　每个决策变量对目标的贡献与决策变量的取值严格成比例；同样，每个决策变量对约束条件左端的贡献和决策变量的取值也呈比例。

2. 可加性　每个决策变量对目标函数的贡献都与其他决策变量的取值无关，这意味着目标函数应为各变量贡献的总和，另外每个决策变量对约束条件的贡献也具有相加性。

3. 连续性　每个决策变量在连续范围内进行取值。

（四）模型求解

线性规划的解有如图 5 - 1 - 1 所示的几种情况。

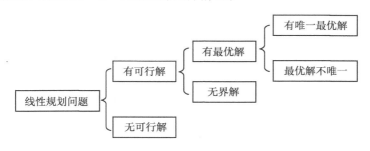

图 5 - 1 - 1　线性规划解的情况

对于线性规划模型而言：满足全部约束条件的决策向量 $x \in R^n$ 称为可行解；全部可行解构成的集合（n 维欧氏空间 R^n 中的点集）称为可行域；使目标函数达到最优值（最大值或最小值）的可行解称为最优解。当线性规划模型存在最优解时，其一定可以在可行域的某个顶点上取到。当有唯一解时，最优解就是可行域的某个顶点。当有无穷多个最优解时，至少其中有一个最优解是可行域的一个顶点。1947 年，美国数学家丹捷格及其同事提出了求解线性规划的单纯形法及有关理论，丹捷格提出了一种在凸多面体的顶点中有效地寻求最优解的迭代策略。凸多面体顶点所对应的可行解称为基本可行解。单纯形法的基本思路为：先找出一个基本可行解，对它进行鉴别，判断该基本可行解否是为模型的最优解；若不是最优解，则按照一定法则转换到另一个改进的基本可行解，再次判断该基本可行解是否为模型的最优解；若仍不是最优解，则再次进行转换，按此思路重复进行。由于基本可行解的数量有限，故经有限次转换必能得出问题的全局最优解。随着 1979 年苏联数学家哈奇扬的椭球算法和 1984 年美籍印度裔数学家卡玛卡尔的 Karmarkar 算法相继问世，线性规划理论更加完备、成熟，实用领域更加宽广。目前，线性规划模型的求解理论已经非常完善。可以使用 LINGO 软件、MALTAB 软件或者 Python 软件的 linprog 函数等对模型进行求解。

二、非线性规划

线性规划的应用范围极其广泛，但仍存在较大局限性，并不能较好地处理许多实际问题，有一些实际问题并不能进行线性化处理，否则将严重地影响模型对实际问题近似的可依赖性。事实上，客观世界中许多问题都属于非线性问题，非线性规划模型比线性规划模型有着更强的适用性，即便给予线性处理，也是基于科学的假设和简化后得到答案的。非线性规划的系统研究始于 20 世纪 40 年代末，1951 年 Kuhn 和 Tucker 提出了著名的 Kuhn-Tucker 条件，加上计算机的迅速发展，使得非线性规划无论在基本理论还是实用算法上都有了长足的发展，使之逐渐成为运筹学的一个非常重要的分支。但是，计算非线性规划问题往往非常困难，即便是理论上的讨论也不能像线性规划那样给出简洁的形式和透彻全面的结论。同时，问题的非线性属性也给模型建立和求解带来了极大的挑战。

（一）数学形式

非线性规划（nonlinear programming，NP）模型主要指目标函数或者约束条件不符合比例性或者可加性，但是决策变量取值符合连续性的情况。非线性规划模型的一般数学形式可以描述如下：

$$\text{Min（或 Max）} \quad z = f(x), \ x = (x_1, \cdots x_n)^T$$

$$s.\,t. \begin{cases} g_m(x) \leqslant 0, \ i = 1, 2, \cdots, M \\ h_n(x) = 0, \ i = 1, 2, \cdots, N \end{cases} \qquad \text{（式 5 - 1 - 2）}$$

其中，$x = [x_1, x_2, \cdots, x_n]^T \in R^n$，而 $f(x)$，$g_m(x)$，$h_n(x)$ 是定义在 R^n 上的实值函数，这三类函数往往不全是线性函数。记上述非线性规划问题的可行域为 K。若 $x^* \in K$ 且 $\forall x \in K$，都有 $f(x^*) \leqslant f(x)$，则称 x^* 为上述非线性规划模型的全局最优解，称 $f(x^*)$ 为其全局最优值。如果 $\forall x \in K$ 且 $x \neq x^*$，都有 $f(x^*) < f(x)$，则称 x^* 为上述非线性规划模型的严格全局最优解，称 $f(x^*)$ 为其严格全局最优值。

若 $x^* \in K$ 且存在 x^* 的邻域 $U(x^*, \delta)$，如果 $\forall x \in U(x^*, \delta) \cap K$，都有 $f(x^*) \leqslant f(x)$，则称 x^* 为上述非线性规划模型的局部最优解，称 $f(x^*)$ 为其局部最优值。如果 $\forall x \in U(x^*, \delta) \cap K$ 且 $x \neq x^*$，都有 $f(x^*) < f(x)$，则称 x^* 为上述非线性规划模型的严格局部最优解，称 $f(x^*)$ 为其严格局部最优值。

（二）模型的解

线性规划理论指出，如果线性规划模型存在最优解，最优解只能在可行域的边界上达到，且该最优解定是全局最优解。但是，非线性规划模型却没有这样好的性质，其最优解（如果存在）可能在可行域的任意一点达到。非线性规划算法得到的最优解往往只能是局部最优，并不能保障算法得到的最优解是全局最优解。

非线性规划模型的一般理论方法与线性规划模型不同，非线性规划模型可以有约束条件，也可以没有约束条件。如果非线性规划模型没有约束条件，则可借鉴高等数学中求极值的方法进行求解。如果 $f(x)$ 具有连续的一阶偏导数，且 x^* 是无约束条件非线性优化模型的局部极小点，则决策变量满足 $\nabla f(x^*) = 0$。其中，$\nabla f(x)$ 表示函数 $f(x)$ 的梯度函数。如果 $f(x)$ 具有连续的二阶偏导数，点 x^* 满足 $\nabla f(x^*) = 0$，并且 $\nabla^2 f(x^*)$ 为正定矩阵，则称 x^* 为无约束条件非线性优化模型的局部最优解。但由于非线性问题的复杂性，求解方程 $\nabla f(x^*) = 0$ 往往是一件非常困难的工作，常采用数值方法求解，如最速降线法、牛顿法等。

对于有约束条件的非线性规划模型，求解时除要使目标函数在每次迭代过程中有所下降，同时还要关注迭代解的可行性，这给寻优工作带来了一定困难。目前，常见的思路是将有约束条件的非线性规划模型转换为无约束条件的非线性规划模型，如采用 Lagrange 数乘法将带等式约束的非线性规划模型转换成无约束的非线性规划模型；引入惩罚函数将带不等式约束的非线性规划模型转换成无约束的非线性规划模型。最后，可以按照无约束条件的非线性规划模型方式求解方程 $\nabla f(x^*) = 0$，从而获得规划模型的局部最优解。

三、整数规划

线性规划模型中的决策变量取值范围是连续型的，这些模型的最优解不一定是整数，但是对于许多实际问题来说，变量取整数时才有意义，例如不可分解产品的数目，如药品数、床位数、病种数、人员数等，或只能用整数来记数的对象。因此有必要在线性规划模型中增加这些决策变量为整数的约束条件限制。这类含有整数决策变量的规划问题为整数规划（integer programming，IP）。

（一）数学形式

整数规划模型的一般数学形式可以描述如下：

$$\text{Min（或 Max）} z = f(x), \ x = (x_1, \cdots x_n)^T$$

$$s.t. \begin{cases} g_i(x) \leq 0, \ i = 1, 2, \cdots, m \\ x_j \geq 0, \ j = 1, 2, \cdots, n \\ x_j \text{ 部分或全部为整数} \end{cases} \qquad (式 5-1-3)$$

就整数规划模型的定义而言，决策变量类型转变所带来的最大挑战源于计算复杂度的增加。整数规划与线性规划在形式上相差不多，但是从严格意义上而言，整数规划模型不符合线性规划模型的连续性要求，实质上它属于非线性规划。若去掉整数规划的整数约束——x_j 部分或全部为整数，则该规划就变成了一个线性规划，一般称这个线性规划为该整数规划的松弛问题。

（二）模型类型

目前，常见的整数规划算法有分支定界法、割平面法、蒙特卡洛法等。但没有一种通用方法可以有效地求解一切整数规划模型。整数线性规划常有以下几种类型。

1. 纯整数规划模型（pure integer linear programming） 该模型要求问题中全部决策变量都取整数。

2. 混合整数规划模型（mixed integer linear programming） 该模型中部分决策变量只能取整数，而其他变量则为连续变量。

3. 0-1 规划 该模型中的决策变量取值被限定为 0 或 1，这样的变量称为 0-1 变量。

0-1 变量可以数量化地描述诸如开与关、取与弃、有与无等现象，它反映了离散变量间的逻辑关系以及约束条件的互斥关系等，它可把各种情况本来需要分别加以讨论的问题统一在一个问题中讨论。许多实际问题都可建立 0 - 1 规划模型进行求解，例如求解互斥的计划问题、约束条件互斥问题、固定费用问题和指派问题等方面。此外，任何涉及决策变量有界的整数规划问题都可以转化为 0 - 1 规划模型。因此，不少学者致力于研究 0 - 1 规划模型的有效求解方法。目前，常见的 0 - 1 规划算法包括隐枚举法、匈牙利算法等。

（三）指派问题

指派问题是 0 - 1 规划模型最为常见的应用类型之一。许多实际应用问题可以归结为如下形式：将不同的任务分派给若干人员完成。由于任务的难易程度及人员的素质高低各不相同，因此每个人完成不同任务的效率存在差异。于是，如何分派人员完成各种任务才能使得总体工作效率最高，成为一项值得研究的课题。这类问题通常被称为指派问题。标准指派问题可以描述如下：拟指派 N 个人 A_1，A_2，$\cdots$，A_N 去完成 M 项不同的任务 B_1，B_2，$\cdots$，B_M，$N \geqslant M$。要求每项工作必须且仅需一个人去完成，而每个人的能力至多能完成上述各项任务中的一项任务。已知派遣 A_n 完成工作 B_m 的效率为 c_{nm}，建立模型确定具体指派方式使整体工作效率最高。

首先，引入 0 - 1 决策矩阵 $X = (x_{nm})_{N \times M}$，其元素取值含义如下所示：

$$x_{nm} = \begin{cases} 1, & \text{指派 } A_n \text{ 去完成工作 } B_m \\ 0, & \text{不指派 } A_n \text{ 去完成工作 } B_m \end{cases} \qquad （式 5 - 1 - 4）$$

$$n = 1, 2, \cdots, N; m = 1, 2, \cdots, M$$

然后，按照如上指派方式可确定工作总效率为如下目标函数：

$$\max \sum_{n=1}^{N} \sum_{m=1}^{M} c_{nm} x_{nm} \qquad （式 5 - 1 - 5）$$

在确立目标函数后，决策变量取值范围还需满足如下要求：要求每项工作都必须由一位成员完成：

$$\max \sum_{n=1}^{N} x_{nm} = 1 \, m = 1, 2, \cdots, M \qquad （式 5 - 1 - 6）$$

每个成员的能力至多能完成一项任务：

$$\sum_{m=1}^{M} x_{nm} \leqslant 1 \, n = 1, 2, \cdots, N \qquad （式 5 - 1 - 7）$$

因此，标准指派数学模型可以表示如下：

$$\max \sum_{n=1}^{N} \sum_{m=1}^{M} c_{nm} x_{nm}$$

$$s.t. \begin{cases} \sum_{m=1}^{M} x_{nm} \leqslant 1, \, n = 1, 2, \cdots, N \\ \sum_{m=1}^{M} x_{nm} = 1, \, m = 1, 2, \cdots, M \\ x_{nm} \in \{0, 1\} \end{cases} \qquad （式 5 - 1 - 8）$$

指派问题的数学模型可以采用分支定界或者隐枚举法进行求解。但由于标准指派模型的特殊结构，美国数学家 H. W. Kuhn 根据匈牙利数学家关于矩阵的独立零元素定理，提出了求解标准指派模型的有效算法，即匈牙利算法。

四、动态规划

多阶段决策问题就是要在允许的决策范围内，选择一个最优决策使整个系统在预定标准下达到最佳效果。动态规划是用来解决多阶段决策过程最优化的一种数量方法。其特点在于，它可以把一个 n 维决策问题变换为多个一维最优化问题，从而逐个去解决。需要指出的是，动态规划是求解某类问题的一种方法，是考察问题的一种途径，而不是一种算法。必须对具体问题进行具体分析，运用动态规划的原理和方法，建立相应的模型，然后再用动态规划方法去求解。

（一）求解方法

20 世纪 50 年代美国数学家贝尔曼（Bellman）等在研究多阶段决策过程的优化问题时，提出了著名的最优性原理，把多阶段决策过程转化为一系列单阶段问题逐个求解，创立了解决多阶段过程优化问题的新方法——动态规划（dynamic programming，DP）。

动态规划求解最优化问题，通常按以下几个步骤进行。

首先，把所求最优化问题分成若干个阶段，找出最优解的性质，并刻画其结构特性。

其次，将问题发展到各个阶段时所处不同的状态表示出来，确定各个阶段状态之间的递推（或递归）关系，并确定初始（边界）条件。

再次，应用递推（或递归）求解最优值。具体应用与所设置的表示各个阶段最优值的函数密切相关。

最后，根据计算最优值时所得到的信息，构造最优解。通常在计算最优值时，根据问题的具体实际记录必要的信息，根据所记录的信息构造出问题的最优解。

（二）基本概念

在研究某一个过程时，往往将这个过程分解为若干个互相联系的阶段。每一阶段都有其初始状态和结束状态，且当前阶段的结束状态即为下一阶段的初始状态。定义第一阶段的初始状态为整个过程的初始状态，最后一阶段的结束状态就是整个过程的结束状态。在过程的每一个阶段，决策者都需要做出一些决策，而每一阶段的结束状态依赖于该阶段的初始状态以及该阶段所做出的决策。动态规划模型就是要找出某种决策方法，使整体过程达到某种最优效果（图 5 - 1 - 2）。

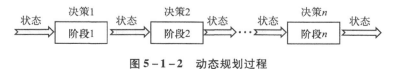

图 5 - 1 - 2　动态规划过程

相较于前面所介绍的静态规划模型（线性规划模型、非线性规划模型等），动态规划模型具有自身特点与优势。区别于静态规划模型可以依循决策变量、目标函数以及约束条件的方式建立数学模型，动态规划模型也有其特殊的构成要素。动态规划模型可以通过确定问题的阶段变量、状态变量、决策变量、状态转移方程、效益函数的方式开展建模。上述名词术语解释如下。

1. 阶段 采用动态规划求解多阶段决策问题时，应根据具体情况将系统适当地分成若干个阶段，以便分阶段开展求解。描述阶段的变量称为阶段变量。能将问题划分成若干个阶段，是建立动态规划模型的前提。在多数情况下，阶段变量属于离散变量。如果定义过程可以在任何时刻做出决策，且在任意两个不同时刻之间允许存在无穷多个决策时，则该阶段变量可认为是连续变量。

2. 状态 表示系统在某一阶段所处的位置或状态。

3. 决策 某一阶段的状态一旦确定以后，从该状态演变到下一阶段某一状态所做的选择或者决定。描述决策的变量称为决策变量，用 $u_k(x_k)$ 表示在第 k 阶段状态 x_k 时的决策变量。决策变量限制的范围称为允许决策集合，用 $D_k(x_k)$ 表示第 k 阶段从 x_k 出发的允许决策集合。

4. 策略 由每阶段的决策 $u_k(x_k)$，（$k = 1, 2, \cdots, n$）组成的决策函数序列称为全过程策略或者简称策略，用 P 表示，即 $P(x_1) = \{u_1(x_1), u_2(x_2), \cdots, u_n(x_n)\}$。进而，定义由系统第 k 阶段开始到终点的决策过程称为全过程的后部子过程，相应的策略称为后部子过程策略，用 $P_k(x_k)$ 表示 k 子过程策略，即

$$P_k(x_k) = \{u_k(x_k), u_{k+1}(x_{k+1}), \cdots, u_n(x_n)\} \qquad (式 5-1-9)$$

对于每一个实际的多阶段决策过程，可供选取的策略一般都有一定的范围限制。这个范围称为允许策略集合，允许策略集合中达到最优效果的策略称最优策略。

5. 状态转移 某一阶段的状态及决策变量取定后，下一阶段的状态就随之而定。设第 k 阶段的状态变量为 x_k，决策变量为 $u_k(x_k)$，第 $k+1$ 阶段的状态为 x_{k+1}，用 $x_{k+1} = T_k(x_k, u_k)$ 表示从第 k 阶段到第 $k+1$ 阶段的状态转移规律，即状态转移方程。

6. 阶段效益 系统某阶段的初始状态一经确定，执行决策所得的效益称为阶段效益。阶段效益是整个系统效益的一部分，是阶段状态 x_k 和阶段决策 $u_k(x_k)$ 的函数，记为 $d_k(x_k, u_k)$。

7. 指标函数 系统执行某一策略所产生效益的数量表示。根据不同的实际情况，效益可以是利润、距离、时间、产量或资源的耗量等。指标函数可以定义在全过程上，也可以定义在后部子过程上。指标函数往往是各阶段效益的某种和式，取最优策略的指标函数，称为最优策略指标。

（三）最优性原理

应用动态规划设计使多阶段决策过程达到最优（成本最省、效益最高、路径最短等），依据动态规划的最优性原理："作为整个过程的最优策略具有这样的性质，无论过去的状态和决策如何，对前面的决策所形成的状态而言，余下的诸决策必须构成最优策略"。也就是说，最优决策序列中的任何子序列都是最优的。

（四）最优子结构特性

最优性原理体现为问题的最优子结构特性。当一个问题的最优解中包含子问题的最优解时，则称该问题具有最优子结构特性。最优子结构特性使得在从较小问题的解构造较大问题的解时，只需考虑子问题的最优解，从而大大减少了求解问题的计算量。

（五）数学形式

根据动态规划原理得到动态规划的一般模型为：

$$\begin{cases} f_k(x_k) = \min\{d_k(x_k,u_k) + f_{k+1}(x_{k+1})\}, k = N, N-1, \cdots, 1 \\ f_{N+1}(x_{N+1}) = 0 \end{cases}$$

（式 5 - 1 - 10）

其中，$f_k(x_k)$ 表示从状态 x_k 出发到达终点的最优效益，N 表示可将系统分成 N 个阶段。根据问题的性质，上式中的 min 有时是 max。

动态规划算法与分治法类似，都是将待求解的问题分成若干个子问题，先求解子问题，然后从这些子问题的解得到原问题的解。其与分治法的不同之处在于，适用于动态规划求解的问题，经分解后得到的子问题往往互不独立，即下一个子阶段的求解建立在上一个子阶段的解的基础上进行。

五、应用与解读

（一）背景介绍

癌症是一种严重威胁人类健康的疾病，其治疗方案的选择对患者的生存率和生活质量具有重要影响。传统的癌症治疗方法包括手术、放疗和化疗等，但每种方法都有其局限性和副作用。因此，如何根据患者的具体情况，优化治疗方案，提高治疗效果，减少副作用，是生物医学领域亟待解决的问题。

（二）问题描述

假设现有一个癌症患者，根据其临床特征和基因检测结果，可以得到一系列可能的治疗方案。每个方案都有其预期的治疗效果（如肿瘤缩小率、生存率等）和副作用（如不良反应发生率、生活质量下降等）。目标是找到一个最优的治疗方案，即在满足治疗效果的前提下，最小化副作用。

（三）优化模型构建

1. 决策变量　设有 n 种可能的治疗方案，每种方案为一个决策变量，取值为 0 或 1，表示是否选择该方案。

2. 目标函数　目标函数为最小化副作用，可以表示为副作用的加权和，其中权重可以根据副作用的严重程度和患者的偏好进行设定。

3. 约束条件　①治疗效果约束：确保所选方案的治疗效果达到一定的标准，如肿瘤缩小率不低于某个阈值。②资源约束：考虑医院资源、患者身体状况等因素，对可选方案进行限制。③互斥约束：某些治疗方案可能不能同时使用，需要添加互斥约束。

（四）模型求解

1. 数据收集与处理 收集患者的临床数据、基因检测结果、历史治疗方案及其效果等信息，并进行预处理和分析。

2. 模型参数设定 根据数据分析和专家意见，设定目标函数中的权重和约束条件中的参数。

3. 求解算法选择 根据问题的性质和规模，选择合适的优化算法进行求解，如线性规划、整数规划、遗传算法等。

4. 结果分析与优化 对求解结果进行分析，评估所选方案的治疗效果和副作用，并根据需要进行调整和优化。

（五）应用意义

通过优化数学模型在癌症治疗方案选择中的应用，可以根据患者的具体情况和偏好，制订个性化的治疗方案，提高治疗效果，减少副作用，从而提高患者的生活质量和生存率。此外，该模型还可以为医生提供决策支持，辅助其在众多治疗方案中选择最优方案，提高临床决策的科学性和准确性。同时，该模型还可以为生物医学研究和药物开发提供新的思路和方法，推动癌症治疗的不断进步和发展。

第二节　图与网络数学模型

图论（Theory of Graphs 或 Graph Theory）是计算机科学的一门基础学科，它起源于18 世纪，1736 年瑞士数学家欧拉发表了第一篇图论文章《哥尼斯堡的七座桥》。近几十年来，由于计算机技术和科学的飞速发展，图论的理论和方法已经渗透到物理、化学、通讯科学、建筑学、生物遗传学、心理学、经济学、社会学等学科。由于生命物质结构和生命活动方式往往是不连续的、间断的，有些甚至只知道有联系存在，要研究这类问题，图论模型是有力的工具，它也是离散数学的一部分。

一、相关概念

图论中所谓的"图"是指某类具体事物和这些事物之间的联系。如果用点（vertices）表示这些具体事物，用连接两点的线段表示两个事物的特定联系，就得到了描述这个"图"的几何形象。图论问题有一个特点：它们都易于用图形的形式直观地描述和表达，数学上把这种与图相关的结构称为网络。与图和网络相关的最优化问题就是网络最优化或者称为网络优化问题。由于多数网络优化问题是以网络上的流为研究的对象，故网络优化又常常被称为网络流或网络流规划等。

图论中的图是由点、点与点之间的线所组成的。通常，点与点之间不带箭头的线叫作边，带箭头的线叫作弧。如果一个图是由点和边所构成的，那么称为无向图，记作 $G = (V, E)$，其中 V 表示图 G 的点集合，E 表示图 G 的边集合。连接点 v_i，v_j 的边 V 记作 $[v_i, v_j]$，或者 $[v_j, v_i]$。如果一个图是由点和弧所构成的，那么称为它为有向图，记作 $D = (V, A)$，其中 V 表示有向图 D 的点集合，A 表示有向图 D 的弧集合。一条方向从 v_i 指向 v_j 的弧，记作 (v_i, v_j)。根据图中各边是否具有方向性，可以将图分为有向图、无向图和混合图三种；也可以按照有无平行边分为多重图和线图；若任意两点间最多有一条边，且每条边的两个端点都不重合，则称为简单图。

二、最短路径数学模型

（一）问题描述

设赋权有向图 $D = (V, A)$，对图中的两个指定顶点 v_i、v_j，在从 v_i 到 v_j 上的所有路中若能找到一条路，使得该路所有弧的权数（可以是时间、距离或费用）之和最小，则称这条路为从 v_i 到 v_j 的最短路。该问题称为最短路问题。它是网络优化中的基本问题，在交通运输、设备更新、线路设计等方面有广泛应用。

最短路径问题是图论研究中的一个经典算法问题，旨在寻找图（由结点和路径组成）中两结点之间的最短路径，用于解决最短路径问题的算法被称为"最短路径算法"，有时被简称作"路径算法"。最常用的路径算法有：Dijkstra 算法、SPFA 算法/Bellman-Ford 算法、Floyd 算法/Floyd-Warshall 算法、Johnson 算法、A* 算法。

（二）数学模型表示

对于图形 $G = (V, E)$，如果 $(v_i, v_j) \in E$，则称点 v_i 与点 v_j 邻接。具有 n 个顶点的图的邻接矩阵是一个 $n \times n$ 的矩阵 $A = (a_{ij})_{n \times n}$，其元素计算方式为：

$$a_{ij} = \begin{cases} 1, & (v_i, v_j) \in E \\ 0, & otherwise \end{cases} \qquad （式 5 - 2 - 1）$$

n 个顶点组成的赋权图具有一个 $n \times n$ 的赋权矩阵 $W = (w_{ij})_{n \times n}$，其元素计算方式为：

$$w_{ij} = \begin{cases} d_{ij}, & (v_i, v_j) \in E \\ 0, & otherwise \end{cases} \qquad （式 5 - 2 - 2）$$

现在，提出从标号为 1 的顶点出发到标号为 n 的顶点终结的最短路径。引入 $0 - 1$ 变量 x_{ij}，如果 $x_{ij} = 1$ 说明弧 (v_i, v_j) 是组成最短路径的一部分。最短路径的数学模型为：

$$\min \sum_{i=1}^{n} \sum_{j=1}^{n} w_{ij} x_{ij}$$

$$\sum_{j=1}^{n} x_{ij} - \sum_{j=1}^{n} x_{ji} = \begin{cases} 1, & i = 1 \\ -1, & i = n \\ 0, & otherwise \end{cases} \qquad (式5-2-3)$$

三、旅行商数学模型

（一）问题描述

旅行商问题（traveling salesman problem，TSP）又被译为旅行推销员问题、货郎担问题，简称为 TSP 问题，是最基本的路线问题，也是组合优化领域的经典问题。其可描述为一个商人从任意城市出发，不重复不遗漏地访问每一个城市，最后返回出发地，其目标是找出一条包含所有城市的最小路径成本。最早的旅行商问题的数学规划是由 Dantzig 等提出。TSP 问题最简单的求解方法是枚举法。它的解是多维的、多局部极值的、趋于无穷大的复杂解空间，搜索空间是 n 个点的所有排列集合，大小为 $(n-1)!$。由于 TSP 问题涉及的范围越来越广，使得计算规模逐渐增大，从而导致规划路径中所需要的计算量呈现指数级的改变。

（二）数学模型表示

对于图形 $G = (V, E)$，n 个顶点的赋权图具有一个 $n \times n$ 的赋权矩阵 $W = (w_{ij})_{n \times n}$，其分量计算方式为：

$$w_{ij} = \begin{cases} d_{ij}, & (v_i, v_j) \in E \\ \infty, & otherwise \end{cases} \qquad (式5-2-4)$$

引入 $0-1$ 变量 x_{ij}，如果 $x_{ij} = 1$ 说明弧 (v_i, v_j) 是组成最佳路径的一部分。TSP 的数学模型为：

$$\min \sum_{i=1}^{n} \sum_{j=1}^{n} w_{ij} x_{ij}$$

$$\begin{cases} \sum_{j=1}^{n} x_{ij} = 1 \\ \sum_{j=1}^{n} x_{ji} = 1 \\ \sum_{(i,j) \in s} x_{ij} \leq |s| - 1, 2 \leq |s| \leq n-1 \end{cases} \qquad (式5-2-5)$$

四、网络流模型

（一）问题描述

许多系统中包含了流量问题，例如，公路系统中有车辆流，控制系统中有信息流，供水系统中有水流，金融系统中有现金流等。在生物安全领域和医疗系统中，也包括就诊、挂号、检查、治疗、转院等过程涉及的患者流，医疗设备、药品、医用材料等的采购、配送、使用等过程涉及的医疗资源流，以及医疗质量控制流和医保支付流等等。对于这样一些包含了流量问题的系统，往往要求出其系统的最大流量。例如，某医院门诊容许通过的最大患者数，某医疗设备的最大诊断流量等，以加深对某个系统的认识并加以改造。给一个带收发点的网络，每条弧的赋权称为容量，在不超过每条弧的容量的前提下，确定每条弧的流量，求出从发点到收点的最大流量，这类问题通常称为最大流问题。

（二）数学模型表示

设 $G = (V, A)$ 是一个网络，G 的每条边 (v_i, v_j) 上有非负权数 w_{ij} 称为边的容量，指定顶点 v_1 和 v_n 分别称为发点和收点，其余各点为中间点，发点的入次为 0，收点的出次为 0。该网络称为容量网络，记为 $D = (V, A, W)$。

在以 V 为节点集、A 为弧集的有向图 $G = (V, A)$ 上定义如下的权函数，$L: A \rightarrow R$ 为弧上的权函数，弧 $(i, j) \in A$ 对应的权 $L(i, j)$ 记为 l_{ij}，称为弧 (i, j) 的容量下界；$U: A \rightarrow R$ 为弧上的权函数，弧 $(i, j) \in A$ 对应的权 $U(i, j)$ 记为 u_{ij}，称为弧 (i, j) 的容量上界，或直接称为容量；$D: A \rightarrow R$ 为顶点上的权函数，顶点 $i \in V$ 对应的权 $D(i)$ 记为 d_i，称为顶点 i 的供需量；此时所构成的网络称为流网络，记为 $N = (V, A, L, U, D)$。

在网络流中，弧 (i, j) 的容量下界 l_{ij} 和容量上界 u_{ij} 表示的物理意义分别是：通过该弧发送某种"物质"时，必须发送的最小数量为 l_{ij}，而允许发送的最大数量为 u_{ij}。顶点 $i \in V$ 对应的供需量 d_i 则表示该顶点从网络外部获得的"物质"数量，或从该顶点发送到网络外部的"物质"数量。

对于网络 $N = (V, A, L, U, D)$，其上的一个流 f 是指从 N 的弧集 A 到 R 的一个函数，即对每条弧 (i, j) 赋予一个实数 f_{ij} [称为弧 (i, j) 的流量]。如果流 f 满足：

$$\begin{cases} \sum_{j:(i,j) \in A} f_{ij} - \sum_{j:(j,i) \in A} f_{ji} = d_i \\ l_{ij} \leq f_{ij} \leq u_{ij} \end{cases} \qquad （式5-2-6）$$

则称 f 为可行流。至少存在一个可行流的流网络称为可行网络。

当 $d_i > 0$ 时，表示有 d_i 个单位的流量从该顶点流出。因此，顶点 i 称为供应点或源，有时也形象地称为起始点或发点等；当 $d_i < 0$ 时，表示有 $|d_i|$ 个单位的流量流入该点（或说被该顶点吸收）。因此，顶点 i 称为需求点或汇，有时也形象地称为终止点

或收点等；当 $d_i = 0$ 时，顶点 i 称为转运点或平衡点、中间点等。

一般来说，总是可以把 $L \neq 0$ 的网络转化为 $L = 0$ 的网络进行研究。所以，除非特别说明，以后总是假设 $L = 0$，并将此时的网络简记为 $N = (V, A, U, D)$。

在流网络 $N = (V, A, U, D)$ 中，对于流 f，如果 $f_{ij} = 0$（$(i, j) \in A$），则称 f 为零流，否则为非零流。如果某条弧 (i, j) 上的流量等于其容量（$f_{ij} = u_{ij}$），则称该弧为饱和弧；如果某条弧 (i, j) 上的流量小于其容量（$f_{ij} < u_{ij}$），则称该弧为非饱和弧；如果某条弧 (i, j) 上的流量为 0（$f_{ij} = 0$），则称该弧为空弧。

考虑如下流网络 $N = (V, A, U, D)$：节点 s 为网络中唯一的源点，t 为唯一的汇点，而其他节点为转运点。如果网络中存在可行流 f，此时称流 f 的流量为 d_s，通常记为 $v(f)$，即 $v(f) = d_s = -d_t$。对这种单源单汇的网络，如果并不给定 d_s 和 d_t，网络一般记为 $N = (V, A, U, D)$。

最大流问题是一个特殊的线性规划问题，用线性规划的方法，最大流问题可以近视地描述如下：

$$\max v(f)$$
$$s.t. \begin{cases} \sum_{j:(i,j) \in A} f_{ij} - \sum_{j:(j,i) \in A} f_{ji} = \begin{cases} v(f), & i = s \\ -v(f), & i = t \\ 0, & otherwise \end{cases} \\ 0 \leqslant f_{ij} \leqslant u_{ij} \end{cases} \qquad （式5-2-7）$$

五、应用与解读

在公共卫生领域，传染病的预防和控制一直是重要的研究课题。图与网络数学模型作为一种有效的工具，有助于深入理解和分析传染病的传播过程，为制订有效的防控策略提供科学依据。

传染病传播网络是一个典型的复杂网络，其中节点代表个体（如人、动物等），边则代表个体之间的接触或传播关系。这种网络结构能够直观地展示传染病的传播路径和范围，帮助理解疾病的传播机制和动力学特性。

在实际应用中，图与网络数学模型在传染病传播网络分析中的应用主要体现在以下几个方面。

首先，通过收集和分析传染病传播数据，可以构建出传染病的传播网络。这些数据可以来自流行病学调查、病例报告、社交媒体等渠道。通过整合这些数据，我们可以确定个体之间的接触关系以及疾病传播的时间、地点等信息，从而构建出一个完整的传染病传播网络。

其次，利用图论和网络分析的方法对传染病传播网络进行特征提取和分析，可以计算网络的拓扑特征，如节点的度、聚类系数等，以揭示网络的结构特点和传播特性。此外，还可以利用社区发现算法识别网络中的关键社区或群体，这些社区可能是疾病传播的高风险区域或关键传播路径。

最后，基于传染病传播网络的分析结果，可以制订相应的防控策略。例如，针对关键社区或高风险个体，可以加强监测和隔离措施，阻断疾病的传播链条。同时，通过分析网络的动态演化过程，可以预测疾病的传播趋势和可能的影响范围，为决策部门提供科学的参考依据。

此外，图与网络数学模型还可以用于评估不同防控策略的效果。通过模拟不同情境下的传染病传播过程，可以比较不同策略对疾病传播的影响，从而选择最优的防控方案。

第三节　评价管理数学模型

一、层次分析模型

（一）基本原理

层次分析法（analytic hierarchy process，AHP）又称为多层次权重解析方法，是 20 世纪 70 年代由美国著名运筹学家、匹兹堡大学教授 T. L. Saaty 提出的一种系统分析方法，是一种定性与定量分析相结合的多目标决策分析方法。该方法在充分研究人类思维过程的基础上，较合理地解决了定性问题定量化的处理过程。吸收利用行为科学的特点，对决策者的经验判断给予量化，对目标（因素）结构复杂而且缺乏必要的数据情况下，采用此方法较为实用，是系统科学中常用的一种系统分析方法，因而成为系统分析的数学工具之一。

层次分析法的基本思路是将所要分析的问题层次化，通过分析复杂系统所包含的因素及相关关系，把一个复杂的问题分解成不同的组成因素，并按照这些因素的关联影响及其隶属关系，将因素按不同层次凝聚组合，从而客观上形成多层次的、有序的递阶层次结构。最后，对问题进行优劣比较并排列。

（二）建模步骤

运用层次分析法进行决策，大体上可分为四个步骤。

1. 建立层次结构模型　由于涉及的因素繁多，复杂问题的决策通常比较困难。应用 AHP 的第一步就是将问题涉及的因素条理化、层次化，构造出一个有层次的结构模型，如图 5-3-1 所示。

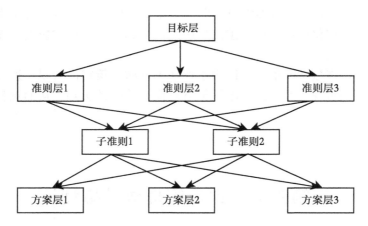

图5-3-1 AHP层次结构模型

在这个模型下，复杂问题的组成因素被分成若干组成部分，称为元素。这些元素又按其属性及关系形成若干层次，上一层次的元素对下一层次的有关元素起支配作用，这些层次可以分为三类。

（1）最高层：又称目标层。这一层次的元素只有一个。一般它是分析问题的预定目标或理想结果。

（2）中间层：又称准则层。这一层次包括了为实现目标所涉及的中间环节，它可以由若干层次组成，包括所需考虑的准则和子准则。

（3）最低层：又称方案层。这一层次包括了为实现目标可供选择的各种措施，决策方案等。

2. 构造判断矩阵 确定各层次各因素之间的权重时，如果只是定性的结果，则常常不易被别人接受，因而Saaty等提出一致矩阵法。

（1）不把所有因素放在一起比较，而是两两相互比较。

（2）对此时采用相对尺度，以尽可能减少性质不同的诸因素相互比较的困难，提高准确度。

在这一步中，决策者要反复回答问题：针对准则C所支配的两个元素 u_i 与 u_j 哪个更重要，并按1~9标度对重要程度赋值。表5-3-1给出了1~9标度的含义。

表5-3-1 标度值1~9的含义

标度 a_{ij}	含义
1	u_i 与 u_j 同样重要
3	u_i 比 u_j 稍微重要
5	u_i 比 u_j 明显重要
7	u_i 比 u_j 强烈重要
9	u_i 比 u_j 极端重要
2, 4, 6, 8	u_i 比 u_j 重要性介于上述两个相邻等级之间
1, 1/2, …, 1/9	u_i 比 u_j 的重要程度，为 a_{ij} 的互反数

这样对于准则 C，几个被比较元素通过两两比较构成一个判断矩阵 $A = (a_{ij})_{n \times n}$，其中 a_{ij} 就是元素 u_i 与 u_j 相对于 C 的重要度比值。

判断矩阵应满足：$a_{ij} > 0$，$a_{ij} = 1/a_{ji}$，$a_{ii} = 1$，具有这种性质的矩阵 A 称为正负反矩阵。由判断矩阵所具有的性质知：一个 n 阶判断矩阵只需给出其上三角或下三角的 $n(n-1)/2$ 个元素就可以了，即只需做 $n(n-1)/2$ 次两两比较判断。

若判断矩阵 A 同时具有如下性质：$\forall i, j, k \Rightarrow a_{ij}a_{jk} = a_{ik}$，则称矩阵 A 为一致性矩阵。并不是所有的判断矩阵都具有一致性，事实上，AHP 中多数判断矩阵（三阶以上）不满足一致性。

3. 计算权向量及一致性检验　AHP 的第三步要从给出的每一判断矩阵中求出被比较元素的排序权重向量，并通过一致性检验确定每一判断矩阵是否可以接受。权重计算方法主要有以下几种：和法、根法和特征根法。

（1）和法：取判断矩阵 n 个列向量（针对 n 阶判断矩阵）的归一化后算术平均值近似作为权重向量，即有：

$$\overline{w}_i = \frac{1}{n} \sum_{j=1}^{n} \frac{a_{ij}}{\sum_{k=1}^{n} a_{kj}}, \ i = 1, 2, \cdots, n \qquad (式 5-3-1)$$

（2）根法（几何平均法）：将 A 的各个向量采用几何平均然后归一化，得到的列向量近似作为加权向量，即有：

$$\overline{w}_i = \frac{\left(\prod_{j=1}^{n} a_{ij} \right)^{\frac{1}{n}}}{\sum_{k=1}^{n} \left(\prod_{j=1}^{n} a_{jk} \right)}, \ i = 1, 2, \cdots, n \qquad (式 5-3-2)$$

（3）特征根法：求判断矩阵的最大特征根及其对应的右特征向量，分别称为主特征根与右主特征向量，然后将归一化后的右主特征向量作为排序权重向量。特征根法是 AHP 中提出最早，也最为人们所推崇的方法。特征根法原理及算法如下所示。设 $\overline{w} = (\overline{w}_1, \overline{w}_2, \cdots, \overline{w}_n)^T$ 是 n 阶判断矩阵 A 的排序权重向量，当 A 为一致性矩阵时，显然有如下性质。

$$A = \begin{bmatrix} \dfrac{\overline{w}_1}{w_1} & \dfrac{\overline{w}_1}{w_2} & \cdots & \dfrac{\overline{w}_1}{w_n} \\[2mm] \dfrac{\overline{w}_2}{w_1} & \dfrac{\overline{w}_2}{w_2} & \cdots & \dfrac{\overline{w}_2}{w_n} \\[1mm] \vdots & \vdots & & \vdots \\[1mm] \dfrac{\overline{w}_n}{w_1} & \dfrac{\overline{w}_n}{w_2} & \cdots & \dfrac{\overline{w}_n}{w_n} \end{bmatrix} \qquad (式 5-3-3)$$

可以验证 $A_w = n_w$，且 n 为矩阵 A 的最大特征值，A 的其余特征值为 0，A 的秩为 1。根据非负矩阵的 Perron 定理可知：正互反矩阵的最大特征根为正，且它对应的右特征向量为正向量，最大特征根 $\lambda_{\max}$ 为 A 的单特征根。特征根法是借用数值分析中计算正矩阵的最大特征根和特征向量的幂法实现。

4. 计算组合权向量并做组合一致性检验 为了实现层次分析法的最终目的，需要从上而下逐层进行各层元素对目标层合成权重的计算。对应单个层次结构的单个判断矩阵必须满足一致性要求。同样地，各层元素对目标层的合成权重向量是否可以接受，就需要进行综合一致性检验。

但在实际应用中，通常不做整体一致性检验，只保证每个层次结构单独满足一致性检验即可。

二、灰色关联分析模型

（一）概述

一般地，把信息完全明确的系统称为白色系统，把信息完全不明确的系统称为黑色系统，信息部分明确、部分不明确的系统称为灰色系统。当事物之间、因素之间、相互关系比较复杂，特别是表面现象，变化的随机性更容易混淆人们的直觉，掩盖事物的本质，使人们在认识、分析、预测、决策时，得不到全面的、足够的信息，不容易形成明确的概念。这些都是灰色因素，灰色的关联性在起作用。灰色系统理论从系统的角度来研究信息间的关系，利用已知信息去揭示未知信息，即系统的"白化"问题。灰色系统理论包括灰色预测、灰色关联分析、灰色聚类和灰色决策等原理和方法。灰色关联分析（grey relational analysis, GRA）是华中科技大学邓聚龙教授于 1982 年首先提出的灰色系统理论核心内容之一，它是灰色关联评估与决策的基础。

灰色关联分析基本原理是将空间距离与点 – 集拓扑结合就得到灰色关联空间，根据研究变量序列曲线几何形状的相似度来判断变量序列的联系是否紧密，曲线形状越相似或变化趋势越接近，则变量序列之间的关联度越大，反之，关联度越小。灰色关联分析有别于传统的数学分析在于 GRA 提供了一个分析序列关系或系统行为的简要框架，即使信息很少也可以做。灰色关联分析在社会经济变量的相关性研究和评价决策方面存在广泛的应用。

（二）建模步骤

令参考序列或母序列为 $x_0 = \{x_0(1), x_0(2), \cdots, x_0(n)\}$，比较序列或者子序列分别为 $x_i = \{x_i(1), x_i(2), \cdots, x_i(n)\}$，其中 $i = 1, 2, \cdots, m$，表示共有 m 个子序列，n 为各个序列的长度。则对于序列 x_0 与 x_i 中第 k 个数 $x_0(k)$ 和 $x_i(k)$ 的关联度分析一般采取以下步骤。

1. 原始数据无量纲处理 对原始数据采取无量纲处理，以消除不同数据单位而带来的关联度无可比性这一问题。这主要是因为关联系数的计算主要取决于子母序列中各对应位置的数据差值。可以采用的方法有：初值化变换、均值化变换及标变换等。

2. 计算灰色关联系数 经数据变换之后所得到的数列，便构成了真正要计算关联系数的母数列，此处，在标号上不做重新标记，因此，$x_0(k)$ 和 $x_i(k)$ 的灰色关联系数可计算为：

$$\gamma(x_0(k),x_i(k)) = \frac{\min\limits_i \min\limits_k |x_0(k) - x_i(k)| + \xi \max\limits_i \max\limits_k |x_0(k) - x_i(k)|}{|x_0(k) - x_0(k)| + \xi \max\limits_i \max\limits_k |x_0(k) - x_i(k)|}$$

（式 5 - 3 - 4）

式中，分辨系数 $\zeta \in [0,1]$，一般取值为 $\zeta = 0.5$。

$|x_0(k) - x_i(k)|$ 为序列 x_0 和 x_i 中第 k 个数 $x_0(k)$ 与 $x_i(k)$ 的绝对差。

$\min\limits_k |x_0(k) - x_i(k)|$ 是指绝对值差 $|x_0(k) - x_i(k)|$ 按不同 k 值选其中最小者，称为第一层次最小差；$\min\limits_i \min\limits_k |x_0(k) - x_i(k)|$ 是按不同 i 值再选其中最小者，称为第二层次最小差。

同理，$\max\limits_k |x_0(k) - x_i(k)|$ 是指绝对值差 $|x_0(k) - x_i(k)|$ 按不同 k 值选其中最大者，称为第一层次最大差；$\max\limits_i \max\limits_k |x_0(k) - x_i(k)|$ 则是指第一层次最大差 $\max\limits_k |x_0(k) - x_i(k)|$ 按不同 i 值再选其中最大者，称为第二层次最大差。

3. 计算灰色关联度 $\min\limits_i \min\limits_k |x_0(k) - x_i(k)|$ 与 $\max\limits_i \max\limits_k |x_0(k) - x_i(k)|$ 成为序列 x_0 和 x_i 中第 k 点的环境参数，得到灰色关联系数 $\gamma(x_0(k),x_i(k))$，两序列中各个点的关联系数的平均值便构成了参考序列 x_0 与比较序列 x_i 之间的灰色关联度，即：

$$\gamma(x_0,x_i) = \frac{1}{n}\sum_{k=1}^{n}\gamma(x_0(k),x_i(k))$$

（式 5 - 3 - 5）

三、TOPSIS 理想点数学模型

（一）概述

逼近理想点方法（technique for order preference by similarity to ideal solution，TOPSIS）是一种依据评价对象与理想目标距离来判断方案优劣的评价方法。它的主要思想是先分别构造最优情形下的方案（即正理想解）和最糟糕情形下的方案（即负理想解），然后分别计算待评估方案到正理想解和负理想解的距离，方案离正理想解越近，且离负理想解越远，表明该方案越佳。用理想解法求解多属性决策问题的概念简单，只要在属性空间定义适当的距离测度，就能计算备选方案与理想方案的距离。TOPSIS 和灰色关联分析法对样本分布和样本量均没有严格限制，且在"贫信息"情形下仍然可以展现出很强的适用性，是非常实用的方法。

（二）距离的测度

采用相对接近测度。设决策问题有 m 个目标 f_j（$j = 1,2,\cdots,m$），n 个可行解 $Z_i = (Z_{i1},Z_{i2},\cdots,Z_{im})$（$j = 1,2,\cdots,n$），并设该问题的规范化加权目标的理想解是 Z^*，用欧几里得范数作为距离的测度，则从任意可行解 Z_i 到 Z^+ 的距离为：

$$S_i^+ = \sqrt{\sum_{j=1}^{m}(Z_{ij} - Z_j^+)^2}, i = 1,\cdots,n$$

（式 5 - 3 - 6）

式中，Z_{ij} 为第 j 个目标对第 i 个方案（解）的规范化加权值。

同理，任意可行解 Z_i 到负理想解 Z^- 的距离为：

$$S_i^- = \sqrt{\sum_{j=1}^{m} (Z_{ij} - Z_j^-)^2}, i = 1, \cdots, n \qquad (式5-3-7)$$

某一可行解对于理想解的相对接近度定义为：

$$C_i = \frac{S_i^-}{S_i^- + S_i^+}, 0 \leq C_i \leq 1, i = 1, \cdots, n \qquad (式5-3-8)$$

于是，若 Z_i 是理想解，则相应的 $C_i = 1$；若 Z_i 是负理想解，则相应的 $C_i = 0$。Z_i 愈靠近理想解，C_i 愈接近于 1；反之，愈接近负理想解，C_i 愈接近于 0。

（三）建模步骤

（1）第一步：设某一决策问题，其决策矩阵为 A。由 A 可以构成规范化的决策矩阵 Z'，其元素为 Z'_{ij}，且有

$$Z'_{ij} = \frac{f_{ij}}{\sqrt{\sum_{i=1}^{n} f_{ij}^2}}, i = 1, 2, \cdots, n; j = 1, 2, \cdots, m \qquad (式5-3-9)$$

（2）第二步：构造规范化的加权决策矩阵 Z，其元素 Z_{ij}

$$Z_{ij} = W_j Z'_{ij}, i = 1, 2, \cdots, n; j = 1, 2, \cdots, m \qquad (式5-3-10)$$

W_j 为第 j 个目标的权。

（3）第三步：确定理想解和负理想解。如果决策矩阵 Z 中元素 Z_{ij} 值越大表示方案越好，则

$$Z^+ = (Z_1^+, Z_2^+, \cdots, Z_m^+) = \{\max_i Z_{ij} \mid j = 1, 2, \cdots, m\} \qquad (式5-3-11)$$

$$Z^- = (Z_1^-, Z_2^-, \cdots, Z_m^-) = \{\min_i Z_{ij} \mid j = 1, 2, \cdots, m\} \qquad (式5-3-12)$$

（4）第四步：计算每个方案到理想点的距离 S_i 和到负理想点的距离 S_i^-。

（5）第五步：按相对接近度的定义式计算 C_i，并按每个方案的相对接近度 C_i 的大小排序，找出满意解。

四、应用与解读

（一）问题定义与层次结构构建

研究城市空气质量对居民健康的综合影响，构建层次分析法的层次结构。该结构通常包括目标层、准则层和方案层。在本案例中，目标层为"城市空气质量对居民健康影响的综合评价"，准则层可能包括空气质量指标（如 $PM_{2.5}$、SO_2、NO_2 等）、居民健康指标（如呼吸系统疾病发病率、死亡率等）以及其他相关因素（如气候条件、人口分布等）。方案层则代表不同的改善措施或政策选项。

（二）因素权重确定

在确定层次结构后，需要对各个因素进行权重赋值。这通常通过专家打分、问卷

调查等方式进行。根据专家的经验和知识，对各个因素进行两两比较，形成判断矩阵。然后，利用层次分析法的计算方法（如特征向量法、最小二乘法等），求出各因素的权重值。这些权重值反映了各个因素在综合评价中的重要程度。

（三）综合评价与决策

在确定了各因素的权重后，可以对不同的改善措施或政策选项进行综合评价。这通常涉及收集各方案在不同因素下的表现数据，并将其与相应的权重相乘，得到各方案的综合得分。通过比较各方案的综合得分，可以选择出最优的方案或政策。

在本案例中，可以收集各个城市在不同空气质量指标下的居民健康数据，并结合气候、人口等其他因素，利用层次分析法进行综合评价。通过比较不同改善措施的综合得分，可以选择出最能有效降低空气质量对居民健康影响的措施或政策。

（四）结果反馈与政策调整

层次分析法的应用不仅限于一次性的决策过程，还可以作为政策调整和改进的依据。根据综合评价的结果，可以反馈到相关部门或决策者，为政策制定和调整提供参考。同时，随着时间和环境的变化，可以定期对层次结构和因素权重进行调整，以适应新的情况和需求。

第四节　预测分析数学模型

一、差值与拟合

在数学建模的某些问题中，通常要处理由实验或测量得到的大批量数据，处理这些数据的目的是为进一步研究该问题提供数学手段。插值与数据拟合就是通过分析这些已知数据，从而确定某类函数的参数或寻找某个近似函数，使所得的函数与已知数据具有较高的拟合精确度，并且能够使用数学的工具分析数据所反映对象的性质。

（一）插值

插值（interpolation）是指在所给定基准数据的情况下，研究如何平滑地估算出基准数据之间其他点的函数数值。每当其他点上函数数值获取的代价比较高时，插值就会发挥作用，适用于观测数据的准确性和可靠性较高的场合。在插值方法中，假设已知数据正确，要求以某种方法描述数据节点之间的关系，从而可以估计别的函数节点的值。插值函数又叫作基函数，如果该基函数定义在整个定义域上，叫作全域基，否则叫作分域基。常用的插值（根据待定函数的形式）主要有多项式插值和样条插值。

（二）拟合

拟合方法的求解思路与插值不同，在拟合方法中，需要设法找出某条光滑曲线，它最佳地拟合已知数据，但对经过的已知数据节点个数不作要求。拟合是以残差平方和最小为原则，得到的测试函数不一定经过所有的测试数据点。简单地讲，所谓拟合，是指已知某函数的若干离散函数值，通过调整该函数中若干待定系数，使得该函数与已知数据集的差别最小。

如果待定函数是线性，就叫线性拟合或者线性回归，否则叫作非线性拟合或者非线性回归。当最佳拟合被解释为在数据节点上的最小误差平方和，且所用的曲线限定为多项式时，这种拟合方法相当简捷，称为多项式拟合。函数表达式也可以是分段函数，这种情况下的拟合叫作样条拟合。

1. 多项式拟合　所谓多项式拟合，主要是采用多项式函数形式来进行拟合、来逼近数据所呈现的趋势。多项式的系数可以采取最小二乘法进行计算。

给定数据点为 (x_i, y_i)，$i = 1, 2, 3, \cdots, N$，Φ 为所有次数不超过 n（$n \leqslant N$）的多项式构成的 $P_n(x) = \sum_{k=0}^{n} a_k x^k \in \Phi$ 函数类。现设有某一多项式，可以充分表现数据的趋势，那么它应该满足以下条件：

$$R = \sum_{i=1}^{N} (p_n(x_i) - y_i)^2 = \sum_{i=1}^{N} \left(\sum_{k=0}^{n} a_k x^k - y_i \right)^2 = \min \quad （式5-4-1）$$

满足上式的 $p_n(x)$ 称为最小二乘拟合多项式。

特别地，当 $n = 1$ 时称为线性拟合或直线拟合。显然 R 是系数 $a_0, a_1, \cdots, a_n$ 的多元函数。因此，上述多项式拟合问题即为求 R 的极值问题。由多元函数求极值的必要条件，得到如下方程组：

$$\frac{\partial R}{\partial a_j} = 2 \sum_{i=1}^{N} \left(\sum_{k=0}^{n} a_k x_i^k - y_i \right) x_i^j = 0 \quad （式5-4-2）$$

可以证明，由上面方程形成的方程组存在唯一解。从中可以解得多项式的系数 a_j，从而可得拟合多项式 $p_n(x)$。R 称为最小二乘拟合多项式 $p_n(x)$ 的平方误差。

多项式拟合的一般步骤可归纳为：

（1）通过已知数据画出数据散点图，确定拟合多项式的次数 n。

（2）计算 $\sum_{i=1}^{N} x_i^j$ 和 $\sum_{i=0}^{N} x_i^j y_i$。

（3）建立多项式系数方程组，求解多项式系数。

（4）得到拟合多项式 $P_n(x) = \sum_{k=0}^{n} a_k x^k$。

2. 非多项式拟合　Malthusian 与 Logistic 是非多项式拟合的两种典型代表，分别对应于两种典型的物理含义（即资源无限与资源受限）。但 Malthus 模型有一个严重的缺点，就是当时间无限远时，预测的数据将会趋向无穷大。它反映的是在种群生长下的缺陷，没有反映环境和资源对群体自然增长的影响，因此，为克服这一缺陷引入自限模型，又称 Logistic 模型。

　　设在所考察的自然环境下，群体可能达到的最大总数（称为生存极限数）为 K。若开始时群体的自然增长率为 r，随着群体的增长，增长率下降，一旦群体总数达到 K，群体停止增长，即增长率为零。

　　通过以上分析，阻滞作用体现在对人口增长率 r 的影响上，使得 r 随着人口数量 x 的增加而下降。若将 r 表示为 x 的函数 $r(x)$，则它应是减函数。于是，方程可写作：

$$\begin{cases} \dfrac{\mathrm{d}x}{\mathrm{d}t} = r(x)x \\ x(0) = x_0 \end{cases} \qquad （式 5-4-3）$$

　　对 $r(x)$ 的一个最简单的假设：设 $r(x)$ 为 x 的线性函数，于是，数学模型就可以改进为：

$$\begin{cases} \dfrac{\mathrm{d}x}{\mathrm{d}t} = r\left(1 - \dfrac{x(t)}{K}x\right) \\ x(0) = x_0 \end{cases} \Rightarrow x(t) = \dfrac{K}{1 + \left(\dfrac{K}{x_0} - 1\right)\mathrm{e}^{-rt}} \qquad （式 5-4-4）$$

　　上式方程中右端的因子 $r(x)$ 体现人口自身的增长趋势，因子 $1 - \dfrac{x(t)}{K}$ 则体现了资源和环境对人口增长的阻滞作用。显然，x 值越大，前一因子越大，后一因子越小，群体增长是两个因子共同作用的结果。

二、灰色预测模型

（一）概述

　　灰色预测是对既含有已知信息又含有不确定信息的系统进行预测，也就是对在一定范围内变化的、与时间有关的灰色过程进行预测。通过对原始数据的生成处理和灰色模型的建立，挖掘、发现、掌握和寻求系统变动的规律。生成数据序列有较强的规律性，可以用它来建立相应的微分方程模型，从而预测事物未来的发展趋势和未来状态，并对系统的未来状态做出科学的定量分析。

　　灰色预测的建模过程大致如下。

　　（1）把原始数据加工成生成数。

　　（2）对残差（模型计算值与实际值之差）修订后，建立差分微分方程模型。

　　（3）进行基于关联度收敛的分析。

　　（4）GM 模型所得数据进行逆生成还原。

　　（5）采用"五步建模"（系统定性分析、因素分析、初步量化、动态量化、优化）法，建立一种差分微分方程模型——GM（1,1）预测模型。

　　灰色预测模型主要分为两大类，即单序列灰色预测模型和区间灰数预测模型。

（二）单序列灰色预测模型

　　单序列灰色预测模型认为系统的行为现象尽管"朦胧"，数据尽管复杂，但必然是有序的，存在着某种内在规律，只不过这些规律被纷繁复杂的现象掩盖，人们很难直接从原始数据中找到某种内在的规律。建立灰色模型之前，需要对原始时间序列按照某种要求进行预处理，得到有规律的时间序列数据——生成列，即为灰色生成。常用的灰色系统生成方式有累加生成、累减生成、均值生成、级比生成等。单序列灰色预测模型可细分为：GM（1，1）模型，DGM（1，1）模型，GM（1，N）模型，灰色 Verhulst 模型。

1. GM（1，1）模型 该模型中符号的含义为：GM（1，1）代表"Grey Model（1 阶方程，1 个变量）"。GM（1，1）的建模过程如下。

令 $X^{(0)}$ 为 GM（1，1）的原始建模序列：

$$X^{(0)} = (x^{(0)}(1), x^{(0)}(2), \cdots, x^{(0)}(n)) \qquad (式 5-4-5)$$

其中，$x^{(0)}(k) \geq 0$，$k = 1, 2, \cdots, n$。

$X^{(1)}$ 为 $X^{(0)}$ 累加生成序列：

$$X^{(1)} = (x^{(1)}(1), x^{(1)}(2), \cdots, x^{(1)}(n)) \qquad (式 5-4-6)$$

$$x^{(1)}(k) = \sum_{i=0}^{k} x^{(0)}(i) = x^{(1)}(k-1) + x^{(0)}(k) \qquad (式 5-4-7)$$

令 $Z^{(1)}$ 为 $X^{(1)}$ 的紧邻均值生成序列：

$$Z^{(1)} = (z^{(1)}(1), z^{(1)}(2), \cdots, z^{(1)}(k)) \qquad (式 5-4-8)$$

$$z^{(1)}(k) = 0.5x^{(1)}(k) + 0.5x^{(1)}(k-1) \qquad (式 5-4-9)$$

则 GM（1，1）的灰色微分方程模型为：

$$x^{(0)}(k+1) + az^{(1)}(k) = b \qquad (式 5-4-10)$$

式中，a 称为发展系数，b 为灰色作用量。

2. DGM（1，1）模型 设非负序列为：

$$X^{(0)} = (x^{(0)}(1), x^{(0)}(2), \cdots, x^{(0)}(n)) \qquad (式 5-4-11)$$

其依次累加生成的序列为：

$$X^{(1)} = (x^{(1)}(1), x^{(1)}(2), \cdots, x^{(1)}(n)) \qquad (式 5-4-12)$$

称 $\beta \hat{x}_1^{(1)}(k+1) = \beta_1 x_1^{(1)}(k) + \beta_2$ 为 DGM（1，1）模型，或称 GM（1，1）模型的离散形式。若 $\hat{\beta} = (\beta_1, \beta_2)^T$ 为参数数列，且：

$$Y = \begin{bmatrix} x^{(1)}(2) \\ x^{(1)}(3) \\ \vdots \\ x^{(1)}(n) \end{bmatrix} \quad B = \begin{bmatrix} x^{(1)}(1) & 1 \\ x^{(1)}(1) & 1 \\ \vdots & \vdots \\ x^{(1)}(n-1) & 1 \end{bmatrix} \qquad (式 5-4-13)$$

则灰色微分方程 $\beta \hat{x}_1^{(1)}(k+1) = \beta_1 x_1^{(1)}(k) + \beta_2$ 中参数的最小二乘估计为：

$$\hat{\beta} = (B^T B)^{-1} B^T Y \qquad (式 5-4-14)$$

设 $\hat{\beta} = [\beta_1 \beta_2] = (B^T B)^{-1} B^T Y$，则取 $X^{(1)}(1) = X^{(0)}(1)$，其预测模型为：

$$\hat{x}_1^{(1)}(k+1) = \beta_1^k x^{(0)}(1) + \frac{1 - \beta_1^k}{1 - \beta_1} \beta_2, k = 1, 2, \cdots, n-1 \qquad (式 5-4-15)$$

其还原值为：$\hat{x}_1^{(0)}(k+1) = \hat{x}_1^{(1)}(k+1) - \hat{x}_1^{(1)}(k)$，$k = 1, 2, \cdots, n-1$

3. GM（1，N）模型　如果考虑的系统由若干个相互影响的因素组成，设 $X_1^{(0)} = \{x_1^{(0)}(1), x_1^{(0)}(2), \cdots, x_1^{(0)}(n)\}$ 为系统特征数据序，而 $X_2^{(0)} = \{x_2^{(0)}(1), x_2^{(0)}(2), \cdots, x_2^{(0)}(n)\}$，$\cdots$，$X_N^{(0)} = \{x_N^{(0)}(1), x_N^{(0)}(2), \cdots, x_N^{(0)}(n)\}$ 为相关因素序列。$X_i^{(1)}$ 为 $X_i^{(0)}$ 的 1 次累加生成序列（$i = 1, 2, \cdots, N$），$Z_1^{(1)}$ 为 $X_1^{(1)}$ 的紧邻生成序列，则：

$$x_1^{(0)}(k) + az_1^{(1)}(k) = \sum_{i=2}^{N} b_i x_i^{(1)}(k) \qquad （式5-4-16）$$

称为 GM（1，N）灰色微分方程。定义 $\hat{a} = [a\ b_2\ \cdots\ b_N]^T$ 为 GM（1，N）灰色微分方程的参数列，根据最小二乘法可以得出：

$$\hat{a} = (B^T B)^{-1} B^T Y \qquad （式5-4-17）$$

式中

$$B = \begin{bmatrix} -z_1^{(1)}(2) & x_2^{(1)}(2) & \cdots & x_N^{(1)}(2) \\ -z_1^{(1)}(3) & x_2^{(1)}(3) & \cdots & x_N^{(1)}(3) \\ \vdots & \vdots & & \vdots \\ -z_1^{(1)}(n) & x_2^{(1)}(n) & \cdots & x_N^{(1)}(n) \end{bmatrix} \qquad （式5-4-18）$$

$$Y = \begin{bmatrix} x_1^{(0)}(2) & x_1^{(0)}(3) & \cdots & x_1^{(0)}(n) \end{bmatrix} \qquad （式5-4-19）$$

$$\frac{dx_1^{(1)}}{dt} + ax_1^{(1)} = b_2 x_2^{(1)} + b_3 x_3^{(1)} + \cdots + b_N x_N^{(1)} \qquad （式5-4-20）$$

为 GM（1，N）灰色微分方程的白化方程，也称影子方程。

4. 灰色 Verhulst 模型　对于 S 型序列，不适宜用 GM（1，1）模型预测，更适合用灰色 Verhulst 模型等进行预测。灰色 Verhulst 模型避免了传统的 Verhulst 模型建模的大样本要求，主要用来描述具有饱和状态的过程，即 S 型过程，常用于人口预测、生物生长、繁殖预测和产品经济寿命预测等。

设 $X^{(0)}$ 为原始数据序列，$X^{(1)}$ 为 $X^{(0)}$ 的 1 次累加生成序列，$Z^{(1)}$ 为 $X^{(1)}$ 的紧邻均值生成序列，则称 $X^{(0)} + aZ^{(1)} = b(Z^{(1)})^a$ 为 GM（1，1）幂模型，称 $\frac{dx^{(1)}}{dt} + ax^{(1)} = b(x^{(1)})^a$ 为 GM（1，1）幂模型的白化方程。

设 $X^{(0)}$，$X^{(1)}$，$Z^{(1)}$，有

$$B = \begin{bmatrix} -z^{(1)}(2) & (z^{(1)}(2))^a \\ -z^{(1)}(3) & (z^{(1)}(3))^a \\ \vdots & \vdots \\ -z^{(1)}(n) & (z^{(1)}(n))^a \end{bmatrix} \quad Y = \begin{bmatrix} x^{(0)}(2) \\ x^{(0)}(3) \\ \vdots \\ x^{(0)}(n) \end{bmatrix} \qquad （式5-4-21）$$

则 GM（1，1）幂模型参数列 $\hat{a} = [a, b]^T$ 的最小二乘估计为：

$$\hat{a} = [a, b]^T = (B^T B)^{-1} B^T Y \qquad （式5-4-22）$$

当 $a = 2$ 时，称 $X^{(0)} + aZ^{(1)} = b(Z^{(1)})^2$ 为灰色 Verhulst 模型。

称 $\frac{dx^{(1)}}{dt} + ax^{(1)} = b(x^{(1)})^2$ 为灰色 Verhulst 模型的白化过程。

Verhulst 白化方程的解为：

$$x^{(1)}(t) = \cfrac{1}{e^{at}\left[\cfrac{1}{x^{(1)}(0)} - \cfrac{b}{a}(1 - e^{-at})\right]}$$

$$= \cfrac{ax^{(1)}(0)}{e^{at}\left[a - bx^{(1)}(0)(1 - e^{-at})\right]}$$

$$= \cfrac{ax^{(1)}(0)}{bx^{(1)}(0) + (a - bx^{(1)}(0))e^{at}} \qquad (式5-4-23)$$

灰色 Verhulst 模型的时间响应式为：

$$\hat{x}^{(1)}(K+1) = \cfrac{ax^{(1)}(0)}{bx^{(1)}(0) + (a - bx^{(1)}(0))e^{ak}} \qquad (式5-4-24)$$

(三) 区间灰数预测模型

区间灰数预测模型中的区间灰数是指既有下界 a_k，又有上界 b_k 的灰数，记为 $\otimes(t_k) \in [a_k, b_k]$，其中 $a_k \leqslant b_k$。白化权函数是用来描述一个区间灰数 $\otimes(t_k) \in [a_k, b_k]$ 在其取值范围内对不同数值的"偏爱"程度的函数，称为 $\otimes(t_k)$ 的白化权函数。"核"和"灰度"是区间灰数的两个重要属性，是研究区间灰数代数运算法则以及建立区间灰数预测模型误差检验方法的基础。区间灰数的"核"是在充分考虑已知信息的条件下，最有可能代表区间灰数"白化值"的实数；区间灰数的"灰度"则反映了人们对灰色系统认识的不确定程度。通常的实数则是灰度为零且核为本身的特殊区间灰数。区间灰数预测模型又可细分为：基于几何坐标法的区间灰数预测模型 IGPM - G (1, 1)，基于信息分解法的区间灰数预测模型 IGPM - P (1, 1)，基于灰色属性法的区间灰数预测模型 IGPM - D (1, 1)。

1. IGPM - G (1, 1) 模型　分别构建基于面积序列和坐标序列的 DGM (1, 1) 模型，并在此基础上通过几何坐标法的反向推导，实现对区间灰数上界及下界的模拟，进而实现区间灰数预测模型的构建。具体模型建立参照前面的 DGM (1, 1) 模型，可以得到面积序列和坐标序列的预测模型：

$$\hat{s}(k+1) = [s(1)(\alpha_1 - 1) + \alpha_2]\alpha_1^{k-1} \qquad (式5-4-25)$$

$$\hat{w}(k+1) = [w(1)(\beta_1 - 1) + \beta_2]\beta_1^{k-1} \qquad (式5-4-26)$$

从而得到：

$$\hat{b}_k - \hat{a}_k = \cfrac{2C_s\alpha_1^{k-3}[1 - (-\alpha_1^{-1})^{k-2}]}{1 + \alpha_1^{-1}} + (-1)^k(b_2 - a_2) \quad (式5-4-27)$$

$$\hat{b}_k + \hat{a}_k = \cfrac{4C_s\beta_1^{k-3}[1 - (-\beta_1^{-1})^{k-2}]}{1 + \beta_1^{-1}} + (-1)^k(b_2 + a_2) \quad (式5-4-28)$$

解方程组，可得到区间灰数 $\hat{\otimes}(t_k)$ 上界和下界的模拟及预测公式：

$$\hat{a}_k = \cfrac{F_w\beta_1^{k-3}[1 - (-\beta_1^{-1})^{k-2}] - F_s\alpha_1^{k-3}[1 - (-\alpha_1^{-1})^{k-2}]}{2} + (-1)^k a_2$$

$$(式5-4-29)$$

$$\hat{b}_k = \frac{F_s \alpha_1^{k-3} \left[1 - (- \alpha_1^{-1})^{k-2} \right] - F_s \beta_1^{k-3} \left[1 - (- \beta_1^{-1})^{k-2} \right]}{2} + (-1)^k b_2$$

（式 5 - 4 - 30）

其中，

$$F_s = \frac{2C_s}{1 + \alpha_1^{-1}}, \ F_w = \frac{2C_w}{1 + \beta_1^{-1}} \qquad （式 5 - 4 - 31）$$

$$C_s = s(1)(\alpha_1 - 1) + \alpha_2, \ C_w = w(1)(\beta_1 - 1) + \beta_2 \qquad （式 5 - 4 - 32）$$

2. IGPM – P（1，1）模型 分别构建基于实部（也称"白部"）序列和灰部序列的 DGM（1，1）模型，并在此基础上通过推导区间灰数上界及下界的模拟表达式，实现区间灰数预测模型的构建。具体模型建立参照前面的 DGM（1，1）模型，可以得到白部序列和灰部序列的预测模型：

$$\hat{a}_{k+1} = \left[a_1(\varphi_1 - 1) + \varphi_2 \right] \cdot \varphi_1^{k-1} \qquad （式 5 - 4 - 33）$$

$$\hat{h}_{k+1} = \left[h_1(\varphi_1 - 1) + \varphi_2 \right] \cdot \varphi_1^{k-1} \qquad （式 5 - 4 - 34）$$

由 $\hat{h}_{k+1} = b_{k+1} - \hat{a}_{k+1}$ 可得：

$$\hat{b}_{k+1} = \left[h_1(\varphi_1 - 1) + \varphi_2 \right] \cdot \varphi_1^{k-1} + \left[a_1(\varphi_1 - 1) + \varphi_2 \right] \cdot \varphi_1^{k-1}$$

（式 5 - 4 - 35）

3. IGPM – D（1，1）模型 通过"核"序列为基础建立 DGM（1，1）预测模型，实现对未来区间灰数"核"的预测；然后以"灰度不减公理"为理论依据，以"核"为中心拓展得区间灰数的上界和下界，在不破坏区间灰数独立性和完整性的前提下，实现区间灰数的模拟和预测。核序列具体模型建立参照前面的 DGM（1，1）模型，可以得到核序列的预测模型：

$$\hat{\widetilde{\otimes}}(t_{k+1}) = \left[\widetilde{\otimes}(t_1)(\beta_1 - 1) + \beta_2 \right] \beta_1^{k-1} \qquad （式 5 - 4 - 36）$$

灰度不减原理：两个灰度不同的区间灰数进行和、差、积、商运算时，运算结果的灰度不小于灰数较大的区间灰数的灰度。则有：

$$\hat{b}_{k+1} - \hat{a}_{k+1} = b_{x-} a_x \qquad （式 5 - 4 - 37）$$

$$\hat{a}_{k+1} + \hat{b}_{k+1} = 2 \hat{\widetilde{\otimes}}(t_{k+1}) \qquad （式 5 - 4 - 38）$$

总的来说，灰色理论的特点是对现实中大量存在的少许信息已知、另外大部分信息未知的样本对象进行研究，这些对象已知信息少，并且内部关系复杂不确定，灰色理论通过对这些已知对象信息的分析、挖掘，生成并提取出它们之间的规律，从而达到对样本对象未来行为的估计和推测。

三、时间序列预测

（一）时间序列的基本特征

时间序列是指将某种现象某一个统计指标在不同时间上的各个数值，按时间先后顺序排列而形成的序列。时间序列法是一种定量预测方法，亦称简单外延方法，在统计学中作为一种常用的预测手段被广泛应用。时间序列分析（time series analysis）是一种动态数据处理的统计方法。该方法基于随机过程理论和数理统计学方法，研究随机数据序列所遵从的统计规律，以用于解决实际问题。时间序列根据过去的变化趋势预测未来的发展，它的前提是假定事物的过去延续到未来。

因素分解方法（time series decomposition）认为，所有的序列波动都可以归纳为受到以下四大类因素的综合影响。

（1）长期趋势（trend）：序列呈现明显的长期递增或递减的变化趋势。

（2）循环波动（circle）：序列呈现从低到高再由高到低的反复循环波动。循环周期可长可短，不一定是固定的。

（3）季节性变化（season）：序列呈现和季节变化相关的稳定周期波动。

（4）随机波动（immediate）：除了长期趋势、循环波动和季节性变化，其他不能用确定性因素解释的序列波动，都属于随机波动。

统计学家在进行确定性时间序列分析时，假定序列会受到这四个因素中的全部或部分的影响，导致序列呈现出不同的波动特征。换言之，任何一个时间序列都可以用这四个因素的某个函数进行拟合。常用模型包括：

$$加法模型：x_t = T_t + C_t + S_t + I_t$$
$$乘法模型：x_t = T_t \times C_t \times S_t \times I_t$$

（二）时间序列类型

按照是否存在趋势，可将时间序列分为平稳序列和非平稳序列两种类型。

1. 平稳序列（stationary series） 是基本上不存在趋势的序列。这类序列中的各观察值基本上在某个固定的水平上波动，虽然在不同的时间段波动的程度不同，但并不存在某种规律，其波动可以看作随机的。

2. 非平稳序列（non-stationary series） 是包含趋势、季节性或周期性的序列，它可能只包含其中的一种成分，也可能是几种成分的组合。因此，非平稳序列又可分为有趋势的序列、有趋势和季节性的序列、几种成分混合而成的复合型序列。时间序列中除去趋势、周期性和季节性之后的偶然性波动称为随机性，亦称为不规则波动。

（三）时间序列预测的步骤

在对时间序列进行预测时，其计算步骤如下。

1. 平稳性检验 首先验证时间序列的平稳性，以便进行建模。这里使用游程检验法对序列进行检验，如果序列本身不平稳，则求出它的差分序列再进行平稳性检验，以此类推，直到某阶差分序列平稳为止。

设序列 X_t 的均值为 $\bar{x}$，对序列中比 $\bar{x}$ 小的数记"－"号，其余的记"＋"号，这样就将原序列转化为一个记号序列。其中每一段连续相同的记号序列就叫作一个游程。设序列长度为 N，$N = N_1 + N_2$，游程总数为 r。对于随机序列，可以证明，当 N_1 和 N_2 均不超过 15（小样本）时，游程总数服从 r 分布：

$$E(r) = \frac{2N_1 N_2}{N} + 1 \qquad (式5-4-39)$$

$$D(r) = \frac{2N_1 N_2 (2N_1 N_2 - 1)}{N^2 (N-1)} \qquad (式5-4-40)$$

当 N_1 和 N_2 大于15（大样本）时，统计量：

$$Z = \frac{r - E(r)}{\sqrt{D(r)}} : N(0,1) \qquad (式5-4-41)$$

因此，对所检验序列可以计算出 r 或 Z 的值，在给定显著水平 α 下，若 $r_L < r < r_U$ 或者 $|Z| < 1.96$，则认为该序列是平稳序列，否则是非平稳序列。

2. 模型识别 在得到平稳序列后，进行模型的初步识别与定阶（表5-4-1）。初步识别需要计算样本自相关函数（autocorrelation function，ACF）和偏自相关函数（partial autocorrelation function，PACF），根据 ACF 和 PACF 的拖尾或截尾性质，确定采用的时间序列模型及其阶数。若样本自相关系数和偏自相关系数在最初的值明显大于2倍标准差，而后几乎95%的系数都落在2倍标准差范围内，且非零系数衰减为小值波动的过程非常突然，则通常视为 k 阶截尾；若有超过5%的样本相关系数大于2倍标准差，或非零系数衰减为小值波动的过程比较缓慢或连续，通常视为拖尾。可通过自相关和偏自相关函数图来判断。

表5-4-1 平稳时间序列拟合模型识别

自相关系数	偏自相关系数	选择模型
拖尾	p 阶截尾	AR (p)
q 阶截尾	拖尾	MA (q)
拖尾	拖尾	ARMA (p, q)

3. 参数计算 通过上一步可确定时间序列的模型和阶数，为了得到模型的表达式，还需要计算模型的参数。这里使用参数估计法，一般选取最小二乘估计，该方法充分利用了每一个观测值，因此估计精度高。最小二乘估计值是使残差平方和达到最小的那组参数值。

4. 残差检验 通过上一步确定了时间序列的表达式，为了检验所建模型的正确性，需要对模型的残差序列进行白噪声检验。如果残差序列是白噪声序列，则说明建立的模型是正确的，可利用模型表达式对时间序列进行预测，否则就需要对模型进行修改。

四、回归分析预测

回归分析是因果关系法的主要类别，基于回归分析预测态势的方法是在分析各种因变量与自变量之间关联关系的基础上，确定自变量（态势值）和因变量（评估指标）之间的逻辑、函数关系式，达到预测态势的目的。

（一）回归分析基本思路

回归分析是确定两种或两种以上变量间相互依赖的定量关系的一种统计分析方法，

其基本思路是：从一组样本数据出发，确定变量之间的数学关系式，对这些关系式的可信程度进行各种统计检验，并从影响某一特定变量的诸多变量中找出哪些变量的影响显著、哪些不显著。然后利用所求的关系式，根据一个或几个变量的取值来预测或控制另一个特定变量的取值，并给出这种预测或者控制的精确程度。

（二）回归模型的类型

根据回归分析涉及自变量的多少，可以分为一元回归模型和多元回归模型。前者只包含一个自变量和一个因变量，而后者可以有多个自变量和因变量。

根据模型中自变量和因变量之间的关系是否为线性，可以分为线性回归模型和非线性回归模型。如果回归分析中自变量和因变量的关系可以用一条直线近似表示，或者说两类变量数据分布大体上呈直线趋势，那么这种回归模型称为线性回归模型；如果自变量和因变量的关系无法用一条直线近似表示，则为非线性回归模型，也称为曲线回归模型。

根据回归模型是否带有虚拟变量，回归模型可以分为普通回归模型和带虚拟变量的回归模型。顾名思义，普通回归模型中没有虚拟变量，带虚拟变量的回归模型中则含有虚拟变量。

（三）回归分析预测的步骤

回归分析预测法是在分析自变量和因变量之间相关关系的基础上，建立变量之间的回归方程，并将回归方程作为预测模型，根据自变量在预测期的数量变化来预测因变量的变化。前面的章节已详细介绍了回归分析的思路，本节将重点介绍回归分析作为一种预测方法的实现步骤。

1. 根据预测目标确定自变量和因变量　明确预测的具体目标，也就确定了因变量。通过数据采集和态势提取，寻找与预测目标相关的影响因素，即自变量，并从中选出主要的影响因素。

2. 建立回归预测模型　根据自变量和因变量的历史统计数据进行计算，在此基础上建立回归分析方程，也就是回归分析预测模型。

3. 进行相关分析　回归分析是对具有因果关系的影响因素（自变量）和预测对象（因变量）所进行的数理统计分析处理，只有当自变量与因变量确实存在某种关系时，建立的回归方程才有意义。因此，作为自变量的因素与作为因变量的预测对象是否有关、相关程度如何，以及判断这种相关程度的把握性多大，就成为进行回归分析必须解决的问题。进行相关分析，一般需要求出相关关系，以相关系数的大小来判断自变量和因变量的相关程度。

4. 检验回归分析预测模型，计算预测误差　回归分析预测模型是否可用于实际预测，取决于对回归分析预测模型的检验和对预测误差的计算。回归方程只有通过各种检验，且预测误差较小，才能将回归方程作为预测模型进行预测。

5. 计算并确定预测值　最后，利用回归分析预测模型计算预测值，并对预测值进行综合分析以确定最后的预测值。

（四）回归分析预测方法

1. 线性回归　线性回归使用最佳的拟合直线（也就是回归线）在因变量（y）和一个或多个自变量（x）之间建立一种关系。

一元线性回归只研究一个自变量和一个因变量之间的统计关系，可表示为：

$$y = \beta_0 + \beta_1 x + \varepsilon \qquad （式 5-4-42）$$

其中，β_0 和 β_1 为模型的参数，或者是直线的斜率；ε 是随机误差项，也为随机干扰项。

多元线性回归是对两个或两个以上自变量的回归，涉及多个自变量的多元线性回归模型可表示为：

$$y = \beta_0 + \beta_1 x_1 + \beta_2 x_2 + \cdots + \beta_m x_m + \varepsilon \qquad （式 5-4-43）$$

由于总体回归参数 β_0，β_1，$\cdots$，β_m 是未知的，要利用样本数据估计。可以用样本统计量 b_0，b_1，$\cdots$，b_m 代替回归方程中的未知参数，则可得到估计的回归方程为：

$$y = b_0 + b_1 x_1 + b_2 x_2 + \cdots + b_m x_m \qquad （式 5-4-44）$$

2. 逻辑回归　逻辑回归用来计算"事件＝Success"和"事件＝Failure"的概率。当因变量的类型属于二元（1/0，真/假，是/否）变量时，就可以使用逻辑回归。这里，y 的值为 0 或 1，它可以用下方程表示：

$$odds = \frac{p}{1-p}$$

$$\ln(odds) = \ln\left(\frac{p}{1-p}\right) \qquad （式 5-4-45）$$

$$logit(p) = \ln\left(\frac{p}{1-p}\right) = b_0 + b_1 x_1 + b_2 x_2 + \cdots + b_k x_k$$

其中，p 表述具有某个特征的概率。公式中使用对数 log 是因为使用的是二项分布（因变量），需要选择一个对这个分布最佳的连接函数，即 $logit$ 函数。在上述方程中，通过观测样本的极大似然估计值来选择参数，而不是最小化平方和误差。

3. 多项式回归　在一个回归方程中，若自变量的指数大于1，那么它就是多项式回归方程。例如：

$$y = a + bx^2 \qquad （式 5-4-46）$$

在这类回归方法中，最佳拟合线不是直线，而是一个用于拟合数据点的曲线。

4. 逐步回归　在处理多个自变量时，可使用这种形式的回归。在该种方法中，自变量的选择是在一个自动过程中完成的，其中包括非人为操作。通过观察统计的值，来识别重要的变量。逐步回归通过同时添加或者删除基于指定标准的协变量来拟合模型。常用的逐步回归方法如下。

（1）标准逐步回归法：一般包括两步，即增加和删除每个步骤所需的预测。

（2）向前选择法：从模型中最显著的预测开始，然后为每一步添加变量。

（3）向后剔除法：与模型的所有预测同时开始，然后在每一步消除最小显著性变量。

这种回归预测方法的目的是使用最少的预测变量数来最大化预测能力，它也是处理高维数据集的一种方法。

5. 岭回归 当数据之间存在多重共线性，也就是自变量高度相关时，就需要使用岭回归分析。当存在多重共线性时，尽管最小二乘法测得的估计值不存在偏差，它们的方差也会很大，从而使得观测值与真实值相差甚远。岭回归通过给回归估计值添加一个偏差值，来降低标准误差。

在线性等式中，预测误差可划分为两种分量，一个是偏差造成的，另一个是方差造成的。预测误差可能会由这两者或两者中的任何一个造成。重点考虑由方差所造成的误差，采用岭回归通过收缩参数 λ 解决多重共线性问题，如下式：

$$L_2 = \underset{\beta \in R^P}{\mathrm{argmin}} \ \|y - X\beta\|_2^2 + \lambda \ \|\beta\|_2^2 \qquad (式5-4-47)$$

该式由两个部分组成，一个是最小二乘项，另一个是 $\lambda\beta^2$，其中 β 是相关系数向量，与收缩参数一起添加到最小二乘项中，这样就可以得到一个非常低的方差。

6. 套索回归 类似于岭回归，套索回归也会就回归系数向量给出惩罚值项。此外，它能够减少变化程度并提高线性回归模型的精度。下式是一个套索回归公式：

$$L_1 = \underset{\beta \in R^P}{\mathrm{argmin}} \ \|y - X\beta\|_2^2 + \lambda \ \|\beta\|_1 \qquad (式5-4-48)$$

与岭回归所不同的是，套索回归使用的惩罚函数是 L_1 范数，而不是 L_2 范数。这导致惩罚值（或等于约束估计的绝对值之和）使得一些参数估计结果等于零，使用惩罚值越大，进一步估计会使得缩小值越趋近于零，这就需要从给定的 n 个变量中选择变量。如果预测的一组变量是高度相关的，套索回归会选出其中一个变量并且将其他的收缩为零。

7. Elastic Net 回归 Elastic Net 是岭回归和套索回归技术的混合体。它使用 L_1 来训练并且 L_2 优先作为正则化矩阵。当有多个相关的特征时，Elastic Net 很有用。套索回归会随机挑选其中的一个，而 Elastic Net 则会选择两个。其公式如下：

$$\hat{\beta} = \underset{\beta}{\mathrm{argmin}}(\ \|y - X\beta\|_2^2 + \lambda_2 \ \|\beta\|^2 + \lambda_1 \ \|\beta\|_t) \qquad (式5-4-49)$$

交叉验证是评估预测模型的好方法。Elastic Net 回归将数据集分成两部分，一部分用于训练，另一部分用于验证，通过使用观测值和预测值之间的一个简单均方差，来衡量模型预测精度。

岭回归、套索回归和 Elastic Net 回归都是回归正则化方法，能够在高维和数据集变量之间多重共线性情况下良好地运行。

五、应用与解读

流感是一种高度传染性的疾病，其暴发和流行对公共卫生构成了严重威胁。为了有效应对流感疫情，提前进行预测并采取相应的防控措施至关重要。时间序列预测作为一种强大的数据分析工具，在流感疫情预测中发挥着重要作用。

时间序列预测通过对历史流感疫情数据的分析，揭示疫情发展的时间趋势和周期性规律，从而预测未来的疫情走势。这些数据可以包括流感病例数、发病率、死亡率等关键指标，通过收集这些指标的历史数据，可以构建出时间序列模型。

在流感疫情预测中，常用的时间序列预测方法包括 ARIMA 模型、指数平滑法及基于机器学习的预测算法等。这些方法可以根据历史数据的特征，提取出疫情发展的趋势和季节性变化，并预测未来一段时间内的疫情情况。

通过时间序列预测，可以提前了解流感疫情的潜在风险，为决策者提供科学的依据。例如，当预测结果显示未来某段时间内流感疫情可能出现上升趋势时，卫生部门可以提前增加医疗资源储备、加强疫苗接种工作、增强公众健康意识等，以应对可能的疫情暴发。

此外，时间序列预测还可以帮助识别流感疫情的关键影响因素。通过对疫情数据与气候、人口流动、社会活动等外部因素进行关联分析，可以发现哪些因素对疫情的影响最为显著，并据此制订更加精准的防控策略。

在实际应用中，时间序列预测还需要结合其他公共卫生领域的专业知识和经验，以确保预测结果的准确性和可靠性。同时，随着数据的不断积累和技术的不断进步，时间序列预测在流感疫情预测与防控中的应用将更加广泛和深入。

第五节　微分与差分方程数学模型

在数学建模中，机理型问题大都是通过建立微分方程数学模型加以解决的。本节以生物安全领域的关键性问题——传染病传播模型和人口增长模型为例，介绍微分与差分方程的数学模型。

一、传染病模型

（一）概述

传染病（infectious disease）是由各种病原体引起的能在人与人、动物与动物或人与动物之间相互传播的一类疾病。病原体包括细菌、病毒、真菌或寄生虫等，其中细菌和病毒最为常见。这些病原体会侵入人类或动物（宿主）的身体，并不断繁殖，破坏组织，释放毒素，对宿主的身体造成伤害。在人类历史上，许多传染病对当时及之后的社会、经济、文化都产生了特别巨大的影响，例如鼠疫、麻风病、天花、霍乱、结核、艾滋病、疟疾等。进入 21 世纪以来，由冠状病毒［如 SARS-CoV（2002—2004）、MERS-CoV（2012—）和 SARS-CoV-2（2019—）］引起的传染病流行，在给全球带来深刻影响的同时，进一步引起了各国政府及学术界对于传染病研究的重视。建立反映传染病流行规律的数学模型，研究其发生、发展与传播的规律，了解疾病的发展过程，揭示发展规律并预测其变化趋势，已经成为传染病学和数学相结合的一个重要的具有理论和现实意义的研究课题，它有助于对传染病发展趋势进行预测，有利于传染病的预防与控制，以便为相关部门制订防治策略提供科学依据，使人们能更好地抵御疾病，这一工作至关重要。

传染率是指单位时间内一个染病者与他人接触的次数乘于每次接触后被传染的概率。根据不同的传染率、不同的人口动力学及有无因病死亡等因素可以建立不同的传染病模型。

（二）"舱室"模型

流行病学中的一大类模型，称为"舱室"模型，它是将人群分成若干个"舱室"，各个舱室之间会有转移率（变化率），用数学模型语言来描述整个系统，就得到一个微分方程组。这种微分方程组往往是没有解析解的，一般利用软件进行数值求解。先引入一些符号表示各"舱室"。

（1）S（susceptible）：表示易感者，指缺乏免疫能力的健康人，与感染者接触后容易受到感染。

（2）E（exposed）：表示暴露者，指接触过感染者但暂无传染性的人，可用于存在潜伏期的传染病。

（3）I（infectious）：表示感染者，指有传染性的患者，可以传播给 S，将其变为 E 或 I。

（4）R（removed）：表示治愈者或移出者，指治愈后具有免疫力的人，如果是终身免疫性传染病，则不会再变为 S、E 或 I，如果免疫期有限，就可以重新变为 S，进而可被感染。

（5）时间：一般考虑离散时间，以天为最小时间单位。t 时刻各类人群占总人口的比例分别记为 $S(t)$、$E(t)$、$I(t)$、$R(t)$；各类人数所占初始比例分别为 $S(0)$、$E(0)$、$I(0)$、$R(0)$，分别简记为 S_0、E_0、I_0、R_0。

（6）接触数（λ）：每个感染者每天有效接触的易感者的平均人数。

（7）发病率（δ）：每天感染成为感染者的暴露者占暴露者总数的比例。

（8）治愈率（μ）：每天被治愈的感染者人数占感染者总数的比例。

（9）平均传染期（$1/\mu$）：从感染到治愈的平均天数。

（10）传染期接触数（$\sigma = \lambda/\mu$）：每个感染者在整个传染期 $1/\mu$ 天内，有效接触的易感者人数。

（三）无疾病潜伏期的传染病模型

不考虑出生与自然死亡等种群动力学因素，此类模型适用于描述病程较短的传染病，从而在疾病流行期内，种群的出生和自然死亡因素可以忽略不计的一些疾病。

1. SI 模型 SI 模型最简单，适合不会反复发作的传染病。模型假设如下。

（1）人群分为易感者（susceptibles）人群和染病者（infectives）人群两类，t 时刻这两类人的数量分别记为 $S(t)$ 和 $I(t)$。

（2）一个染病者一旦与易感者接触，就必然具有一定的感染力。设 t 时刻单位时间内一个染病者传染易感者的数目与此时刻易感者的数量 $S(t)$ 成正比，比例系数为 β。从而 t 时刻单位时间内被所有患者传染的成员数，即新染病者数为 $\beta S(t) I(t)$。

模型框图如图 5 - 5 - 1。

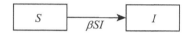

图 5 - 5 - 1 SI 模型的传染机制

相应的模型为：

$$\begin{cases} S'(t) = -\beta SI \\ I'(t) = \beta SI \end{cases} \qquad （式 5 - 5 - 1）$$

2. SIS 模型 有些传染病如伤风、痢疾等，虽然可以治愈，但治愈后基本上没有免疫力，于是感染者愈后又变成易感者，这就是 SIS 模型。

SIS 模型假设条件（1）、（2）与 SI 模型的假设条件相同，增加的条件为：t 时刻单位时间内从染病者类治愈的成员数与此时刻的患者数量成正比，比例系数为 γ。从而 t 时刻单位时间内治愈的患者数为 $\gamma I(t)$，且假设患者治愈后仍具有再次被感染的可能。

模型框图如图 5 - 5 - 2。

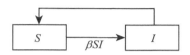

图 5 - 5 - 2 SIS 模型的传染机制

相应的模型为：

$$\begin{cases} S'(t) = -\beta SI + \gamma I \\ I'(t) = \beta SI - \gamma I \end{cases} \qquad （式 5 - 5 - 2）$$

3. SIR 模型 通过病毒传播的疾病如天花、肝炎、流感、麻疹、水痘等，染病者康复后对原病毒具有免疫力；也可用于研究某种较严重的传染病如狂犬病、艾滋病等，得病者极少被治愈。传染病模型中将病愈后免疫的人称为移出者或治愈者，考虑易感者、感染者、移出者三类人群的传染病模型，这类传染病的传播过程则可使用 SIR 传染病模型来描述。

模型假设条件如下。

（1）人群分为易感者（susceptibles）、染病者（infectives）和移出者（removed）三类，t 时刻这三类人的数量分别记为 $S(t)$、$I(t)$ 和 $R(t)$。不考虑人口的出生和死亡因素，且环境封闭（没有流入和流出）。从而成员总数始终保持常数 N，即 $S(t) + I(t) + R(t) = N$。

（2）与 SI 模型的假设条件（2）相同。

（3）t 时刻单位时间内从染病者类移出（康复）的成员数与此时刻的患者数量成正比，比例系数为 γ。从而 t 时刻单位时间内康复的患者数为 $\gamma I(t)$，$1/\gamma$ 为平均患病期，且假设康复者具有永久免疫力，不会再次被此疾病感染。

在以上三个假设下，易感者从患病到康复的过程用图表示如下（图 5 - 5 - 3）。

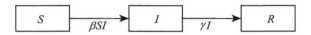

图 5 - 5 - 3　具有终身免疫力 SIR 模型的传染机制

相应的模型为:

$$\begin{cases} \dfrac{\mathrm{d}S}{\mathrm{d}t} = -\beta SI \\ I'(t) = \beta SI - \gamma I \\ \dfrac{\mathrm{d}R}{\mathrm{d}t} = \gamma I \\ S(t) + I(t) + R(t) = N \end{cases}$$　　　(式 5 - 5 - 3)

4. SIRS 模型　患者康复后只有暂时免疫力，单位时间内将有 δR 的康复者丧失免疫而可能再次被感染。

本模型中，在以上三个假设下，易感者从患病到康复的过程用图表示如下（图 5 - 5 - 4）。

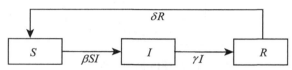

图 5 - 5 - 4　具有暂时免疫力的 SIRS 模型的传染机制

（四）考虑疾病潜伏期的传染病模型

考虑有疾病潜伏期，即在被感染后成为患病者 $I(t)$ 之前有一段病菌潜伏期，且在潜伏期内没有传染力。设 t 时刻潜伏期的人数为 $E(t)$，疾病的平均潜伏期为 $1/w$。

1. SEIR 模型　在 SIR 模型的基础上，将已感染但处于潜伏期的人群（称为暴露者 E）也考虑进来，即构建 SEIR 模型。SEIR 模型考虑易感者、暴露者、感染者、移出者四类人群，适合有潜伏期、治愈后获得终身免疫的传染病，如带状疱疹。模型框图如图 5 - 5 - 5 所示。

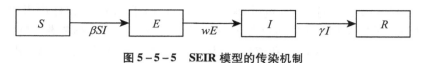

图 5 - 5 - 5　SEIR 模型的传染机制

2. SEIRS 模型　患者康复后仅有暂时免疫力。模型框图如图 5 - 5 - 6 所示。

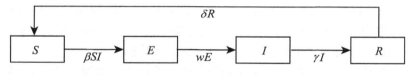

图 5 - 5 - 6　SEIRS 模型的传染机制

（五）考虑种群动力学因素的传染病模型

1. 总人口恒定　在疾病流行期间内，考虑成员的出生与自然死亡等变化，但假定出生率系数（即单位时间内出生者数量在总成员数中的比例）与自然死亡率系数相等，且不考虑人口输入与输出以及因病死亡等因素。从而总成员数始终保持为一常数 K。

（1）SIR 无垂直传染模型：即母亲的疾病不会先天传给新生儿，故新生儿均为易感者。模型框图如图 5-5-7 所示。

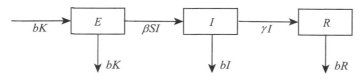

图 5-5-7　SEIR 模型的传染机制

这里假定出生率系数与自然死亡率系数均为 b，$S(I)+I(t)+R(t)=K$。

（2）SIR（有垂直传染且康复者的新生儿不具免疫力）模型：模型框图如图 5-5-8 所示。

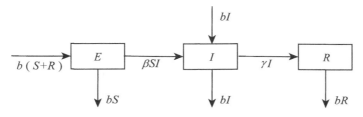

图 5-5-8　有垂直传染且康复者的新生儿不具免疫力的 SIR 模型的传染机制

2. 总人口变动　考虑总成员数变动，即考虑因病死亡、成员的输入和输出、出生率系数与死亡率系数不相等，密度制约等因素，从而总成员数为时间 t 的函数 $N(t)$。

SIS（有垂直传染且有输入输出）模型：模型框图如图 5-5-9 所示。

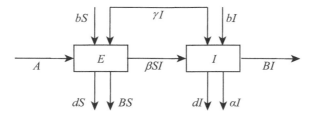

图 5-5-9　有垂直传染且有输入输出的 SIS 模型的传染机制

这里假定出生率系数为 b，自然死亡率系数为 d，因病死亡率系数为 α，对种群的输入率为 A，且均为易感者，输出率系数为 B，且输出者关于易感者和患病者平均分配。

二、人口模型

人口模型是描述一个国家或地区人口总量和结构变动规律的系统动力学模型。最早提出人口增长模型的是英国经济学家 Malthus，该模型最早发布于他的著作《人口原理》中。Malthus 在书中指出，人口按几何级数增长。这本著作出版于 1798 年，虽然 Malthus 人口论在特定的历史背景下产生，并具有一定历史局限性，但其仍然为人口模型的发展起到了奠基性的作用，对后续人口模型的发展产生了不可估量的影响。

（一）Malthus 人口模型

Malthus 人口模型指出，人口按几何级数增长，而生活资源只能按算术级数增长，二者之间的矛盾导致饥荒、战争和疾病的周期性爆发。Malthus 人口论的提出有其一定的历史背景和历史局限性，现在用 Malthus 模型通常指人口的指数增长。

1. 人口的计算　指数增长模型即认为人口可以表示为一组数对 $(t, P(t))$，其中 t 表示时间，$P(t)$ 表示 t 时刻的人口规模。还要用到两个量 b 和 d 分别表示出生率和死亡率。比如说，2022 年年初人口总数是 p，则 2022 年出生的人数和死亡的人数就分别是 bp 和 dp。所以，2023 年年初的人口总数是：

$$p + bp - dp = (1 + b - d) = (1 + r)p \qquad (式 5 - 5 - 4)$$

这里的 r 是自然增长率，这个模型是离散的。但是人口数量很大，人口变化（人的生死）是在短时间内随时发生的，故可以看成连续模型。

t 时刻的人口增长率为人口平均增长率在所用时间趋于 0 时的极限：

$$r(t) = \lim_{\Delta t \to 0} \frac{P(t + \Delta t) - P(t)}{\Delta t} \qquad (式 5 - 5 - 5)$$

2. 模型假设　首先，给出如下假设：

假设 1：人口发展过程比较平稳。

假设 2：人口数量为时间的连续可微函数。

假设 3：人口增长率是与时间 t 无关的常数 r。

假设 1 是可建模的基本要求。对于假设 2，人口的取值为整数集上的离散变量，而不是连续量，但是由于通常人口数量很庞大，为了运用微积分工具，可将离散问题做连续化处理。对于假设 3，是 Malthus 对欧洲百余年人口数据做统计研究而得出的，显然是一种近似。

3. Malthus 模型数学形式　由前面的分析可得：

$$P(t + \Delta t) - P(t) = rP(t)\Delta t \quad （离散形式） \qquad (式 5 - 5 - 6)$$

$$P(t + dt) - P(t) = rP(t)dt \quad （连续形式） \qquad (式 5 - 5 - 7)$$

进一步得到 Malthus 人口模型（微分方程初值问题）：

$$\begin{cases} \dfrac{dP(t)}{dt} = rP(t) \\ P(t_0) = P_0 \end{cases} \qquad (式 5 - 5 - 8)$$

用分离变量法即可解出：$P(t) = P_0 e^{r(t-t_0)}$。

（二）Logistic 人口模型

Malthus 人口模型假设人口增长率 r 为常数，导致人口指数增长到无穷，这是不合理的，因为没有考虑到有限的资源对种群的增长会产生遏制作用。Logistic 人口模型是数学生物学家韦吕勒（Verhulst）提出的著名人口增长模型，引入了阻滞增长，更加符合人口增长的一般规律。实际上，很多事物的生长规律都大致符合 Logistic 曲线：前期总数较小，没有形成规模，增长相对缓慢；中期开始形成规模，按指数形式快速增长；后期规模达到一定程度，开始受资源所限增速又逐渐变缓，总数逐渐逼近容纳量上限。

1. 模型假设　首先，给出如下假设：

假设 1：人口增长率是人口数量的递减函数。

假设 2：确定的环境内的资源供给为常数，且对每个个体的分配是均等的。这表明，当人口规模（密度）增大时，每个人食物的平均分配量必然减少，从而导致人口增长率降低。

假设 3：对人口增长率做修正，让它不再是常数 r，而是时间 t 的函数 $r(t)$，让它通过 t 时刻的人口数量来起作用。

2. Logistic 模型数学形式　上述假设是这样作用：

$$r(t) = r(P(t)) = r\left[1 - \frac{P(t)}{K}\right] \qquad （式 5-5-9）$$

这里 K 为新引入的参数，表示地球所能容纳的最大人口数量。Malthus 所处的时代，$P(t)$ 相对于 K 来说很小，括号项很接近 1，所以也就合理了。若取 $K = +\infty$，就退化为 Malthus 人口模型。

用 $N(t)$ 表示 t 时刻的人口数量，类似 Malthus 人口模型，可得到 Logistic 人口模型：

$$\begin{cases} \dfrac{dN(t)}{dt} = r\left(1 - \dfrac{N(t)}{K}\right)N(t) \\ N(t_0) = N_0 \end{cases} \qquad （式 5-5-10）$$

仍用分离变量法就能求解：$N(t) = \dfrac{K}{1 + Ce^{-r(t-t_0)}}$。

其中，$C = \dfrac{K - N_0}{N_0}$。

（三）Leslie 模型

只对人口总量建模是不够的，特别是需要研究和年龄段有关的问题，如老龄化、劳动力人口等。这就需要关注人口的年龄分布（每个年龄段人口的数量），适合的数学模型是基于差分方程理论的 Leslie 模型。

1. 基本原理　Leslie 模型是基于年龄和性别，对人口各年龄段的发展过程建立差分方程组，引入矩阵表示后可变成离散矩阵模型。

Leslie 模型构建的基本原理：首先将人口按性别分组，针对女性人口，选择某初始时期，将分年龄段的女性人口数作为一个列向量；然后通过各年龄段生育率、存活率构建 Leslie 人口矩阵；接着，用 Leslie 人口矩阵左乘分年龄段的女性人口向量，得到新的列向量即为预测的下一阶段分年龄段的女性人口向量；最后，根据男女性别比例推算出人口总数，根据预测年龄分布可以计算平均年龄、平均寿命、老龄化指数、抚养指数等。

因此，Leslie 模型是以离散的人口相关自变量、性别分组及某初始时期的人口发展数据为基础，对未来一个或多个区域进行人口规模和年龄结构预测的综合模型。简单地说，Leslie 人口预测模型能够在基于人口生育率、死亡率的基础上对人口结构进行较为准确的预测，从而反映未来社会的人口总量和结构特征。Leslie 模型虽然原理简单，但同时考虑了人口性别比、育龄妇女生育率、分年龄段死亡率等因素对人口的影响。

2. Leslie 模型数学形式

（1）生育模式：对女性人口按年龄切分，记为按年龄段的女性人口向量。

$$N_t = \begin{pmatrix} n_0 \\ n_1 \\ \vdots \\ n_s \end{pmatrix} \qquad （式 5-5-11）$$

例如，$0\sim4$ 岁用 n_0 表示，$5\sim9$ 岁用 n_1 表示，$\cdots$，$85\sim89$ 岁用 n_{s-1} 表示，90 岁及以上用 n_s 表示，各年龄段女性人口的转移关系如图 $5-5-10$ 所示。

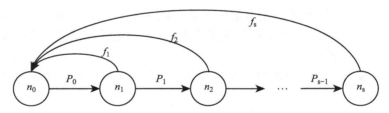

图 $5-5-10$　各年龄段女性人口的转移关系

第 $4\sim10$ 组别的 $15\sim49$ 岁女性是人口学领域公认的育龄妇女。

记第 t 年第 i 年龄段的女性人数为 $x_i(t)$，$i = 1, 2, \cdots, 19$。设第 t 年第 i 年龄段的女性人口平均死亡率为 $d_i(t)$，记相应的存活率为 $s_i(t) = 1 - d_i(t)$（最后一个年龄段的存活率为 0），则：

$$x_{i+1}(t+1) = s_i(t)x_i(t), \quad i = 1, 2, \cdots, 18 \qquad （式 5-5-12）$$

设第 t 年第 i 年龄段女性的生育率：即每位女性平均生育婴儿数为 $b_i(t)$，$[4, 10]$ 年龄段为生育区间，则第 t 年出生婴儿数为 $\sum_{i=4}^{10} b_i(t)x_i(t)$。记 $a(t)$ 为第 t 年出生婴儿的性别比（男婴占婴儿总数的比例），则第 t 年出生的女婴数为：

$$[1 - a(t)] \sum_{i=4}^{10} b_i(t)x_i(t) \qquad （式 5-5-13）$$

记第 t 年婴儿的死亡率为 $d_0(t)$，则相应的存活率为 $s_0(t) = 1 - d_0(t)$，定义女

婴存活率为 $f_0(t)$，则

$$x_0(t) = f_0(t) \sum_{i=4}^{10} b_i(t) x_i(t) \qquad （式 5-5-14）$$

生育模式即第 t 年第 i 年龄段女性的生育数在所有育龄女性生育数的占比为：

$$h_i(t) = \frac{b_0(t)}{\sum\limits_{i=4}^{10} b_i(t)} = \frac{b_i(t)}{\beta(t)} \qquad （式 5-5-15）$$

上式满足 $\sum\limits_{i=4}^{10} h_i(t) = 1$。于是 $b_i(t) = \beta(t) h_i(t)$，如果所有女性在育龄期间都保持这个生育数，那么 $\beta(t) = \sum\limits_{i=4}^{10} b_i(t)$ 也表示每位女性一生的平均生育数，称为总和生育率，它是表述与控制人口增长的重要指标，反映了人口变化的基本因素。

（2）Leslie 模型：在生育模式的基础上，再将人口迁移考虑进来，记 $v_i(t)$ 为第 t 年第 i 年龄段女性迁移数量（迁入为正，迁出为负），可得到 Leslie 人口模型如下：

$$\begin{cases} x_1(t+1) = f_0(t) \sum\limits_{i=4}^{10} b_i(t) x_i(t) + v_1(t) = f_0(t)\beta(t) \sum\limits_{i=4}^{10} h_i(t) x_i(t) + v_1(t) \\ x_2(t+1) = s_1(t) x_1(t) + v_2(t) \\ \vdots \\ x_{19}(t+1) = s_{18}(t) x_{18}(t) + v_{19}(t) \end{cases}$$

$$（式 5-5-16）$$

改写为矩阵形式，记 $x(t) = [x_1(t), x_2(t), \cdots, x_{19}(t)]^T$ 为第 t 年各年龄段的女性人口数向量，$v(t) = [v_1(t), v_2(t), \cdots, v_{19}(t)]^T$ 为第 t 年各年龄段女性的迁移向量，称

$$L(t) = \begin{pmatrix} 0 & 0 & 0 & f_0(t)b_4(t) & \cdots & f_0(t)b_{10}(t) & 0 & \cdots & 0 \\ s_1(t) & 0 & 0 & 0 & \cdots & 0 & 0 & \cdots & 0 \\ 0 & s_2(t) & 0 & 0 & \cdots & 0 & 0 & \cdots & 0 \\ 0 & 0 & s_3(t) & 0 & \cdots & 0 & 0 & \cdots & 0 \\ 0 & 0 & 0 & s_4(t) & \cdots & \vdots & 0 & \cdots & 0 \\ 0 & 0 & 0 & 0 & \ddots & 0 & 0 & \cdots & 0 \\ 0 & 0 & 0 & 0 & 0 & s_{10}(t) & 0 & \cdots & 0 \\ \vdots & \vdots & \vdots & \vdots & \vdots & \vdots & \ddots & \ddots & \vdots \\ 0 & 0 & 0 & 0 & 0 & 0 & 0 & s_{18}(t) & 0 \end{pmatrix}_{19 \times 19}$$

$$（式 5-5-17）$$

为 Leslie 矩阵，则 Leslie 人口模型可表示为矩阵形式：

$$x(t+1) = L(t)x(t) + v(t) \qquad （式 5-5-18）$$

该模型称为 Leslie 人口增长模型。

若不考虑人口迁移的影响，或者说假设各年龄段女性迁入与迁出平衡，则模型简

化为：

$$x(t+1) = L(t)x(t) \tag{式 5-5-19}$$

Leslie 模型的求解，关键是确定生育率、存活率、迁移向量等参数，一旦这些参数确定，再选定初始年份即可利用模型进行递推，对于未来的任意 5 年间隔的年份得到各年龄段的女性人口数量。再利用预测的性别比，就能得到各年龄段的男性人口数量，从而全面完整地描述人口的演变过程。

（3）基于 Leslie 模型的人口学描述：有了 Leslie 模型得到的分性别、分年龄段的人口结构数据，为了更全面地研究人口结构对经济社会发展的影响，可以再引入一些重要的指标：记 $X_i(t)$ 为根据第 i 年龄段女性人口 $x_i(t)$ 和性别比计算出来的第 i 年龄段总人口（包括男女），$X(t) = \sum_{i=1}^{19} X_i(t)$ 为第 t 年的总人口。

1）人口总数：

$$N(t) = \sum_{i=1}^{19} X_i(t) \tag{式 5-5-20}$$

2）平均年龄：

$$R(t) = \frac{1}{N(t)} \sum_{i=1}^{19} \bar{i} \cdot X_i(t) \tag{式 5-5-21}$$

其中，i 为第 i 年龄段的年龄中间值，比如 14~19 岁，$i = 17$。

3）平均寿命：

$$S(t) = \sum_{i=1}^{19} \exp\left[-\sum_{i=1}^{j} d_i(t)\right] \tag{式 5-5-22}$$

这里假定从第 t 年分析，以后每年的死亡率假定为不变的，则 $\sum_{i=1}^{j} d_i(t)$ 表示 t 年出生的人活到第 j 年期间的死亡率，这也表明其寿命为 j 岁（$j = 1, 2, \cdots, 19$），而 $\exp\left[-\sum_{i=1}^{j} d_i(t)\right]$ 表示寿命。

4）老龄化指数：是平均年龄与平均寿命之比。

$$\omega(t) = \frac{R(t)}{S(t)} \tag{式 5-5-23}$$

5）抚养指数：是每个劳动力人口平均抚养的非劳动力人口人数。

劳动力年龄区间为 [15, 64]，对应第 4~13 年龄组，则劳动力人数为：

$$L(t) = \sum_{i=4}^{13} X_i(t) \tag{式 5-5-24}$$

从而抚养指数为：

$$\rho(t) = \frac{X(t) - L(t)}{L(t)} \tag{式 5-5-25}$$

根据上述指标进行更具体的分析，从而对人口的分布状况、变化趋势、总体特征、对经济社会发展的影响等，就有了更为科学的认识和把握。

三、系统动力学

（一）系统动力学概述

系统动力学（system dynamics，SD）由美国麻省理工学院福瑞斯特（Jay W. For-rester）教授创始于 1956 年，用来分析研究复杂信息反馈系统。系统动力学初期主要应用于工业企业管理的生产与雇员情况波动、市场股票与市场增长的不稳定性等问题。1961 年，福瑞斯特出版了工业动力学学科的第一本专著《工业动力学》，为系统动力学的发展奠定了基础。系统动力学经过不断应用和发展已逐渐成熟，其理论与应用研究涉及管理、社会等各种学科和领域，认为系统的内部动态结构和反馈机制决定了系统的行为模式和特性。系统动力学采用定性与定量分析相结合的方式，从系统内部机制与微观结构着手，通过剖析系统进行建模分析，利用计算机模拟技术探索系统内部结构及其动态行为关系，并找寻解决系统内在问题的相关对策建议。因此，系统动力学模型特别适合分析结合社会、经济等非线性的复杂大系统问题。

系统动力学与工业工程学、运筹学、计量经济学等方法相比，有以下几个突出的特点：擅长处理长周期和长期性问题，适合进行数据缺少条件下的研究；擅长处理高阶、非线性、时变问题，常被用来进行情景分析。

（二）系统建模原理

1. 一阶系统的结构行为　系统动力学在时域中，采用状态空间法描述系统结构，进而分析和研究系统。系统向量形式的状态方程为：$X = f\,(X,\,U,\,t)$，$X \in R^m$，$U \in R^r$。

其中，R 为欧式空间；向量 X 为 m 维，U 为 r 维。

对于一阶定常自由系统，$m = 0$，$r = 0$ 时不变系统，则有：

$$\frac{\mathrm{d}x}{\mathrm{d}t} = f(x) = a_0 + a_1 x + a_2 x^2 + \cdots \qquad （式5-5-26）$$

如果等式右端保留一次项和常数项，上式变为：$\dfrac{\mathrm{d}x}{\mathrm{d}t} = f(x) = a_0 + a_1 x$。其原函数为：

$$X = \frac{c}{a_1}\mathrm{e}^{a_1 t} - \frac{a_0}{a_1} \qquad （式5-5-27）$$

其中，c 为常数。

可见，当 $a_1 > 0$ 时，系统呈指数增长特征，自然界中的动植物在无约束的条件下表现为此种指数特性。当 $a_1 < 0$ 时，系统呈指数减少，自然界中的放射性射线强度的衰减、被照杀或药杀的细菌消亡过程、人口死亡速率大于出生速率的过程都表现为指数减少。

如果等式右端保留二次项、一次项和常数项，$\dfrac{\mathrm{d}x}{\mathrm{d}t} = f(x) = a_0 + a_1 x + a_2 x^2 + \cdots$ 则变为 $\dfrac{\mathrm{d}x}{\mathrm{d}t} = f(x) = a_0 + a_1 x + a_2 x^2$，其原函数为：

$$X = \frac{a_1 c e^{a_1 t}}{1 - a_2 c e^{a_1 t}} \qquad (式 5-5-28)$$

其中，c 为常数。可见，$a_1 > 0$，$a_2 > 0$，$t \rightarrow \infty$，x 趋于定值，此时系统呈 S 形增长特性。

综上所述，对于一阶系统，无论控制作用多么复杂，系统或者呈指数增加，或者呈指数衰减，或者呈渐进增长。一旦趋于某个既定的目标，则出现平衡且会永远保持下去。因此一阶系统不会发生超调，更不会发生振荡。

2. 二阶系统的结构行为　二阶系统比一阶系统更为复杂，一般在一个系统中包含两个独立的状态变量，并且这两个状态变量在同一个回路中。系统动力学用状态空间法在时域中表述系统的结构和研究系统的功能与行为。系统向量形式的状态方程如下：

$X = f(X, U, t)$，$X \in R^m$，$U \in R^r$，其中，R 为欧氏空间。

为了简化叙述，这里以二阶定常自由系统为例说明二阶系统的描述问题，这时系统为 $m = 2$，$r = 0$ 时不变系统，其向量方程可表示为：

$$X = AX, A = \begin{pmatrix} a_{11} & a_{12} \\ a_{21} & a_{22} \end{pmatrix} \qquad (式 5-5-29)$$

其中，X 表示 $\dfrac{dx}{dt}$ 组成的列向量；A 为状态转移矩阵。这个向量方程可以从数学角度进行分析，研究其行为特性。

（三）系统动力学的基本元素

构成系统动力学模型的基本元素包含流（flow）与元素。流分为实体流（material flow）和信息流（information flow），元素包括状态变量（level）、速率（rate）和辅助变量（auxiliary）。

流的种类包含订单流、人员流、现金流、设备流、物流与信息流，这 6 种流归纳了一般组织或企业运作所包含的基本运作结构。

状态变量表示真实世界中可随时间推移而累积的事或物。除了实体可见的状态变量如存货、人数、金钱、污染物质的总量等，还包含无形的状态变量如能量、压力等。状态变量的值由控制该状态变量的速率决定，一个状态变量可由数个速率控制，速率又可分为流入速率与流出速率，状态变量是由流入速率与流出速率之间的差经过一段时间累积所形成的。

辅助变量主要有 3 种含义：第一种表示数据处理的过程；第二种表示某些特定的环境参数值，为一常数；第三种为系统的输入测试函数或数值。前两种情况都可视为速率的一部分，其与速率共同形成某一特定目的的管理控制机制，最后一种则用以测试模型行为的各种不同情境。

系统动力学建模有 3 个重要组件：因果反馈图、流图和方程式。因果反馈图描述变量之间的因果关系，是系统动力学的重要工具；流图帮助研究者用符号表达模型的复杂概念；系统动力学模型主要由微分方程式所组成，每一个连接状态变量和速率的方程式即一个微分方程。系统动力学以有限差分方程式来表示，再依时间步骤对各方程式求解，呈现系统在各时间点的状态变化。以 Stella 软件为例，该软件提供了 3 种算法做状态变量变化的估算，分别为 Euler's、2nd-order Runge-Kutta 和 4th-order Runge-Kutta method，每种算法都有其优缺点，需依照模型结构选择适当的算法。

（四）系统动力学的建模流程

系统动力学建模程序分为以下几个步骤。

（1）了解问题，界定问题，确认目标。

（2）绘制系统的因果反馈图。

（3）建立系统动力学模型。

（4）测试模型，确认模型是否可以再现真实系统的行为。

（5）使用模型进行策略的选择。

（6）执行策略。

其中步骤（2）所提到的因果反馈图是系统动力学最重要的部分，也是系统动力学模型发展的基础，建立系统的因果反馈图应包含以下步骤。

第一步，确定系统边界。系统结构建构初期，为避免系统架构过于庞大或太小，必须先确定系统边界。系统边界的确定主要依据建模目的及解决问题的特性来决定，系统边界确定后，方可决定系统的内生变量及外生变量。

第二步，找出系统中的反馈回路。反馈回路说明了系统内各变量的因果关系及其变化，系统动力学即透过系统中各反馈回路的动态因果关系，描述与解释现实社会中的现象。

第三步，找出反馈回路中的状态变量与速率。反馈回路中的状态变量与速率是组成系统动力学模型最重要的两种变量，是最终建立系统动力学模型的关键所在。

第四步，决定速率的结构。速率的结构为系统结构的核心，速率为决策行动的起点，透过信息流及实体流的汇集与处理，可确定系统中主要的控制中心。

第六节　统计分析数学模型

一、聚类分析

（一）基本概念

聚类分析（cluster analysis）是研究"物以类聚"的一种方法，有时称为群分析、点群分析、簇类分析等。聚类分析是根据研究对象的特征对研究对象进行分类的多元分析技术的总称。分类问题是各个学科领域都普遍存在的问题。例如，人口学中研究人口生育分类模式、人口死亡分类模式，生物安全研究中进行生态细分、确定目标对象等，这些都需要对研究对象进行分类。聚类分析是应用最广泛的分类技术，它把性质相近的个体归为一类，使同一类的个体具有高度的同质性。聚类分析大部分都属于探测性研究，最终结果是产生研究对象的分类，通过对数据的分类研究还能产生假设。聚类分析也可用于证实性目的，对于通过其他方法确定的数据分类，可以应用聚类分析进行检验。

（二）原理

聚类分析是采用定量数学方法，根据一批样本的多个观测指标，具体找出一些能够度量样本或指标之间相似程度的统计量，以这些统计量为划分类型的依据。把一些相似程度较大的样本（或指标）聚合为一类，把另外一些彼此之间相似程度较大的样本（或指标）又聚合为另一类，关系密切的聚合到一个小的分类单位，关系疏远的聚合到一个大的分类单位，直到把所有的样本（或指标）聚合完毕，这就是分类的基本思想。

设有 p 个指标（变量），n 个对象，依据这 n 个对象在 p 个指标下的数据，对这 n 个对象进行聚类。设数据为：

$$
\begin{array}{c}
\text{指标} \quad 1 \quad 2 \quad \cdots \quad p \\
\begin{array}{c}
\text{对象} 1 \\
\text{对象} 2 \\
\vdots \\
\text{对象} n
\end{array}
\begin{bmatrix}
x_{11} & x_{12} & \cdots & x_{1p} \\
x_{12} & x_{22} & \cdots & x_{2p} \\
\vdots & \vdots & & \vdots \\
x_{n1} & x_{n2} & \cdots & x_{np}
\end{bmatrix}
\end{array}
\qquad (\text{式} 5-6-1)
$$

则每一个对象是 p 维空间中的一个点。聚类问题就是在 p 维空间中，对这 n 个点的聚类问题。

根据分类对象的不同，聚类分析可分为对样本聚类和对变量聚类两类。选择刻画对象间两两接近程度的指标和具体划分方法，是聚类分析的关键，不同的聚类规则得到的结果可能相差很大。

1. 样本聚类 样本聚类，也称为 Q 型聚类，是对观测量（Case）进行聚类。不同的目的选用不同的指标作为分类的依据，解剖学上依据骨骼的形状和大小等，不仅可以区别样本是人还是猿，还可以区别患者的性别、年龄等。下面介绍 Q 型聚类分析常用的距离。

2. 变量聚类 变量聚类，也称为 R 型聚类，能够找出彼此独立且有代表性的自变量，而又不丢失大部分信息，主要是对研究对象的观测变量进行聚类，使具有共同特征的变量作为一类。在生产活动中不乏变量聚类的实例，如在儿童的生长发育研究中，把以形态学为主的指标归于一类，以机能为主的指标归于另一类。变量聚类使批量生产成为可能。

（三）聚类分析的步骤

进行聚类分析一般包括以下几个基本步骤。

（1）选择描述事物对象的变量（指标）。要求选取的变量既要能够全面反映对象性质的各个方面，又要使不同变量反映的对象性质有所差别。

（2）形成数据文件，建立样品资料矩阵。

（3）确定数据是否需要标准化。不同变量的单位经常不一样，有时不同变量的数值差别达到几个数量级别，这时如果不做数据标准化处理，数值较小的变量在描述对象的距离或相似性时其作用会严重削弱，从而影响分类的正确性。

$$x_{ij} = \frac{X_{ij} - \overline{X}_{\bullet j}}{S_j} \qquad （式 5 - 6 - 2）$$

（4）确定表示对象距离或相似程度的统计量。

（5）计算对象之间的距离：计算对象之间的"距离" r_{ij}，得到对象之间的"相似关系"矩阵 R（r_{ij}）：

$$
\begin{array}{cccccc}
\text{指标} & 1 & 2 & \cdots & p \\
\text{对象 1} \\
\text{对象 2} \\
\vdots \\
\text{对象 } n
\end{array}
\begin{bmatrix}
r_{11} & r_{12} & \cdots & r_{1p} \\
r_{12} & r_{22} & \cdots & r_{2p} \\
\vdots & \vdots & & \vdots \\
r_{n1} & r_{n2} & \cdots & r_{np}
\end{bmatrix}
\qquad （式 5 - 6 - 3）
$$

当 i 到 j 的距离与 j 到 i 的距离相等时，该矩阵为对称阵。

（6）选择类与类之间的距离定义。

（7）聚类。

（8）分类。

（四）测度

1. 距离的测度 记第 i 个样品 X_i 与第 j 个样品 X_j 之间距离 d（X_i，X_j）$\overset{\Delta}{=} d_{ij}$，它满足以下条件：

$$
\begin{cases}
d_{ij} \geqslant 0, d_{ij} = 0 \Leftrightarrow X_i = X_j \\
d_{ij} = d_{ji} \\
d_{ij} \leqslant d_{it} + d_{tj}
\end{cases}
\qquad （式 5 - 6 - 4）
$$

通过计算可得一对称矩阵 $D = (d_{ij})_{n \times n}$，$d_{ij} = 0$。$d_{ij}$ 越小，说明 X_i 与 X_j 越接近。可以用作这里的距离有很多，常用的距离有以下几种。

（1）绝对值距离：$d_{ij} = \sum_{\alpha = 1}^{p} |X_{i\alpha} - X_{j\alpha}|$ （式 5 - 6 - 5）

（2）欧氏距离：$d_{ij} = \sqrt{\sum_{\alpha = 1}^{p} (X_{i\alpha} - X_{j\alpha})^2}$ （式 5 - 6 - 6）

（3）马氏距离：$d_{ij} = (X_i - X'_j) \sum^{-1} (X_i - X_j)$ （式 5 - 6 - 7）

（4）明考夫斯基（Minkowski）距离：$d_{ij}(q) = \left(\sum_{\alpha = 1}^{p} |x_{i\alpha} - x_{j\alpha}|^q \right)^{\frac{1}{q}}$ （式 5 - 6 - 8）

2. 相似系数 如果 c_{ij} 满足以下三个条件，则称其为变量 X_i 与 X_j 的相似系数：

$$\begin{cases} |c_{ij}| \leqslant 1 \\ |c_{ij}| = 1 \Leftrightarrow X_i = \alpha X_j \\ c_{ij} = c_{ji} \end{cases}$$ （式 5 - 6 - 9）

$|c_{ij}|$ 越接近于 1，则 X_i 与 X_j 的关系越密切。

常用的相似系数有以下两种。

（1）夹角余弦（向量内积）：$\cos\theta_{ij} = \dfrac{\sum\limits_{\alpha=1}^{n} X_{\alpha i} X_{\alpha j}}{\sqrt{\sum\limits_{\alpha=1}^{n} X_{\alpha i}^2} \sqrt{\sum\limits_{\alpha=1}^{n} X_{\alpha j}^2}}$ （式 5 - 6 - 10）

（2）相关系数：$r_{ij} = \dfrac{\sum\limits_{\alpha=1}^{n} (X_{\alpha i} - \overline{X}_i)(X_{\alpha j} - \overline{X}_j)}{\sqrt{\sum\limits_{\alpha=1}^{n} (X_{\alpha i} - \overline{X}_i)^2} \sqrt{\sum\limits_{\alpha=1}^{n} (X_{\alpha j} - \overline{X}_j)^2}}$ （式 5 - 6 - 11）

3. 类间距离 由一个点组成的类是最基本的类；如果每一类都由一个点组成，那么点间的距离就是类间距离。但是如果某一类包含不止一个点，那么就要确定类间距离。类间距离是基于点间距离定义的：比如两类之间最近点之间的距离可以作为这两类之间的距离，也可以用两类中最远点之间的距离作为这两类之间的距离；当然也可以用各类的中心之间的距离来作为类间距离。在实际统计计算时，各种点间距离和类间距离的选择是通过统计软件的选项实现的。不同的选择的结果会不同，但一般不会差太多。

（1）最短距离连接法：用两类中所有样本对距离的最小值作为两类的距离，合并距离最近或相关系数最大的两类。

（2）最长距离连接法：用两类中所有样本对距离的最大值作为两类的距离，合并距离最近或相关系数最大的两类。

（3）类间平均距离连接法：将两个类中所有的样本（样本对的两个成员分属于不同的类）的平均距离作为两个类的距离，合并距离最近或相关系数最大的两类，此方法利用了两个类中所有的样本信息。

（五）分类数的确定

聚类分析的目的是要对研究对象进行分类，因此如何选择最佳分类个数就成为各种聚类方法中的主要问题之一。确定分类数的问题是聚类分析中尚未完全解决的问题之一，主要的障碍是对类的结构和内容很难给出一个统一的定义，这样就无法给出从理论上和实践中都可行的假设。实际应用中，人们主要根据研究的目的，从实用的角度出发，选择合适的分类数。戴米尔曼（Demirmen）曾提出根据树状结构图来分类的准则。

准则 1：任何类都必须在邻近各类中是突出的，即各类重心之间距离必须大。

准则 2：各类所包含的元素都不要过分多。

准则3：分类的数目应该符合使用的目的。

准则4：若采用几种不同的聚类方法处理，则在各自的聚类图上应发现相同的类。

系统聚类中每次合并的类与类之间的距离也可以作为确定类数的一个辅助工具。在系统聚类过程中，首先把离得近的类合并，所以在并类过程中聚合系数呈增加趋势，聚合系数小，表示合并的两类的相似程度大，两个差异很大的类合到一起，会使该系数增大。

（六）系统聚类法

系统聚类法是目前国内外使用最多的一种聚类方法。在系统聚类分析中，用户事先无法确定类别数。这种方法的基本思想是先将所有样品看成一个类，然后选择性质最接近（距离最小）的两类合并为一个新类，接着计算新类与其他类的距离，再将距离最近的两类合并，这样直至所有的样品合并为一类。它既可以对样品聚类（这时属于 Q 型聚类），也可以对变量聚类（属于 R 型聚类）。根据聚类过程中采取什么样的方法进行类与类的合并，系统聚类方法又可进一步细分为以下几种类型。

1. 最短距离法（nearest neighbor） 首先距离最近的样品归入一类，即合并的前两个样品之间有最小距离和最大相似性。然后，计算新类和单个样品间的距离作为单个样品和类中的样品间的最小距离，尚未合并的样品间的距离并未改变。在每一步，两类之间的距离是它们两个最近点间的距离。

2. 最长距离法（furthest neighbor） 按两个最远成员间的距离进行类的归并，即两类之间的距离被计算作为它们的两个最远点间的距离。最长距离法与最短距离法只有两方面不同，一方面是类与类之间的距离定义不同，另一方面是计算新类与其他类的距离所用的公式不同。

3. 重心法（centroid clustering） 重心法指两类之间的距离为两类重心间的距离。对样品聚类，每类重心就是该类的均值。该方法的缺陷是较后合并的类比较前合并的类更不相似。

4. 类平均法（median clustering） 相对于重心法，两类之间的距离是以各自的中数加以度量的，这使两个正被合并的类，在均值计算中被赋予相等的权力，而不管每一类中的样品数。

5. 类间平均连接法（between groups linkage） 按各个团体中成员间的平均距离连类，且两个类间的距离为所有样品偶对间的平均距离。

6. 类内平均连接法（within-groups linkage） 按各个团体中成员间的平均距离连类，且使产生类的所有样品的平均距离尽可能小，是取产生类的所有可能样品偶对间的平均距离。

7. 离差平方和法（ward's method） 离差平方和法的基本思想来自方差分析，如果分类正确，同类样品的离差平方和应当较小，类与类的离差平方和应当较大。具体做法是先将 n 个样品看成一类，然后每次缩小一类，每缩小一类离差平方和就要增大，选择使 S 增加最小的两类合并（因为如果分类正确，同类样品的离差平方和应当较小）直到所有的样品归为一类为止。对每一类计算所有变量的均值，然后对每一个样品计算到类均值的距离平方，再对所有样品求这些距离之和。在每一步，合并的两类是使类内距离总平方和增加最少的类。

二、判别分析

（一）基本原理

判别分析是在已知研究对象分成若干类型（或组别），并已取得各种类型的一批已知样品的观测数据，在此基础上根据某些准则建立判别式（函数），然后对未知类型的样品进行分类。判别分析方法在处理问题时，通常要给出一个衡量新样本与已知组别接近程度的描述指标，即判别函数，同时指定一种判别规则，用以判定新样本的归属。判别规则可以是统计性的，决定新样本所属类别时用到数理统计的显著检验；也可用确定性的，决定样本归属时，只考虑判别函数值的大小。判别分析就是要从中筛选出能够提供较多信息的变量并建立判别函数，使利用推导出来的判别函数对观测量判别其所属类别时的错判率最小。

判别分析和前面的聚类分析的主要不同点在于，在聚类分析中一般人们事先并不知道或不一定要明确应该分成几类，完全根据数据来确定。而在判别分析中，至少有一个已经明确知道类别的"训练样本"，利用这个数据，就可以建立判别准则，并通过预测变量来为未知类别的观测值进行判别。

（二）常用判别法

判别分析内容很丰富，方法很多。判别分析按判别的组数来区分，有两组判别分析和多组判别分析；按区分不同总体所用的数学模型来分，有线性判别和非线性判别；按判别时所处理的变量方法不同，有逐步判别和序贯判别等。判别分析可以从不同角度提出问题，因此有不同的判别准则，如马氏距离最小准则、Fisher 准则、平均损失最小准则、最小平方准则、最大似然准则、最大概率准则等，按判别准则的不同又提出多种判别方法。下面重点介绍距离判别法、Fisher 判别法和 Bayes 判别法。

1. 距离判别法 其基本思想是首先根据已知分类的数据，分别计算各类的重心即分组（类）的均值，判别准则是对任给的一次观测，若它与第 i 类的重心距离最近，就认为它来自第 i 类。距离判别法对各类（或总体）的分布没有特定的要求。

（1）两个总体的距离判别法：设有两个总体（或称两类）G_1、G_2，从第一个总体中抽取 n_1 个样品，从第二个总体中抽取 n_2 个样品，每个样品测量 p 个指标，今任取一个样品，实测指标值为 $X = (x_1, x_2, \cdots, x_p)^T$，问 X 应判归为哪一类？

首先计算 X 到 G_1、G_2 总体的距离，分别记为 $D(X, G_1)$ 和 $D(X, G_2)$，按距离最近准则判别归类，则可写成：

$$\begin{cases} X \in G_1, D(X, G_1) < D(X, G_2) \\ X \in G_2, D(X, G_1) > D(X, G_2) \\ \text{待判}, D(X, G_1) = D(X, G_2) \end{cases} \quad （式 5 - 6 - 12）$$

记 $\overline{X}^{(i)} = (\overline{x}_1^{(i)}, \ \overline{x}_2^{(i)}, \ \cdots, \ \overline{x}_p^{(i)})^T$，$i = 1, 2$。

1）欧氏距离：如果距离定义采用欧氏距离，则可计算出：

$$D(X, G_1) = \sqrt{(X - X^{(1)})^T (X - X^{(1)})} = \sqrt{\sum_{\alpha=1}^{p} (x_\alpha - \overline{x}_a^{(1)})^2}$$

（式 5 - 6 - 13）

$$D(X, G_2) = \sqrt{(X - X^{(2)})^T (X - X^{(2)})} = \sqrt{\sum_{\alpha=1}^{p} (x_\alpha - \overline{x}_a^{(2)})^2}$$

（式 5 - 6 - 14）

然后比较 $D(X, G_1)$ 和 $D(X, G_2)$ 大小，按距离最近准则判别归类。

2）马氏距离：由于马氏距离在多元统计分析中经常用到，这里针对马氏距离对上述准则做较详细的讨论。

设 $\mu^{(1)}$，$\mu^{(2)}$；$\sum^{(1)}$，$\sum^{(2)}$ 分别为 G_1，G_2 的均值向量和协有效期阵。如果距离定义采用马氏距离，即：

$$D^2(X, G_i) = (X - \mu^{(1)})^T (\sum^{(i)})^{-1} (X - \mu^{(1)}), \ i = 1,2 \ （式 5 - 6 - 15）$$

这时判别准则可分以下两种情况给出：

当 $\sum^{(1)} = \sum^{(2)} = \sum$，则判别准则可写成如下形式：

$$\begin{cases} X \in G_1, \text{当} \ W(X) > 0 \ \text{即} \ D^2(X, G_1) < D^2(X, G_2) \\ X \in G_2, \text{当} \ W(X) < 0 \ \text{即} \ D^2(X, G_1) > D^2(X, G_2) \\ \text{待判，当} \ W(X) = 0 \ \text{即} \ D^2(X, G_1) = D^2(X, G_2) \end{cases} \quad （式 5 - 6 - 16）$$

当 $\sum$，$\mu^{(1)}$，$\mu^{(2)}$ 已知时，令 $a = \sum^{-1}(\mu^{(1)} - \mu^{(2)}) \overset{\Delta}{=} (a_1, a_2, \cdots, a_p)^T$，则：

$$W(X) = (X - \overline{\mu}) T a = a^T (X - \overline{\mu})$$

$$= (a_1, a_2, \cdots, a_p) \begin{bmatrix} x_1 - \overline{\mu}_1 \\ x_2 - \overline{\mu}_2 \\ \vdots \\ x_p - \overline{\mu}_p \end{bmatrix}$$

$$= a_1(x_1 - \overline{\mu}_1) + a_2(x_2 - \overline{\mu}_2) + \cdots + a_p(x_p - \overline{\mu}_p) \quad （式 5 - 6 - 17）$$

显然，$W(X)$ 是 x_1，x_2，$\cdots$，x_p 的线性函数，称 $W(X)$ 为线性判别函数，a 为判别系数。

当 $\sum$，$\mu^{(1)}$，$\mu^{(2)}$ 未知时，可通过样本来估计。设 $X_1^{(i)}, X_2^{(i)}, \cdots, X_n^{(i)}$ 来自 G_i 的样本，$i = 1, 2$。

$$\hat{\mu}^{(1)} = \frac{1}{n_1} \sum_{i=1}^{n_1} X_i^{(1)} = \overline{X}^{(1)} \qquad （式 5 - 6 - 18）$$

$$\hat{\mu}^{(2)} = \frac{1}{n_2} \sum_{i=1}^{n_2} X_i^{(2)} = \overline{X}^{(2)} \qquad （式 5 - 6 - 19）$$

$$\hat{\sum} = \frac{1}{n_1 + n_2 - 2}(S_1 + S_2) \qquad (式 5 - 6 - 20)$$

式中,

$$S_i = \sum_{t=1}^{n_i} (X_t^{(i)} - X^{(i)})(X_t^{(i)} - X^{(i)})^T \qquad (式 5 - 6 - 21)$$

$$\overline{X} = \frac{1}{2}(X^{(1)} + X^{(2)}) \qquad (式 5 - 6 - 22)$$

线性判别函数为:

$$W(X) = (X - \overline{X})^T \hat{\sum}^{-1} (X^{(1)} - X^{(2)}) \qquad (式 5 - 6 - 23)$$

当 $\sum^{(1)} \neq \sum^{(2)}$ 时,按距离最近准则,类似有:

$$\begin{cases} X \in G_1, D(X,G_1) < D(X,G_2) \\ X \in G_2, D(X,G_1) > D(X,G_2) \\ 待判, D(X,G_1) = D(X,G_2) \end{cases} \qquad (式 5 - 6 - 24)$$

仍然用

$$\begin{aligned} W(X) &= D^2(X,G_2) - D^2(X,G_1) \\ &= (X - \mu^{(2)})T(\sum^{(2)})^{-1}(X - \mu^{(2)}) - \\ & \quad (X - \mu^{(1)})T(\sum^{(1)})^{-1}(X - \mu^{(1)}) \end{aligned} \qquad (式 5 - 6 - 25)$$

作为判别函数,它是 X 的二次函数。

(2)多个总体的距离判别法:类似两个总体的讨论可推广到多个总体。设有 k 个总体 G_1, G_2, $\cdots$, G_k, 它们的均值和协差阵分别为 $\mu^{(i)}$, $\sum^{(i)}$, $i = 1, 2, \cdots, k$, 从每个总体 G_i 中抽取 n_i 个样品, $i = 1, 2, \cdots, k$, 每个样品测 p 个指标。今任取一个样品,实测指标值为 $X = (x_1, x_2, \cdots, x_p)^T$, 问 X 应判归为哪一类?

记向量 $\overline{X}^{(i)} = (\overline{x}_1^{(i)}, \overline{x}_2^{(i)}, \cdots, \overline{x}_p^{(i)})^T$, $i = 1, 2, \cdots, k$。

1)当 $\sum^{(1)} = \sum^{(2)} = \cdots = \sum^{(k)} = \sum$ 时

$$D^2(X,G_i) = (X - \mu^{(i)})^T (\sum)^{-1} (X - \mu^{(i)}), i = 1, 2, \cdots, k$$

$$(式 5 - 6 - 26)$$

判别函数为:

$$\begin{aligned} W_{ij}(X) &= \frac{1}{2}[D^2(X,G_j) - D^2(X,G_i)] \\ &= \left[X - \frac{1}{2}(\mu^{(i)} + \mu^{(j)})\right]^T \sum^{-1}(\mu^{(i)} - \mu^{(j)}) \quad i, j = 1, 2, \cdots, k \end{aligned}$$

$$(式 5 - 6 - 27)$$

相应的判别准则为:

$$\begin{cases} X \in G_i, 当 W_{ij}(X) > 0, 对一切 j \neq i \\ 待判, 若有某一个 W_{ij}(X) = 0 \end{cases} \qquad (式 5 - 6 - 28)$$

当 $\mu^{(1)}$，$\mu^{(2)}$，$\cdots$，$\mu^{(k)}$，$\sum$ 未知时可用其估计量代替，设从 G_i 中抽取的样本为 $X_1^{(i)}$，$X_2^{(i)}$，$\cdots$，$X_{n_i}^{(i)}$，$i = 1$，2，$\cdots$，k，则 $\hat{\mu}^{(i)}$，$\hat{\sum}$ 的估计分别为

$$\hat{\mu} = \overline{X}^{(i)} = \frac{1}{n} \sum_{a=1}^{n_i} X_a^{(i)} \qquad (\text{式} 5-6-29)$$

$$\hat{\sum} = \frac{1}{n-k} \sum_{i=1}^{k} S_i \qquad (\text{式} 5-6-30)$$

式中 $n = n_1 + n_2 + \cdots + n_i$，$S_i = \sum_{a=1}^{n_i} (X_a^{(i)} - X^{(i)})(X_a^{(i)} - X^{(i)})^T$ 为 G_i 的样本离差阵。

2）当 $\sum^{(1)}$，$\sum^{(2)}$，$\cdots$，$\sum^{(k)}$ 不相等时

判别函数为：

$$W_{ij}(X) = (X - \mu^{(j)})^T [V^{(j)}]^{-1} (X - \mu^{(j)}) - (X - \mu^{(i)})^T [V^{(i)}]^{-1} (X - \mu^{(i)})$$
$$(\text{式} 5-6-31)$$

相应的判别准则为：

$$\begin{cases} X \in G_i, \text{当 } W_{ij}(X) > 0, \text{对一切 } j \neq i \\ \text{待判，若有某一个 } W_{ij}(X) = 0 \end{cases} \qquad (\text{式} 5-6-32)$$

当 $\mu^{(i)}$，$\sum^{(i)}(i = 1,2,\cdots,k)$ 未知时，可用 $\mu^{(i)}$，$\sum^{(i)}$ 的估计量代替，即

$$\hat{\mu}^{(i)} = \overline{X}^{(i)} \qquad (\text{式} 5-6-33)$$

$$\hat{\sum}^{(i)} = \frac{1}{n-k} S_i \qquad (\text{式} 5-6-34)$$

2. Fisher 判别法

（1）思路：Fisher 判别法又称典则判别，以 Fisher 准则为标准来评选判别函数。所谓 Fisher 准则，指的是较优的判别函数应该能根据待判对象的 n 个指标最大限度地将它所属的类与其他类区分开来。一般应用中多采用线性判别函数。基本方法是首先假定判别函数（线性函数），然后根据已知信息对判别函数进行训练和学习，根据类间距离最大、类内距离最小的原则确定线性判别函数，从而得到函数关系式中的系数值，最终确定判别函数。经判别函数划分后，同类样品在空间上的分布集中，而不同类之间距离较远，差别明显。

从两个总体中抽取具有 p 个指标的样本观测数据，借助方差分析的思想造一个判别函数或称判别式：$y = c_1 x_1 + c_2 x_2 + \cdots + c_p x_p$，其中系数 c_1，c_2，$\cdots$，c_p 确定的原则是使两组间的区别最大，而使每个组内部的离差最小。有了判别式后，对于一个新的样本，将它的 p 个指标值代入判别式中求出 y 值，然后与判别临界值（或称分界点后面给出）进行比较，就可以判别它应属于哪一个总体。

假设有两个总体 G_1、G_2，从第一个总体中抽取 n_1 个样品，从第二个总体中抽取 n_2 个样品，每个样品观测 p 个指标。若新建立的判别式为 $y = c_1 x_1 + c_2 x_2 + \cdots + c_p x_p$，今将属于不同两总体的样本观测值代入判别式中去，则得：

$$y_i^{(1)} = c_1 x_{i1}^{(1)} + c_2 x_{i2}^{(1)} + \cdots + c_p x_{ip}^{(1)} (i = 1, 2, \cdots, n_1) \qquad (式 5-6-35)$$

$$y_i^{(2)} = c_1 x_{i1}^{(2)} + c_2 x_{i2}^{(2)} + \cdots + c_p x_{ip}^{(2)} (i = 1, 2, \cdots, n_2) \qquad (式 5-6-36)$$

对上边两式分别左右相加,再乘以相应的样本个数,则有:

$$\bar{y}^{(1)} = \sum_{k=1}^{p} c_k \bar{x}_k^{(1)} \cdots\cdots 第一组样本的"重心" \qquad (式 5-6-37)$$

$$\bar{y}^{(2)} = \sum_{k=1}^{p} c_k \bar{x}_k^{(2)} \cdots\cdots 第二组样本的"重心" \qquad (式 5-6-38)$$

(2)计算步骤

1)建立判别函数

求 $I = \dfrac{Q(c_1, c_2, \cdots, c_p)}{F(c_1, c_2, \cdots, c_p)}$ 的最大值点 $c_1, c_2, \cdots, c_p$,根据极值原理,须解方程组:

$$\begin{cases} \dfrac{\partial \ln I}{\partial c_1} = 0 \\[2mm] \dfrac{\partial \ln I}{\partial c_2} = 0 \\[2mm] \qquad \vdots \\[2mm] \dfrac{\partial \ln I}{\partial c_p} = 0 \end{cases} \qquad (式 5-6-39)$$

可得到 $c_1, c_2, \cdots, c_p$,写出判别函数 $y = c_1 x_1 + c_2 x_2 + \cdots + c_p x_p$。

2)计算判别临界值 y_0,然后根据判别准则对新样本判别分类。

3)检验判别效果(当两个总体协差阵相同且总体服从正态分布):给定检验水平 α,查 F 分布表,确定临界值 F_α,若 $F > F_\alpha$,则 H_0 被否定,认为判别有效。否则认为判别无效。

3. Bayes 判别法 Bayes 判别总是假定对所研究的对象已有一定的认识,常用先验概率来描述这种认识。认为所有类别都是空间中的子域,每个观测样本则是空间中的点。根据先验概率认识,利用 Bayes 公式按照一定的准则求出判别函数,分别计算一个样本落入各个子域的概率,找出其中概率最大的一类就是该样本所属的类别。Bayes 判别法的基本思想总是假定对所研究的对象已有一定的认识,常用先验概率来描述这种认识。

(1)使用后验概率最大作为判别准则:设有 k 个总体 $G_1, G_2, \cdots, G_k$,它们的先验概率分别为 $q_1, q_2, \cdots, q_k$(它们可以由经验给出或估出)。各总体的密度函数分别为 $f_1(x), f_2(x), \cdots, f_k(x)$(在离散情形是概率函数),在观测到一个样本 x 的情况下,可用著名的 Bayes 公式计算它来自第 g 总体的后验概率(相对于先验概率来说,将它又称为后验概率):

$$P(g \mid x) = \frac{q_g f_g(x)}{\sum\limits_{i=1}^{k} q_i f_i(x)} (g = 1, 2, \cdots, k) \qquad (式 5-6-40)$$

并且当 $P(h \mid x) = \max\limits_{1 \leqslant g \leqslant k} P(g \mid x)$ 时,则判 x 来自第 h 总体。

（2）使用错判损失最小作为判别准则：把 x 错判归第 h 总体的平均损失定义为：

$$E(g \mid x) = \sum_{g \neq h} \frac{q_g f_g(x)}{\sum_{i=1}^{k} q_i f_i(x)} L(h \mid g) \qquad (式 5-6-41)$$

式中，$L(h \mid g)$ 称为损失函数，表示来自第 g 总体的样品判别为 h 总体的损失，当 $E(h \mid x) = \min\limits_{1 \leqslant g \leqslant k} E(g \mid x)$，则判定 x 来自第 h 总体。

（三）机器学习分类算法

机器学习中的分类算法也常常用来解决判别分析问题。常见的分类算法包括决策树、K 最邻近、支持向量机、神经网络、随机森林等。在用这些算法建立分类模型时，如果用全部数据建立模型并用回代法进行模型的内部验证，可能会出现过度拟合现象。因此，在建模时需要进行交叉验证以避免过度拟合问题。常用的交叉验证方法有保留交叉验证（hand-out cross validation）、k 折交叉验证（k-fold cross validation）和留一法验证（leave-one-out validation）3 种。

1. 决策树模型 决策树（decision tree）模型是一种简单易用的非参数分类方法。它不需要对数据的分布有任何的先验假设，计算速度快，结果也容易解释。分类回归树方法（CART）是决策树模型中的一种经典算法，它先从自变量中寻找最佳分割变量和最佳分割点，将数据划分成两组。针对分组后的数据将上述步骤重复下去，直到满足某种停止条件。CART 分为分类树（classification tree）和回归树（regression tree）两种。分类树用于因变量为分类数据的情况，树的末端为因变量的类别；回归树用于因变量为连续型变量的情况，树的末端给出相应类别中的因变量描述或预测。

在建立分类树模型时，首先对所有自变量和所有分隔点进行评估，最佳的选择是使分隔后组内的数据"纯度"更高，即组内目标变量的变异最小。再对分类树模型进行修剪或称为剪枝，因为如果不加任何限制，过度复杂的分类树模型很容易产生"过度拟合"的问题。因此通常使用 CP 参数（complexity parameter）控制树的复杂度。CP 参数取值越小，模型越复杂，越偏向于过度拟合。通常的做法是先建立一个枝节较多的分类树模型，再使用交叉验证的方法来估计不同"剪枝"条件下各个模型的误差，从而选择误差最小的分类树模型。在 R 中可以用 rpart 包实现 CART 算法。

2. K 最邻近分类 K 最邻近（K-nearest neighbor，KNN）算法是一个理论上比较成熟的算法，也是最简单的分类算法之一。其基本思路是，如果一个样品在特征空间中与 K 个最邻近（或最相似）样品中的大多数属于某一个类别，则将该样品判为这个类别。

KNN 算法在进行判别时，主要依靠样品周围若干邻近样品的信息，选择不同的 K 值可能得到不同的分类结果。如果选择较小的 K 值，就相当于用较小邻域中的训练样品进行预测，"学习"的近似误差会减小，只有与待判样品较近的训练样品才会对预测结果起作用。但其缺点是"学习"的估计误差会增大，预测结果对邻近的样品点非常敏感。换句话说，K 值的减小意味着整体模型变得复杂，容易发生过度拟合现象。如果选择较大的 K 值，就相当于用较大邻域中的训练样品进行预测。其优点是可以减少

"学习"的估计误差，但缺点是"学习"的近似误差会增大。这时与待判样品较远的（不相似的）训练样品也会对预测起作用，使预测发生错误。K 值增大就意味着整体模型变得简单。K 值的选择反映了对近似误差与估计误差的权衡，通常可以尝试选择不同的 K 比较模型的预测效果，从而选择预测效果最优的 K。class 包里的函数 knn（）可以实现基本的 KNN 算法。

KNN 算法对于类域的交叉或重叠较多的待分样品来说，分类效果通常比其他方法好。当样品的类别不平衡，即某些类别的样品很多，而其他类别的样品很少时，KNN 算法可能不稳定。这种情况下可以考虑用加权的 K 邻近（weighted K-nearest neighbor，WKNN）算法来改进。WKNN 算法是在 KNN 算法的基础上，对各已知类别样本点根据其距离未知样本点的远近赋予不同的权重，距离越近权重越大。一般来说，加权后的 KNN 算法判别效果更优。

3. 支持向量机分类　支持向量机（support vector machine，SVM）是一种有监督学习的分类和回归分析方法。它的基本思想是对于给定的训练数据，在数据的特征空间中找到一个超平面（即分隔超平面），将数据划分为两个类别，并且使这个超平面与数据最近的样本点（支持向量）距离最大，从而得到一个最优的决策边界。SVM 在解决高维数据分类问题上具有很高的效率，并且能够解决非线性分类问题。理解 SVM 需要弄清楚 4 个关键概念。

（1）分隔超平面：是在特征空间中将数据分为两类的超平面，通常使用超平面方程表示。

（2）最大边缘超平面：是指与数据最近的样本点（支持向量）距离最大的分隔超平面，它是 SVM 算法的基础。

（3）软边缘：是指在 SVM 算法中允许一些样本点误分类的设定，这是因为不可能所有样本点都在超平面两侧且没有误分类的情况。

（4）核函数：是 SVM 算法中使用的一种非线性变换方法，可以将原始数据映射到高维空间中，使得 SVM 算法能够解决非线性分类问题。常用的核函数有线性核函数、多项式核函数和高斯核函数等。通常来说，数据集有线性可分、近似线性可分和非线性可分 3 种类型。处理不同类型的数据集所用到的分隔超平面、间隔最大化方法和支持向量机的类型有所区别。

在 R 中，可以用 e1071 包中的函数 svm（）建立 SVM 模型，而另一个包 kernlab 则包含了更多的核函数方法。

4. 神经网络分类　神经网络是一种运算模型，它由大量的节点（或称神经元）和它们之间的相互连接构成，每个节点代表一种特定的输出函数，称为激励函数（activation function）。每两个节点间的连接都代表一个对于通过该连接信号的加权值，称为权重。网络的输出则依网络的连接方式、权重值和激励函数的不同而不同。BP 神经网络是一种按照误差逆传播算法训练的多层前馈网络，是目前应用最广泛的神经网络模型之一。

BP 神经网络模型的结构包括输入层（input layer）、隐层（hide layer）和输出层（output layer）。nnet 包中的函数 nnet（）可以实现 BP 神经网络算法。

5. 随机森林分类　集成学习（ensemble learning）试图通过连续调用单个学习算法，获得不同的模型，然后根据某种规则把这些模型进行组合来解决某一问题，这样做的目的是提高学习系统的泛化能力。组合多个模型预测结果主要采用加权平均或投票的方法。随机森林（random forest）是一种常用的集成学习算法，它是将许多棵决策树整合成森林并用来预测最终结果。决策树算法对样本的微小变化会很敏感。在使用分类树进行判别分析时，如果对单个分类树的判别结果不满意，可以考虑随机抽取样本来生成多个分类树，形成一批森林，然后综合森林中的所有树形成最终的单一树的预测结果。这样就能避免单棵树对样本变化敏感的问题，以提高模型的预测能力。

R 中有很多包可以实现随机森林算法：random forest 包提供了经典的随机森林回归和分类算法；ipred 包可以对回归、分类及生存分析等问题进行集成学习；party 包除了具有进行回归、分类及生存分析等功能，还可以构建基于条件推断过程的随机森林算法。

（四）判别效果的检验

无论用哪一种判别方法去判断样品的归属问题，均不可能永远做出正确的判断，一般总会发生错判。面临所建立的判别函数是否有实际意义，判别效果有无实用价值，准确度如何等问题上，就需用检验分析的方法进行验证。

（1）总体差异的显著性检验：判别分析中，首先要求假定两类样本来自有显著差异、可区别的总体，两总体的均值应有显著差异。

（2）判别变量的重要性检验：可以通过其两类样本均值之差来衡量：

$$d_j = \bar{x}_j(A) - \bar{x}_j(B) \qquad \text{（式 5 - 6 - 42）}$$

为消除变量不同量纲的影响，通常在求得判别系数后，可将其标准化后再检验。

（3）回判法：用所建立的判别函数对两总体的已知样本进行回判，并将判别结果与已知结果对比，计算错判率，当错判率 < 30%，认为判别函数有效。

三、因子分析

（一）基本原理

因子分析（factor analysis）作为多元统计分析技术的一个分支，用于处理多变量问题，是一种降维、简化数据的技术。它以众多变量之间的内部依赖关系为研究对象，探求各个变量的观测数据中的基本结构，并寻求依靠少数几个假想变量来表示基本的数据结构。这些假想变量既能包含原来众多的变量所代表的信息，又能解释这些变量之间的相互依存关系，因此被称为基础变量，即因子。最初始的变量是可观测的显在变量，而因子一般是不可观测的潜在变量。由于因子分析依赖并反映原始的变量信息，所以，原始变量的选择很重要。例如，在生物安全的评估工作中，评估者可以通过一系列指标构成的一个评价指标体系，评价某个医院各个方面的优劣，进而才有依据对全部参与评估的医院进行排名。医院的环境、硬件设施和医护力量是客观存在的、抽象的影响因素，都不便于直接测量，只能通过其他的具体指标进行间接反映。因子分

析则正是这种可以通过显在变量测评潜在变量，通过具体指标测评抽象因子的统计分
析方法。

（二）数学模型

因子分析中的公共因子是不可直接观测但又客观存在的共同影响因素，每一个变
量都可以表示成公共因子的线性函数与特殊因子之和，即

$$X_i = a_{i1}F_1 + a_{i2}F_2 + \cdots + a_{im}F_m + \varepsilon_i,\ i = 1,2,\cdots,p \quad （式5-6-43）$$

式中，F_1，F_2，$\cdots$，F_m称为公共因子，ε_i称为X_i的特殊因子。该模型可用矩阵表
示为：

$$X = AF + \varepsilon \quad （式5-6-44）$$

这里，

$$X = \begin{bmatrix} X_1 \\ X_2 \\ \vdots \\ X_p \end{bmatrix},\ A = \begin{bmatrix} a_{11} & a_{12} & \cdots & a_{1m} \\ a_{21} & a_{22} & \cdots & a_{2m} \\ & & \vdots & \\ a_{p1} & a_{p2} & \cdots & a_{pm} \end{bmatrix},\ F = \begin{bmatrix} F_1 \\ F_2 \\ \vdots \\ F_p \end{bmatrix},\ \varepsilon = \begin{bmatrix} \varepsilon_1 \\ \varepsilon_2 \\ \vdots \\ \varepsilon_p \end{bmatrix}$$

$$（式5-6-45）$$

且满足：

（1）$m \leqslant p$；

（2）Cov$(F,\ \varepsilon) = 0$，即公共因子与特殊因子是不相关的；

（3）$D_F = D(F) = \begin{bmatrix} 1 & & & 0 \\ & 1 & & \\ & & \ddots & \\ 0 & & & 1 \end{bmatrix} = I_m$，即各个公共因子不相关，且方差为1；

（4）$D_\varepsilon = D(\varepsilon) = \begin{bmatrix} \sigma_1^2 & & & 0 \\ & \sigma_2^2 & & \\ & & \ddots & \\ 0 & & & \sigma_p^2 \end{bmatrix}$，即各个特殊因子不相关，方差不要求

相等。

模型中矩阵 A 称为因子负载矩阵，a_{ij}称为因子负载，是第 i 个变量在第 j 个因子上
的负荷。如果把变量 X_i 看成 m 维空间中的一个点，则 a_{ij} 表示它在坐标轴 F_j 上的投影。

（三）相关概念

1. 因子负载 因子负载是因子分析模型中最重要的一个统计量，是联系观测变量
和公共因子之间的桥梁。当公共因子之间完全不相关时，很容易证明因子负载 a_{ij} 等于
第 i 个变量和第 j 个因子之间的相关系数。很多时候，往往假设公共因子之间是彼此正
交的（orthogonal），即不相关。因此，因子负载在将观测变量由因子线性表示的同时，
体现了因子和变量之间的相关程度，a_{ij} 的绝对值越大，则公共因子与变量 X_i 关系越密

切。因子负载还可以用来估计观测变量之间的相关系数，当公共因子之间彼此不相关时，由因子分析模型很容易推导出变量 X_i 和 X_j 之间的相关系数为：

$$r_{ij} = a_{i1}a_{j1} + a_{i2}a_{j2} + \cdots + a_{im}a_{jm} \qquad （式5-6-46）$$

即任何两个观测变量之间的相关系数等于对应的因子负载乘积之和。

变量之间的相关系数可以用来判断因子解是否合适。将从观测数据计算出的相关系数和从模型导出的变量的相关系数进行比较，如果差别很小，则可以说模型很好地拟合了观测数据，因子解是合适的。

2. 公共因子方差　公共因子方差（communality）又称共同度，是指观测变量的方差中由公共因子决定的比例。这个指标的意义在于说明用公共因子替代观测变量后，原来每个变量的信息被保留的程度。

观测变量的方差由两部分组成，即公共因子方差和特殊因子方差。特殊因子方差是所有不可预知的因素对观测变量方差的影响，公共因子方差是变量方差中能被公共因子所解释的部分，公共因子方差越大，变量能够被因子说明的程度越高。

变量 X_i 的公共因子方差记为 h_i^2。当公共因子之间彼此正交时，公共因子方差等于和该变量有关的因子负载的平方和，用公式表示为：

$$h_i^2 = a_{i1}^2 + a_{i2}^2 + \cdots + a_{im}^2 \qquad （式5-6-47）$$

3. 因子的贡献　用因子所能够解释的总方差来衡量的每个公共因子对变量的解释能力，通常称为该因子的贡献（contributions），记为 V_j。它等于和该因子有关的因子负载的平方和，即

$$V_j = \sum_{i=1}^{p} a_{ij}^2 \qquad （式5-6-48）$$

所有公共因子的总贡献为：

$$V = \sum_{j=1}^{m} V_j \qquad （式5-6-49）$$

4. 因子旋转　如果一个变量在多个公共因子上有较大的负荷，或者多个变量在同一个公共因子上有较大的负荷，则说明该因子对多个变量都有较明显的影响作用。出现这种情况的因子模型反而很难对因子的实际背景进行合理的解释。这时可以通过因子旋转，使每个变量仅在一个公共因子上有较大的负载，而在其余的公共因子上的负载较小，即让同一个因子在各个变量上的负载尽可能地向靠近1和靠近0的两极分离。

因子旋转的方式分为两种，即正交旋转和斜交旋转。正交旋转是使因子轴之间仍然保持90°，因子之间仍旧是不相关的，因子结构（因子和变量之间的相关关系）和因子模式（因子负载矩阵）是等同的，并没有加以区分；斜交旋转中因子之间的夹角可以是任意的，因子负载不再等于因子和变量之间的相关系数，因子结构和因子模式之间是有区别的。

令 S 表示因子结构矩阵，B 表示旋转后的因子负载矩阵，则因子结构和因子模式之间有下面的关系：

$$S = BW \qquad （式5-6-50）$$

式中，W 表示斜交因子之间的相关系数矩阵。

5. 解释因子　在得到因子解之后，便希望给每个因子一个有意义的解释。解释因子主要是借助于因子负载矩阵，找出在某个因子上有显著负载的变量，根据这些变量的意义给因子一个合适的名称，所以，具有较高负载的变量对因子名称的影响较大。

实际中，一般认为绝对值大于 0.3 的因子负载就是显著的。因为，因子负载是观测变量和因子之间的相关系数，与某一因子有关的负载的平方和表示了该因子所能解释的变量的总方差。而对于 0.3 的负载而言，该因子能够解释变量的方差不足 10%。因子负载的显著性与样本规模、观测变量的数量以及公共因子的次序均有关，样本规模增大或观测变量数量增多，则可以使因子负载的显著性提高。从第一个因子到最后一个因子，因子负载的显著性逐渐降低，即对于排在后面的因子，要求较大的因子负载才能被接受，因为对于越后面的因子，由特殊因子所解释的误差方差越大。

6. 因子得分　在因子分析模型中，观测变量是由因子的线性组合表示的，因子负载则是该线性组合的权数。而求因子得分的过程正好相反，它是通过观测变量的线性组合来表示因子，并依据该因子对应的每个变量的具体数值进行测度。因子得分是观测变量的加权平均，是因子分析的最终体现。当因子负载矩阵确定以后，因子得分便可以确定。

求因子得分涉及用观测变量来描述因子，在因子分析模型 $X = AF + \varepsilon$ 中，如果不考虑特殊因子的影响，当 $m = p$ 且 A 可逆时，可以非常方便地从每个样本的指标取值 X 计算出其在因子 F 上的相应取值：$F = A^{-1}X$，即该样本在因子 F 上的得分情况。但是，因子分析模型在实际应用中要求 $m < p$，因此，不能精确计算出因子的得分情况，只能对因子得分进行估计。

（四）因子分析的步骤

因子分析通常包括以下 4 个步骤。
（1）计算所有变量的相关系数矩阵。相关系数矩阵是因子分析直接要用的数据。
（2）提取因子。在这一步确定因子的个数和求因子解的方法。
（3）进行因子旋转。这一步的目的是通过坐标变换使因子解的实际意义更容易解释。
（4）计算因子得分。

四、主成分分析

（一）基本原理

主成分分析是由 Hotelling 于 1933 年首先提出的，其思想是希望通过线性组合的方式从多个具有一定相关性的变量中尽可能快地提取信息。当一个线性组合不能提取更多的信息时，再考虑用第二个线性组合继续这个快速提取的过程，直到所提取的信息与原指标相差不多时为止。一般来说，主成分分析的优点是通过较少的主成分得到较多的信息量。因此，通过主成分分析既可以降低数据"维数"，又保留了原数据的大部分信息。

（二）数学模型

用原始数据矩阵 X 的 p 个变量 X_1，X_2，$\cdots$，X_p 作线性组合如下：

$$\begin{cases} Y_1 = \mu_{11}X_1 + \mu_{12}X_2 + \cdots + \mu_{1p}X_p \\ Y_2 = \mu_{21}X_1 + \mu_{22}X_2 + \cdots + \mu_{2p}X_p \\ \qquad\qquad\qquad\vdots \\ Y_m = \mu_{m1}X_1 + \mu_{m2}X_2 + \cdots + \mu_{mp}X_p \end{cases} \qquad （式5-6-51）$$

用矩阵表示为：

$$Y = UX \qquad （式5-6-52）$$

这里，

$$Y = \begin{bmatrix} Y_1 \\ Y_2 \\ \vdots \\ Y_m \end{bmatrix}, \quad U = \begin{bmatrix} a_{11} & a_{12} & \cdots & a_{1p} \\ a_{21} & a_{22} & \cdots & a_{2p} \\ & & \vdots & \\ a_{m1} & a_{m2} & \cdots & a_{mp} \end{bmatrix}, \quad X = \begin{bmatrix} X_1 \\ X_2 \\ \vdots \\ X_p \end{bmatrix} \qquad （式5-6-53）$$

且满足：

（1）矩阵 U 的每一行都是单位行向量，即

$$\mu_{i1}^2 + \mu_{i2}^2 + \cdots + \mu_{ip}^2 = 1, \ i = 1,2,\cdots,m \qquad （式5-6-54）$$

（2）Y_i 与 Y_j（$i \neq j$，i，$j = 1$，2，$\cdots$，m）之间不相关；

（3）Y_1 是 X_1，X_2，$\cdots$，X_p 的一切线性组合（系数满足条件1）中方差最大的，Y_2 是与 Y_1 不相关的 X_1，X_2，$\cdots$，X_p 一切线性组合中方差最大的；$\cdots$；Y_m 是与 Y_1，Y_2，$\cdots$，Y_{m-1} 都不相关的 X_1，X_2，$\cdots$，X_p 的一切线性组合中方差最大的。

（三）几何意义

以二维变量为例，介绍主成分分析的几何意义。如图 5-6-1 所示，二维空间中的变量由横坐标和纵坐标表示，因此，每一个观测值都有相应于这两个坐标轴的坐标值。如果这些数据形成一个椭圆形状的点阵（这在变量的二维正态的假定下是可能的），那么这个椭圆有一个长轴和一个短轴。在短轴方向上，数据变化很少。在极端情况下，短轴如果退化成一点，那只有在长轴的方向上才能解释这一点的变化。这样，由二维到一维的降维就自然完成了。

当坐标轴和椭圆的长、短轴平行，那么代表长轴的变量就描述了数据的主要变化，而代表短轴的变量就描述了数据的次要变化。但是，实际上，坐标轴通常不与椭圆的长、短轴平行。因此，需要寻找椭圆的长、短轴，并进行变换，使新变量和椭圆的长、短轴平行。如果长轴变量代表了数据包含的大部分信息，就用该变量代替原先的两个变量，舍去次要的一维，降维就完成了。椭圆的长、短轴相差的越大，降维也越有道理。

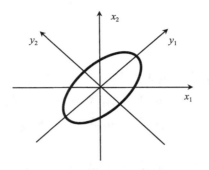

图5-6-1 主成分分析的几何意义

五、对应分析

(一)基本原理

对应分析的实质就是将交叉列联表中的频数数据通过降维的方法做变换以后,利用图示法直观地解释变量的不同类别之间的联系。其主要目的是构造一些简单的指标来反映行和列的关系,这些指标可明确在一行(列)里哪些列(行)的权重更大。

对应分析是 R 型因子分析和 Q 型因子分析的结合,它也是利用降维的思想来达到简化数据结构的目的。与因子分析不同的是,对应分析同时对数据表中的行与列进行处理,寻求以低维图形展示数据表中行与列之间的关系。对应分析从 R 型因子分析出发,直接获得 Q 型因子分析的结果,并且根据 R 型因子分析和 Q 型因子分析的内在联系,将变量和样品同时反映在相同的坐标系内,以便对问题进行分析。

(二)基本概念

设有 $n \times p$ 的数据矩阵:

$$X = \begin{bmatrix} x_{11} & x_{12} & \cdots & x_{1p} \\ x_{21} & x_{22} & \cdots & x_{2p} \\ \vdots & & & \vdots \\ x_{n1} & x_{n2} & \cdots & x_{np} \end{bmatrix} \qquad (式 5-6-55)$$

行和列分别表示两个不同因素的 n 个水平和 p 个水平。在列联表中,x_{ij} 就是各个单元格的频数。通常用 $x_{i \cdot}$、$x_{\cdot j}$ 和 $x_{\cdot \cdot}$ 分别表示 X 的行和、列和与总和,即:

$$x_{i \cdot} = \sum_{j=1}^{p} x_{ij}, \; x_{\cdot j} = \sum_{i=1}^{n} x_{ij}, \; x_{\cdot \cdot} = \sum_{i=1}^{n} \sum_{j=1}^{p} x_{ij} \qquad (式 5-6-56)$$

1. 行轮廓与列轮廓 为了更方便地表示各频数之间的关系,人们通常用频率来代替频数,即将列联表中的每一个元素都除以元素的总和,令 $p_{ij} = \dfrac{x_{ij}}{x_{\cdot \cdot}}$,得到如下频率意义上的数据矩阵:

$$P = \begin{bmatrix} p_{11} & p_{12} & \cdots & p_{1p} \\ p_{21} & p_{22} & \cdots & p_{2p} \\ & & \vdots & \vdots \\ p_{n1} & p_{n2} & \cdots & p_{np} \end{bmatrix} \qquad （式5-6-57）$$

各行在列变量上的分布（构成比）称为该行的分布轮廓（profile），即第 i 行的分布轮廓为：

$$\left(\frac{p_{i1}}{p_{i\bullet}}, \frac{p_{i2}}{p_{i\bullet}}, \cdots, \frac{p_{ip}}{p_{i\bullet}} \right), i = 1, 2, \cdots, n \qquad （式5-6-58）$$

其中，$p_{i\bullet}$ 为第 i 行频率的合计，也称为各行的边缘概率。对应地，第 j 列的分布轮廓为：

$$\left(\frac{p_{1j}}{p_{\bullet j}}, \frac{p_{2j}}{p_{\bullet j}}, \cdots, \frac{p_{nj}}{p_{\bullet j}} \right), j = 1, 2, \cdots, p \qquad （式5-6-59）$$

其中，$p_{\bullet j}$ 为第 j 列频率的合计，也称为各列的边缘概率。

2. 距离与惯量　如果将 n 个样品看作 p 维空间中的 n 个点，那么对 n 个样品的研究就转化为对这 n 个点的相对关系的研究。对此，可以引入距离的概念来分别描述行变量各水平和列变量各水平之间的接近程度。因为对于列联表行与列的研究是对等的，这里只对行做详细论述。

样品点 k 与样品点 l 之间的欧氏距离为：

$$\mathrm{d}^2(k, l) = \sum_{j=1}^{p} \left(\frac{p_{kj}}{p_{k\bullet}} - \frac{p_{lj}}{p_{l\bullet}} \right)^2 \qquad （式5-6-60）$$

这样定义的距离有一个缺陷，即受到各列边缘概率的影响，当第 j 列的概率特别大时，该列对应的 $\left(\frac{p_{kj}}{p_{k\bullet}} - \frac{p_{lj}}{p_{l\bullet}} \right)^2$ 就会很大。用 $\frac{1}{p_{\bullet j}}$ 作权重，得到如下的加权距离公式：

$$D^2(k, l) = \sum_{j=1}^{p} \left(\frac{p_{kj}}{p_{k\bullet}} \frac{1}{\sqrt{p_{\bullet j}}} - \frac{p_{lj}}{p_{l\bullet}} \frac{1}{\sqrt{p_{\bullet j}}} \right)^2 \qquad （式5-6-61）$$

因此，上式定义的距离也可以看作坐标为

$$\left(\frac{p_{i1}}{\sqrt{p_{\bullet 1}} p_{i\bullet}}, \frac{p_{i2}}{\sqrt{p_{\bullet 2}} p_{i\bullet}}, \cdots, \frac{p_{ip}}{\sqrt{p_{\bullet p}} p_{i\bullet}} \right), i = 1, 2, \cdots, n \quad （式5-6-62）$$

的任意两点之间的欧氏距离。

式 5-6-62 是行轮廓消除了列变量的各个水平概率影响的相对坐标，其定义的各点按照行的边缘概率加权，得到第 j 个分量的平均坐标（即重心）为：

$$\sum_{i=1}^{n} \frac{p_{ij}}{p_{i\bullet} \sqrt{p_{\bullet j}}} p_{i\bullet} = \frac{1}{\sqrt{p_{\bullet j}}} \sum_{i=1}^{n} p_{ij} = \sqrt{p_{\bullet j}} \qquad （式5-6-63）$$

因此，n 个点的重心为（$\sqrt{p_{\bullet 1}}, \sqrt{p_{\bullet 2}}, \cdots, \sqrt{p_{\bullet p}}$）。其中，每一分量恰好是矩阵 P 每一列边缘概率的平方根。

n 个点与其重心的加权欧氏距离之和称为行轮廓的总惯量。可以证明，总惯量的值等于 $\frac{1}{x_{\bullet\bullet}} \chi^2$。

类似地，可以定义列变量的两个水平 s 与 t 之间的加权距离：

$$D^2(s, t) = \sum_{i=1}^{n} \left(\frac{p_{is}}{p_{\cdot s}} \frac{1}{\sqrt{p_{i\cdot}}} - \frac{p_{lit}}{p_{\cdot t}} \frac{1}{\sqrt{p_{i\cdot}}} \right)^2 \qquad (式5-6-64)$$

列变量对应的 p 个点的重心为 $(\sqrt{p_{1\cdot}}, \sqrt{p_{2\cdot}}, \cdots, \sqrt{p_{n\cdot}})$。列变量对应的 p 个点与其重心的加权欧氏距离之和称为列轮廓的总惯量，其值也等于 $\frac{1}{x_{\cdot\cdot}}\chi^2$。

（三）R 型与 Q 型因子分析的对等关系

经过上面的数据变换并引入加权距离函数后，可以直接计算分类变量各水平之间的距离，通过距离的大小来反映各水平之间的接近程度，同类型的水平之间距离应当较小，而不同类型的水平之间距离应当较大，据此可以对各种水平进行分类以简化数据结构。为了同时对行变量和列变量进行分析，可以先求协方差矩阵并进行因子分析，提取主因子，然后用主因子所定义的坐标轴作为参照系，对两个变量的各水平进行分析。

设 n 个样品点的协方差矩阵为：$A = (a_{ij})_{p \times p}$。

则有

$$a_{ij} = \sum_{k=1}^{n} \left(\frac{p_{ki}}{p_{k\cdot}} \frac{1}{\sqrt{p_{\cdot i}}} - \sqrt{p_{\cdot i}} \right) \left(\frac{p_{kj}}{p_{k\cdot}} \frac{1}{\sqrt{p_{\cdot j}}} - \sqrt{p_{\cdot j}} \right) p_{k\cdot}$$

$$= \sum_{k=1}^{n} \left(\frac{p_{ki} - p_{\cdot i}p_{k\cdot}}{\sqrt{p_{k\cdot}}\sqrt{p_{\cdot i}}} \right) \left(\frac{p_{kj} - p_{\cdot j}p_{k\cdot}}{\sqrt{p_{k\cdot}}\sqrt{p_{\cdot j}}} \right)$$

$$= \sum_{k=1}^{n} z_{ki}z_{kj} \qquad (式5-6-65)$$

其中，$z_{ij} = \frac{p_{ij} - p_{i\cdot}p_{\cdot j}}{\sqrt{p_{i\cdot}p_{\cdot j}}}$，$i = 1, 2, \cdots, n \quad j = 1, 2, \cdots, p$。

令 $Z = (z_{ij})$，则有 $A = Z^T Z$。类似地，可以对列轮廓进行分析，设变换后的列轮廓集对应的协方差矩阵为 B，则有 $B = Z^T Z$。其中 Z 与上面的定义完全一致。

由矩阵理论可以得知，矩阵 A 与 B 具有完全相同的非零特征值，且对同一特征值 λ，如果 μ 是矩阵 A 的特征向量，则 $\nu = Z\mu$ 是矩阵 B 的特征向量。矩阵 A 与 B 的这种对应关系使得变换后的数据对行与对列是对等的，从而可以将行因素与列因素相提并论。这样就建立了对应分析中 R 型因子分析和 Q 型因子分析的关系，可以由 R 型因子分析的结果方便地得到 Q 型因子分析的结果，从而大大减少了计算量。

由于矩阵 A 与 B 具有完全相同的非零特征值，而这些特征值就是各个公共因子所解释的方差或提取的总惯量的比例，那么，在列变量的 p 维空间中的第一主因子、第二主因子……与行变量的 n 维空间中对应的各个主因子在总方差中所占的百分比完全相同。这样就可以用相同的因子轴同时表示两个变量的各个水平。把两个变量的各个水平同时反映在具有相同坐标轴上的因子平面上，可以直观地反映两个分类变量及其各个水平之间的相关性。一般情况下，取两个公共因子，这样就可以得到两个变量的二维对应图。

（四）对应分析的计算步骤

由前面的分析可知，对于来源于实际问题的列联表数据，运用对应分析的方法进行研究的过程最终转化为进行 R 型因子分析和 Q 型因子分析的过程。一般来说，分析过程包括以下几个步骤。

（1）将数据矩阵 X 转化为概率矩阵 P。

（2）计算过渡矩阵 Z。

（3）进行 R 型因子分析或 Q 型因子分析，并由 R 型（或 Q 型）因子分析的结果推导出 Q 型（或 R 型）因子分析的结果。

（4）在低维（通常是二维）图上画出原始变量的各个状态，并对原始变量之间的相关性进行分析。

六、应用与解读

随着食品供应链的日益复杂和全球化，食品安全问题日益突出，对公众健康构成了严重威胁。为了有效监测食品安全事件并进行风险评估，聚类分析在公共卫生领域发挥着重要作用。

聚类分析是一种无监督的机器学习方法，能够将相似的对象或数据点划分为同一组或簇，从而揭示数据的内在结构和模式。在食品安全事件监测与风险评估中，聚类分析可以帮助发现食品安全事件的潜在规律和趋势，识别高风险区域和因素，为决策者提供科学依据。具体来说，聚类分析在食品安全领域的应用可以分为以下几个步骤。

首先，收集食品安全事件的相关数据，包括事件发生的时间、地点、涉及的食品种类、受害人数、症状表现等信息。这些数据可以从多个来源获取，如卫生部门、食品监管机构、媒体报道等。

然后，对收集到的数据进行预处理和清洗，去除重复、错误或不完整的数据，确保数据的准确性和可靠性。

接下来，利用聚类算法对预处理后的数据进行聚类分析。常用的聚类算法包括 K-means、层次聚类、DBSCAN 等。这些算法可以根据数据的相似性或距离度量将食品安全事件划分为不同的簇或组。

通过聚类分析，可以发现食品安全事件的潜在规律和趋势。例如，某些事件可能具有相似的发生时间、地点或涉及的食品种类，这表明它们可能存在共同的风险因素或传播路径。此外，聚类分析还可以帮助识别高风险区域和因素，如某些地区或食品种类可能更容易发生食品安全事件。基于聚类分析的结果，可以进一步进行风险评估和预警。通过对高风险区域和因素的监测和干预，可以提前预防和减少食品安全事件的发生，保障公众健康。需要注意的是，聚类分析在食品安全领域的应用还需要与其他分析方法和专业知识相结合，以确保结果的准确性和可靠性。同时，随着数据的不断积累和技术的不断进步，聚类分析在食品安全事件监测与风险评估中的应用将更加广泛和深入。

流行病学

第一节　概　述

一、定义

流行病学（epidemiology）是研究人群中疾病与健康状况的分布及其影响因素，并研究防治疾病及促进健康的策略和措施的科学。

二、常用研究方法

流行病学常用研究方法如图 6-1-1 所示。

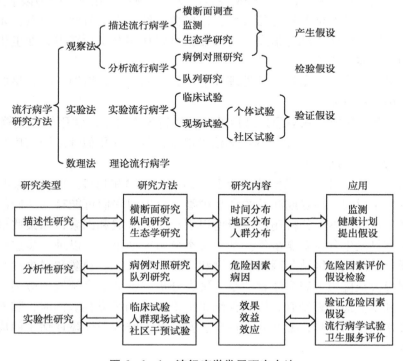

图 6-1-1　流行病学常用研究方法

第二节　常用测量指标

一、发病频率测量指标

（一）发病率

发病率（incidence rate）是指一定期间内，一定范围人群中某病新发生病例出现的频率。包括发病密度和累积发病率。按不同病种、性别、年龄、职业人群的发病情况分别计算其发病率，称为发病专率。

1. 计算公式

$$IR = 一定时期内某人群中某病的新病例数/同期该人群暴露人口数$$
$$\times K \quad (K = 100\% , \ 1000‰) \qquad （式6-2-1）$$

2. 应用　是疾病流行强度的指标，反映疾病对人群健康影响的程度，适用于病因学探讨和防制措施效果的评价（在观察期间内一个人多次发病时，则应计为多个新发病例数）。

（二）罹患率

罹患率（attack rate）与发病率同样是测量新发病例的频率指标。通常是指在某一局限范围短时间内的发病率。

1. 计算公式

$$AR = 观察期间某病新病例数/同期暴露人口数 \times K \ (K = 100\% 或 1000‰)$$
$$\qquad （式6-2-2）$$

2. 应用　食物中毒、职业中毒及传染病的暴发及流行中。

（三）续发率

续发率（second attack rate，SAR）也称二代发病率，指在某些传染病最短潜伏期到最长潜伏期之间，易感接触者中发病人数占所有易感接触者总数的百分比。

1. 计算公式

$$续发率 = 潜伏期内易感接触者中发病人数/易感接触者总人数 \times 100\%$$
$$（原发病例应从分子和分母中去除） \qquad （式6-2-3）$$

2. 应用　可用于比较传染病传染力的强弱。

二、患病频率测量指标

(一) 患病率

患病率 (prevalence rate) 亦称现患率, 是指某特定时间内总人口中某病新旧病例所占的比例。

1. 计算公式

$$时点患病率 = 某一时点某人群中某病的新旧病例数/该时点人口数 \times K$$
$$(式 6-2-4)$$

$$期间患病率 = 某观察期间某人群中某病新旧病例数/同期的平均人口数 \times K$$
$$(式 6-2-5)$$

2. 应用 通常用来表示病程较长的慢性病的发生或流行情况。

发病率与患病率的比较见表 6-2-1。

表 6-2-1 发病率与患病率比较

	发病率	患病率
资料来源	疾病报告、疾病监测、队列研究	现况调查
计算分子	观察期间新发病例数	观察期间病例数
计算分母	平均人口或暴露人口数	调查人数或平均人口数
观察时间	一年或更长时间	较短, 一般为几个月
适用疾病种类	各种疾病	慢性病或较长的疾病
特点	动态描述	静态描述
用途	疾病流行强度	疾病现患状况或慢性病流行状况
影响因素	较少, 疾病流行情况、诊断水平、疾病报告质量等	较多

3. 影响患病率的原因 引起患病率升高的主要因素包括: ①新病例增加 (即发病率增高); ②治疗水平提高, 患者免于死亡, 但未痊愈病程延长; ③未治愈者的寿命延长; ④病例迁入; ⑤健康人群迁出; ⑥易感者迁入; ⑦诊断水平提高; ⑧报告率提高。引起患病率降低的主要因素包括: ①新病例减少 (即发病率下降); ②病死率增高; ③病程缩短; ④治愈率提高; ⑤健康人群迁入; ⑥病例迁出。

(二) 感染率

感染率 (prevalence of infection) 是指在某时间内被检人群中某病原体现有的感染者人数所占的比例。

1. 计算公式

$$感染率 = 受检者中感染人数/受检人数 \times 10 \qquad (式 6-2-6)$$

2. 应用 常用于对隐性感染、病原体携带者及轻型和不典型病例的调查, 研究某些传染病或寄生虫的感染情况和评价防制工作的效果。

三、死亡与生存频率

（一）死亡率

死亡率（mortality rate）表示在一定期间内，某人群中总死亡人数在该人群中所占的比例。是测量人群死亡危险最常用的指标。

1. 计算公式

$$MR = 某人群某年总死亡人数/该人群同年平均人口数 \times K$$
$$（K = 1000‰或 100\ 000/10\ 万）\qquad\qquad （式6-2-7）$$

2. 应用 反映一个人群总死亡水平的指标，用于衡量某一时期、某一地区人群死亡危险性的大小。死亡率可按病种和病因，按年龄、性别、职业等人口学特征分类计算死亡专率。

（二）病死率

病死率（case fatality rate）表示一定期间内因某病死亡者占该病患者的比例，表示某病患者因该病死亡的危险性。

1. 计算公式

$$病死率 = 某时期内因某病死亡人数/同期某病的患者数 \times 100\%$$
$$（式6-2-8）$$

2. 应用 反映疾病的严重程度，也可反映医疗水平和诊治能力，常用于急性传染病。在发病率和死亡率比较稳定的地区或人群，还可用同一时期死亡专率（M）和发病专率（I）的比值来估计疾病的病死率（F），即 $F = M/I$。

（三）生存率

生存率（survival rate）指接受某种治疗的患者或某病患者中，经 n 年随访尚存活的患者数所占的比例。

1. 计算公式

$$生存率 = 随访满 n 年尚存活的病例数/随访满 n 年的病例数 \times 100\%$$
$$（式6-2-9）$$

2. 应用 反映疾病对生命的危害程度，可用于评价某些病程较长疾病的远期疗效，常用于癌症、心血管疾病、结核病等慢性病的研究。

四、疾病负担指标

（一）潜在减寿年数

潜在减寿年数（potential years of life lost，PYLL）是指某病某年龄组人群死亡者的期望寿命与实际死亡年龄之差的总和，其强调了早死对人群健康的损害。

$$PYLL = \sum_{i=1}^{e} a_i d_i \qquad (式6-2-10)$$

式中，e 为预期寿命，i 为年龄组（通常计算其年龄组中值），a_i 为剩余年龄，$a_i = e - (i + 0.5)$。

（二）伤残调整寿命年

伤残调整寿命年（disability-adjusted life years，DALY）是指从发病到死亡所损失的全部健康寿命年，包括因早死所致的寿命损失年和疾病所致伤残引起的健康寿命损失年两部分，包括早死和伤残两方面的危害。

（三）疾病流行强度

疾病流行强度指在一定时期内，某病在某地区某人群中发病率的变化及其病例间的联系程度。

1. 散发（sporadic） 是指发病率呈历年的一般水平，各病例间在发病时间和地点上无明显联系，表现为散在发生。适用于较大范围地区。

2. 流行（epidemic） 指在某地区某病的发病率显著超过该病历年发病率水平。相对于散发，流行出现时各病例之间出现明显的时间和空间联系。往往以年为单位。

3. 暴发（outbreak） 是指在一个局部地区或集体单位的中、短时间内突然出现很多症状相同的患者。这些患者多有相同的传染源或传播途径。

4. 大流行（pandemic） 某病发病率显著超过该病历年发病率水平，疾病蔓延迅速，涉及地区广，在短期内跨越省界、国界甚至洲界形成世界性流行。

五、疾病的分布

疾病的三间分布：以疾病频率为测量指标来描述与分析疾病在不同地区、不同时间和不同人群的分布现象、发病率、患病率、死亡率等，简称"三间分布"。

（一）人群分布特征

1. 疾病年龄分布

（1）横断面分析（cross section analysis）：横断面分析主要分析同一时期不同年龄组或不同年代各年龄组的发病率、患病率或死亡率的变化，多用于某时期传染病或潜伏期较短疾病的年龄分析。

（2）出生队列分析（birth cohort analysis）：指将同一时期（如某一年或某一时段）出生的人群定义为特定出生队列，通过纵向追踪研究该群体在若干年内的疾病发病情况。这一方法通过整合人群的出生时间、年龄跨度及随访期间疾病发生数据，将疾病分布的年龄效应与时间趋势进行联合分析，尤其适用于探究慢性疾病年龄分布特征的长期演变趋势及潜在影响因素。

2. 地区分布

（1）地区聚集性（endemic clustering）：某地区发病及患病等疾病频率高于周围地区的情况。提示该地区特定的致病因子对人群健康产生了影响。

（2）地方性（endemic）：由于自然因素或社会因素的影响，某种疾病经常存在于某一地区或只在一定范围人群中发生，而不需自外地输入时称为地方性。

（3）地方性疾病（endemic disease）：指局限于某些特定地区内相对稳定并经常发生的疾病。包括自然地方性疾病、自然疫源性疾病和地方病。

（4）判断依据：①该地区的居民发病率高；②其他地区居住的人群发病率低，甚至不发病；③迁入该地区一段时间后，其发病率和当地居民一致；④迁出该地区后，发病率下降，患病症状减轻或自愈；⑤当地的易感动物也可发生同样的疾病。

3. 时间分布

（1）短期波动（rapid fluctuation）：一般是指持续几天、几周或几个月的疾病流行或疫情暴发，是疾病的特殊存在方式。可以从发病高峰向前推一个常见潜伏期以估计暴露时间，进一步寻找引起某疾病暴发的原因。

（2）季节性（seasonal variation，seasonality）：指疾病在一定季节内呈现发病率增高的现象。

（3）周期性（cyclic variation，periodicity）：指疾病频率按照一定的时间间隔，有规律的起伏波动，每隔若干年出现一个流行高峰的现象。多见于呼吸道传染病。主要是由于易感者积累使人群易感性增加，形成发病率增高的现象。

（4）影响疾病周期性及间隔时间的常见原因：①人口密集、交通拥挤和卫生条件差等因素利于疾病的传播；②传播机制容易实现的疾病，当易感者积累到足够数量便可迅速传播；③病后可形成稳固免疫力的疾病，一度流行后发病率可迅速下降，流行后人群免疫水平持续时间越长，周期间隔越长；④周期性的发生还取决于病原体变异及其变异的速度。

（5）长期变异（trend variation，secular change）：长期变异即疾病的自然史，是指在一个比较长的时间内，通常为几年或几十年，疾病的临床特征、分布状态，以及强度等方面所发生的变化。

4. 移民流行病学（migrant epidemiology）

（1）定义：移民流行病学是探讨疾病病因的一种方法。它是通过观察疾病在移民、移居地当地居民及原居地人群间的发病率或死亡率的差异，从而探讨疾病的发生与遗传因素或环境因素的关系。

（2）两个原理：①若某病发病率或死亡率的差别主要是环境因素作用的结果，则该病在移民人群中的发病率或死亡率与原住国（地区）人群不同，而接近移居国（地区）当地人群的发病率或死亡率。②若该病发病率或死亡率的差别主要与遗传因素有关，则移民人群与原住国（地区）人群的发病率或死亡率近似，而不同于移居国（地区）当地人群。常用于肿瘤、慢性病及某些遗传病的病因和流行因素的探讨。

六、应用与解读

案例 6 − 2 − 1

对某三甲医院住院患者血栓事件的横断面研究并分析抗磷脂抗体（aPL）在伴有血栓事件的住院患者中的表达。方法：选取我院 2021 年 1 月至 2021 年 10 月住院期间发生血栓事件的患者共 235 例为血栓组，对血栓组的临床资料进行横断面分析。同时选取同时期健康体检人群 120 例为对照组，比较两组的狼疮抗凝物（LA）、抗心磷脂抗体（ACL）和抗 β_2 糖蛋白 I 抗体（aβ_2GP I）情况。

注：对于非传染病或慢性疾病，由于暴露距发病的时间可能很长，致病因子的分布和强度在不同的时间阶段可能有所变化，往往不能正确显示不同暴露经历与年龄的关系。

案例 6 − 2 − 2

调查 1990—2019 年中国子宫内膜癌的发病趋势，分析子宫内膜癌发病的年龄、时期和队列效应。方法在全球健康数据交换数据库中获取 1990—2019 年中国 20 ~ < 80 岁女性子宫内膜癌发病数据，应用 Join point 线性回归模型分析子宫内膜癌的发病趋势，年度变化百分比模型分析年龄、时期及队列三因素对其发病的影响。

第三节　描述性研究

一、概述

描述性研究（descriptive study）指利用常规监测记录或通过专门调查获得的数据资料，按不同地区、不同时间及不同人群特征分组，描述疾病或健康状态的分布情况，在此基础上进行比较分析，获得疾病三间分布的特征，进而获得病因线索提出病因假设。

（一）常见的描述性研究类型

1. **现况研究**　又称横断面研究，针对特定时间和特定范围人群。
2. **病例报告**　针对临床上某种罕见病详细介绍，属于定性研究。
3. **病例系列研究**　研究一组相同疾病的临床表现。
4. **个案研究**　对象一般为传染病患者。

5. 历史资料分析 依赖于疾病登记报告系统或疾病监测系统获得历史资料。

6. 随访研究 也称纵向研究，定期随访观察动态变化。

7. 生态学研究 在群体水平上研究某种因素与疾病关系。

二、现况研究

现况研究，指通过对特定时点或期间和特定范围内人群中的疾病或健康状况和有关因素的分布状况的资料收集、描述，从而为进一步的研究提供病因线索。从观察时间上说，其所收集的资料是在特定时间内发生的情况，一般不是过去的暴露史或疾病情况，也不是追踪观察将来的暴露和疾病情况，故又称横断面研究（cross sectional study）；从观察分析指标来说，由于这种研究所得到的频率指标一般为特定时间内调查群体的患病频率，故又称为患病率研究。

（一）现况研究的特点

1. 一般在设计阶段不设对照组。
2. 关注特定时点或期间。
3. 确定因果联系受限。
4. 对研究对象固有的暴露因素可以做因果推断。
5. 用现在的暴露（特征）来替代或估计过去情况是有条件的。
6. 定期重复进行可获得发病率资料。

（二）现况研究的用途

1. 掌握目前群体中疾病或健康状况的分布，提供疾病病因研究的线索。
2. 确定高危人群。
3. 评价疾病监测、预防接种等防治措施的效果。

（三）现况研究的种类

1. 普查（census） 调查特定时点或时期、特定范围内的全部人群（总体）。

（1）普查的优点：①调查对象为全体目标人群，不存在抽样误差；②可以同时调查目标人群中多种疾病或健康状况的分布情况；③能发现目标人群中的全部病例，在实现"三早"（早期发现、早期诊断、早期治疗）预防的同时，全面地描述疾病的分布与特征，为病因分析研究提供线索。

（2）普查的缺点：①不适用于患病率低且无简单易性诊断手段的疾病；②由于工作量大而不易细致，难免存在漏查；③调查工作人员涉及面广，掌握调查技术和检查方法的熟练程度不一，对调查项目的理解往往很难统一和标准化，较难保证调查质量；④耗费的人力、物力资源一般较大，费用往往较高。

2. 抽样调查（sampling survey） 随机抽取调查特定时点、特定范围人群的一个代表性样本，以样本统计量估计总体参数所在范围。

（1）基本要求：从样本获得的结果能推论到整个群体。

（2）基本原则：随机化原则和样本大小适当的原则。

（3）优点：与普查相比，抽样调查具有节省时间、人力和物力资源，同时于调查范围小，调查工作易于做得细致。

（4）缺点：①抽样调查的设计、实施与资料分析均比普查要复杂；②同时资料的重复或遗漏不易被发现；③对于变异过大的研究对象或因素和需要普查普治的疾病则不适合用抽样调查；④患病率太低的疾病也同样不适合用抽样调查。

（5）抽样方法：包括非随机抽样和随机抽样，随机抽样遵循随机化原则，保证总体中每一个对象都有同等机会被选入作为研究对象。对于抽样误差大小，整群抽样 > 单纯随机抽样 > 系统抽样 > 分层抽样 > 多阶阶段抽样（表 6 - 3 - 1）。

表 6 - 3 - 1　不同抽样方法对比

种类	方法	优点	缺点
单纯随机抽样	从总体 N 中随机抽取 n 个构成一个样本	简单易行，无需专门的工具	在抽样前需要有一份完整的调查对象名单，工作量大，不适于样本量很大的研究
系统抽样	按照一定顺序，机械地每隔若干单位抽取一个单位的抽样方法	简单易行，样本的观察单位在总体中分布比较均匀，代表性较好，一般情况下，比单纯随机抽样法误差小	如果总体各单元的排列顺序有周期性，则抽取的样本可能出现偏倚
分层抽样	总体按某种特征分为若干层，再从每一层进行简单随机抽样	抽样误差较小；为适应研究目的，所抽取的各层样本量还可做调整，以增加样本的代表性；可以对各层独立进行分析	所获结论仅适用于分层条件相同的其他对象，具有一定的局限性
整群抽样	将总体分成若干群组，抽取其中部分群组作为观察单位组成样本	简单易行，节省人力、物力和时间，因而多用于大规模调查	各群间差异较大，抽样误差也较大，故统计效率较低
多阶段抽样	以上抽样方法的结合	实施起来节省人力、物力；观察单位在总体分散较均匀，比观察单位较大的整群抽样能提高统计学的精确度	在抽样前要掌握各级调查单位的人口资料及特点

（四）现况研究的设计与实施

1. 明确调查目的与类型。

2. 确定研究对象。

3. 确定样本量和抽样方法。

现患率调查样本大小估计公式：$n = \dfrac{pq}{\left(\dfrac{d}{z_a}\right)^2} = \dfrac{Z_a^2 \times pq}{d^2}$　　　　（式 6 - 3 - 1）

计算资料样本大小估计公式：$n = \dfrac{4\,S^2}{d^2}$　　　　（式 6 - 3 - 2）

（五）现况研究的常见偏倚及其控制

1. 偏倚（bias） 指从研究设计到实施及数据处理和分析的各个环节中产生的系统误差，以及结果解释、推论中的片面性，导致研究结果与真实情况之间出现倾向性的差异，从而错误地描述暴露与疾病之间的联系，则称为偏倚。

（1）常见偏倚：①选择偏倚（主观选择研究对象；任意变换抽样方法；调查对象不合作或因种种原因拒绝参加，无应答偏倚；调查到的对象均为幸存者，无法调查死亡者，幸存者偏倚）。②信息偏倚（回答不准确或回忆不清，回忆偏倚；调查员有意识地深入某些特征调查而忽略其他特征，调查偏倚；测量偏倚）。

（2）偏倚的控制：偏倚的控制主要有以下几种方法。①严格遵照抽样方法要求，确保随机化原则；②提高研究对象的依从性和受检率；③正确选择测量工具和检测方法；④培训调查员，统一标准和认识；⑤做好资料的复查复核工作；⑥选择正确的统计分析方法，辨析混杂因素。

2. 现况研究的优缺点

（1）优点：①研究结果有较强的推广意义；②有来自同一群体的自然形成的同期对照组，结果具有可比性；③可同时观察多种因素。

（2）缺点：①难以确定先因后果的时相关系；②一次调查不能获得发病率资料；③研究对象可能处于临床前期而被误定为正常人。

（六）生态学研究

生态学研究（ecological study）又称相关性研究（correlational study），是描述性研究的一种，它是在群体的水平上研究某种因素与疾病的关系，以群体为观察和分析单位，通过描述不同人群中某因素的暴露状况与疾病的频率，分析该暴露因素与疾病的关系。

1. 基本特征 不是个体为观察和分析单位，而是以群体为单位的。

2. 用途 提供病因线索，产生病因假设；描述和估计疾病的变化趋势；评估人群干预措施的效果。生态学研究通常描述某疾病或健康状态在各人群中所占的百分比或比数，以及有各特征者在各人群中所占的百分数或比数。

3. 生态比较研究（ecological comparison study） 是探索性研究（exploratory study）中应用较多的一种方法，是最简单的方法。需观察不同人群或地区某种疾病的分布，然后根据疾病分布的差异，提出病因假设。

4. 生态趋势研究（ecological trend study） 或称时间趋势研究（time trends study），指连续观察不同人群中某因素平均暴露水平的改变和/或某种疾病发病率、死亡率变化的关系，了解变动趋势，通过比较暴露水平变化前后疾病频率的变化情况，判断某因素与某疾病的联系。

5. 多组比较研究（multiple-group comparison study） 是在比较若干个人群组中某种因素的平均暴露水平和疾病频率之间的关系时，通过发现不同群组之间某种因素的暴露水平的差异和疾病频率的差异，为探索病因提供线索。

6. 生态学研究的优点　常可利用常规资料或现成资料来研究，节省时间、人力和物力；对病因未明的疾病可提供病因线索以供深入研究，这是最显著的特点；对于个体的暴露剂量无法测量的情况，生态学研究是唯一可供选择的研究方法；当研究的暴露因素在一个人群中变异范围很小时，很难测量与其疾病的关系，更适合采用多个人群比较的生态学研究；适合于对人群干预措施的评价；可估计某种疾病发展的趋势。

7. 生态学研究的缺点　生态学谬误（ecological fallacy），其是由于生态学研究以各个不同情况的个体"集合"而成的群体（组）为观察和分析的单位，以及存在的混杂因素等原因而造成研究结果与真实情况不符；混杂因素往往难以控制；难以确定两变量之间的因果关系。

生态学谬误产生的原因如下。①生态学研究不能在特定的个体中将暴露和疾病联系起来。在生态学研究中，研究者只知道每个研究人群内的暴露人数和非暴露人数、患病数和非患病数，但不知道在暴露者中和非暴露者中各有多少人发生了疾病。②生态学研究控制潜在混杂因素的能力较弱。③生态学研究相关资料中的暴露水平只是近似值或平均水平。由于暴露水平不是个体实际的暴露值，因而有时生态学的相关并不能完全解释暴露的改变量与所致疾病发生率或死亡率的改变的关系，甚至可能掩盖了暴露与疾病间的复杂关系。

8. 现况研究与生态学研究的对比　现况研究在观察和分析单位、测量指标、偏倚上具有一些不同，表6-3-2总结两研究设计的区别。

表6-3-2　现况研究与生态学研究的对比

区别	现况研究	生态学研究
观察和分析单位	个体	群体
疾病的测量指标	患病率	发病率、死亡率等
偏倚	选择偏倚和信息偏倚	生态学谬误或生态学偏倚
控制偏倚的能力	较强	较弱
独特优点	对研究对象固有的暴露因素可以作因果推断	对于个体的暴露剂量无法测量的情况，生态学研究是唯一可供选择的研究方法

三、应用与解读

案例6-3-1

分析信息系统支持下新消除方案阻断乙肝母婴传播的效果。采用生态学研究方法，以2017年和2020年佛山市乙肝母婴阻断情况分别为干预前人群和干预后人群，对2019年全市新母婴阻断方案联合全市妇幼保健信息系统支持下对乙肝母婴传播阻断效果进行评价。

案例 6 – 3 – 2

生态学视角下出生缺陷与空气污染相关性研究——以西安市为例。随着城市化进程加速，空气质量问题日益突出，其对人类健康特别是母婴健康的影响引起了广泛关注。本研究旨在分析西安市 2010—2015 年出生缺陷的发生趋势及其与空气污染的相关性，从生态学角度探讨空气污染暴露对出生缺陷结局的影响机制，为制订有效的环境健康干预措施提供科学依据。

（1）数据收集与处理：收集西安市 2010—2015 年出生缺陷发病人数、各类出生缺陷类型（如先天性心脏病、唇腭裂、神经管畸形等）的具体数据，以及同期大气中主要空气污染物（如 NO_2、SO_2、PM_{10}、$PM_{2.5}$）的浓度监测记录。

（2）时间序列分析：运用时间序列乘法模型对出生缺陷发病人数和各空气污染物浓度数据进行分解，揭示两者在研究期间的长期趋势变化及季节性波动特征。

（3）生态学分析

1）秩相关分析：计算出生缺陷发病人数与各空气污染物浓度的 Spearman 秩相关系数，评估两者间的非线性关联强度和方向。

2）交叉相关分析：在不同滞后时间下，计算出生缺陷发病人数与空气污染物浓度的交叉相关系数，探究空气污染暴露对出生缺陷发病的潜在滞后效应。

第四节　队列研究

一、定义及分类

（一）定义

队列研究（cohort study）是将人群按是否暴露于某可疑因素及其暴露程度分为不同的亚组，随访观察一定的时间，追踪其各自的结局，比较不同亚组之间结局频率的差异，从而判定暴露因子与结局之间有无因果关联及关联大小的一种观察性研究方法。亦称前瞻性研究（prospective study）、发病率研究（incidence study）、随访研究（follow-up study）、纵向研究（longitudinal study）。

（二）分类

队列（cohort）或暴露队列（exposure cohort）指有共同特征或共同经历一组人群，分为固定队列和动态队列。

1. 固定队列（fixed cohort）　作为研究的人群都是在某一固定时间或一短时间内进入群组，并接受观测随访直至观测值终止，在观测期间不再加入新的研究成员。特定事件发生时的所有人员作为一个队列，如日本广岛原子弹爆炸时的幸存者组成的队列，其为一个相对稳定的人群或相对大的人群。

2. 动态队列（dynamic cohort） 又称动态人群（dynamic population），相对于固定队列而言，是可以随时增减成员的观测人群（用于计算发病密度）。

二、基本原理及特点

（一）基本原理

根据研究对象是否暴露于某研究因素或其不同水平将研究对象分成暴露组（E）与非暴露组（$\overline{E}$）；随访一定时间，比较两组之间所研究结局（outcome）发生率的差异，以分析暴露因素与研究结局之间的关系；如果暴露组某结局发生率明显高于非暴露组，则可推测暴露与结局之间可能存在因果关系，暴露是该结局发生的危险因素。

（二）主要特点

1. 属于观察法。
2. 设立对照组。
3. 由"因"到"果"，符合时间顺序。
4. 能确证暴露和结局之间的因果关系。

（三）研究目的

1. 检验病因假设。
2. 评价预防效果。
3. 研究疾病的自然史。
4. 新药的上市后监测。

（四）研究类型

队列研究设计主要包括前瞻性队列研究、历史性队列研究、双向性队列研究等。

1. 前瞻性队列研究（prospective cohort study） 研究队列的确定是以现在为基线，根据研究对象现在的暴露分组，需要随访（follow up），结局在将来某时刻出现的队列研究设计。应用条件：①有明确的检验假设；②所研究疾病的发生率较高，一般不低于5‰；③明确规定暴露因素和结局变量；④有可靠的测量手段；⑤足够的观察人群和暴露情况；⑥能完成随访的人群；⑦足够的人力、财力、物力。

2. 历史性队列研究（historical cohort study） 是根据研究开始时研究者掌握的有关研究对象在过去某时点的暴露情况的历史材料做出的。其研究设计不需要随访，研究开始时结局已出现，应用条件：①有明确的检验假设；②所研究疾病的发生率较高，一般不低于5‰；③明确规定暴露因素和结局变量；④有可靠的测量手段；⑤足够的观察人群和暴露情况；⑥在过去某段时间内是否有足够数量的、完整可靠的、有关研究对象的暴露和结局的历史记录或档案资料。

3. 双向性队列研究（ambispective cohort study） 研究队列的确定是过去，根据研究对象过去某时刻的暴露情况分组，需要随访，部分结局可能已出现。其应用条件包括：当基本具备进行历史性队列研究的条件下，如果从暴露到现在的观察时间还不能满足研究的要求（人时不够，未满足效应期），还需继续前瞻性观察一段时间时，选用双向性队列研究。

三、研究设计与实施

（一）研究因素

如何测量，定性还是定量，暴露方式、时间、剂量等，及可疑的混杂因素和人口学特征。

1. 结局（end） 是随访观察中将出现的预期结果事件，是队列研究观察的自然终点（natural end）。注意给出明确统一的标准，严格遵守。

研究现场要求有足够数量的符合条件的研究对象，当地领导重视及群众支持，当地文化教育水平较高，医疗条件水平较高，交通较便利，现场的代表性较好。

2. 研究人群

（1）暴露人群：主要分为以下三类。①特殊暴露人群亦称高危人群，即某一危险因素暴露特别严重的人群。②有一定组织的人群，有时具有共同暴露于某因素的经历或具有某种（些）共同的特征，利用他们的组织系统，便于有效地收集随访资料，较一般人群容易实施研究。③一般人群，即某地区的全体人群，需注意所研究的因素和疾病都是人群中常见的；所观测的是一般人群而非特殊人群的发病或死亡情况；欲观测环境因素与疾病的关系。

（2）对照人群：对照设计分为内对照和外对照。内对照指先选择一组研究人群，将其中暴露于所研究因素的对象作为暴露组，其余非暴露组即为对照组。外对照指在一些采用特殊人群的队列研究中，由于不存在内对照，故需在该人群之外寻找对照。

（3）影响样本量的因素：计算样本量时应考虑到以下因素。①对照人群中所研究疾病的发病率 p_0；②暴露组与对照组人群发病率之差 $p_1 - p_0$；③检验水准，即第一类错误 α 值；④检验效能，即把握度（power）$1 - \beta$；需考虑的问题包括对照组的样本量不宜少于暴露组的样本量，通常是等量的；需要预估一下失访率，适当扩大样本量。

（二）资料的整理和分析

1. 基本整理模式　见表 6-4-1。

表 6-4-1　整理模式

	病例	非病例	合计
暴露组	a	b	$a+b=n_1$
非暴露组	c	d	$c+d=n_0$
合计	$a+c=m_1$	$b+d=m_0$	$a+b+c+d=t$

2. 率的计算

（1）累积发病率（cumulative incidence，CI）：表示观察期内某种疾病事件在确定数量人群中的发生比例，说明一定时期该人群中任一个体发生某病的危险性或可能性。适用条件为样本大、人口稳定、整齐的资料。

$$CI = \frac{观察期内发病（或死亡）人数}{观察期开始时的人口数} \qquad （式6-4-1）$$

（2）发病密度（incidence density，ID）：表示单位时间内人群中某疾病事件出现的平均概率水平。适用条件为观察时间长、人口不稳定、存在失访、资料不整齐的研究设计。

$$ID = \frac{观察期内发病（或死亡）人数}{观察人时} \qquad （式6-4-2）$$

（3）标化死亡比（standardized mortality ratio，SMR）：SMR 的意义为被研究人群死于（发生）某病的危险性是标准人群的多少倍，适用条件为结局事件的发生率低、样本小、不宜直接计算率的情况。

$$SMR = \frac{研究人群中的观察死亡数}{以标准人口死亡率计算的预期} \qquad （式6-4-3）$$

（4）标化比例死亡比（standardized proportional mortality ratio，SPMR）：标化比例死亡比以全人口中某病因死亡占全部死亡的比例（死因构成比）乘以某单位实际全部死亡数而得出某病因的预期死亡数。适用条件为不能得到历年人口资料，仅有死亡人数、原因、日期和年龄的情况。

$$SMPR = 实际死亡数/预期死亡数 \qquad （式6-4-4）$$

3. 效应估计及其意义

（1）相对危险度（relative risk，RR）：其具有病因学意义，指暴露组发病或死亡的危险是对照组的多少倍；RR 值越大，暴露的效应越强，暴露与结局关联强度越高。

$$RR = \frac{I_e}{I_0} = \frac{\dfrac{a}{n_1}}{\dfrac{C}{n_0}} \qquad （式6-4-5）$$

（2）归因危险度（attributable risk，AR）：也称特异危险度、危险度差（risk difference，RD），指暴露者中完全由某暴露因素所致的发病率或死亡率，AR 值越大，暴露因素消除后所减少的疾病数量越大，该指标具有疾病预防和公共卫生学意义。

$$AR = Ie - I_0 = a/n_1 — c/n_0 \qquad (式6-4-6)$$

（3）归因危险度百分比（attributable risk percent，PAR，AR%）：又称病因分值（etiologic fraction，EF），指暴露人群中的发病或死亡归因于暴露的部分占全部发病或死亡的百分比。

$$AR\% = (I_e - I_o)/I_e \times 100\% = (RR - 1)/RR \times 100\% \qquad (式6-4-7)$$

（4）人群归因危险度（population attributable risk，PAR）：总人群发病率中归因于暴露的发病（死亡）率。人群归因危险度百分比（PAR%）又称人群病因分值，指人群暴露于某因素所致的发病（死亡）占总人群全部发病（死亡）的百分比。

$$PAR = I_t - I_0 \qquad (式6-4-8)$$

式中，I_t 为总人群发病率或死亡率，I_0 为非暴露组发病率或死亡率。

$$PAR\% = (I_t - I_0)/It \times 100\% = P_e(RR - 1)/P_e(RR - 1) + 1 \times 100\%$$

$$(式6-4-9)$$

式中，P_e 为人群中有某种暴露者的比例。

PAR 和 PAR% 反映了危险因素对人群作用的大小，可用来衡量若去除某种暴露因素后，控制人群中某种疾病发病（死亡）率作用的大小，也是卫生保健及公共卫生中普遍使用的重要指标。

如果暴露因素的病因学效应（AR，$AR\%$ 或 RR）大，但人群暴露率低，则暴露因素的公共卫生效应（PAR 或 PAR%）较小；而暴露因素的病因学效应较小，但人群暴露率高，则暴露因素的公共卫生效应较大。故分析时不仅要考虑病因学效应强的因素，而且更应考虑暴露率高的因素

当暴露组的发病率低于非暴露组时，归因危险度百分比为负值，应当计算归因预防比例（又称预防系数或保护功效），反映归因于暴露者的实际预防比例，或发病频率实际下降的比例。

（三）常见的偏倚及其控制

1. 选择偏倚（selection bias） 研究人群在一些重要因素方面与一般人群或待研究的总体人群存在差异，而导致研究结果的偏倚。

2. 失访偏倚（follow-up bias） 研究对象因迁移、外出、死于非终点疾病或拒绝继续参加观察而退出队列所引起的偏倚，本质上属于选择性偏倚。

3. 测量偏倚（measurement bias） 在队列研究过程中，对研究对象进行观测而造成的偏倚。

4. 混杂偏倚（confounding bias） 由于某些非研究因素与研究因素（暴露因素）并存的作用而影响到观测结果。

控制措施：缩小研究对象的特征范围；分层抽样；用匹配方法来选择非暴露组；采用标准化率、分层分析和多因素分析等方法。

控制方法如下。①设计阶段，选择便于随访的人群；在计算的研究样本的基础上扩大10%。②实施阶段，加强对随访员的管理；制订随访计划和监督措施；中期分析。

③整理资料，对于有缺项或漏项的对象及时进行补查。

四、优缺点

（一）优点

1. 直接获得暴露组和非暴露组的发病率或死亡率。
2. 直接估计危险度。
3. 符合时间顺序，验证病因的能力较强。
4. 获得一种暴露与多种结局的关系。
5. 收集的资料完整可靠，不存在回忆偏倚。
6. 可研究疾病的自然史。

（二）缺点

1. 不适于发病率很低的疾病的病因研究。
2. 易发生失访偏倚。
3. 耗时，耗人力、物力、财力。
4. 设计要求严密，资料的收集和分析难度较大。
5. 随访过程中，已知变量的变化或未知变量的引入增加分析难度。

五、应用与解读

案例 6 – 4 – 1

近年来，随着公众对生命早期健康关注度的提高，孕期营养摄入对新生儿出生体重的影响逐渐成为研究热点。本研究旨在通过队列研究设计，探讨孕妇孕期饮食模式与其新生儿出生体重之间的关系，为优化孕期膳食指导提供科学依据。

1. 研究设计与对象招募　本研究采用前瞻性队列研究设计，于 2018 年年初开始，在某大型妇幼保健院进行。研究对象为首次产检时孕周≤16 周且自愿参与研究的健康孕妇，共计招募 1500 名。

2. 数据收集

（1）基线信息：收集孕妇的基本信息（年龄、身高、孕前体重、教育程度、职业等），以及孕期疾病史、家族遗传病史等。

（2）饮食评估：采用食物频率问卷（food frequency questionnaire，FFQ）收集孕妇在整个孕期（从孕早期至分娩前）的饮食习惯，包括各类食物及营养素摄入量，以构建孕期饮食模式。同时，记录孕期增重情况。

（3）新生儿数据：分娩后，收集新生儿性别、出生体重、身长、头围等指标。

3. 随访　研究团队在孕妇分娩后及时获取新生儿出生数据，并进行电话或门诊随访，以确保数据完整性和准确性。

4. 数据分析　运用描述性统计分析孕妇及新生儿的基本特征，利用主成分分析提取孕期饮食模式的主要构成因子。采用多元线性回归模型，调整可能的混杂因素（如孕妇年龄、孕前体重指数、孕期增重、吸烟饮酒状况等），分析孕期饮食模式各因子与新生儿出生体重之间的关联，计算并报告 β 系数及其95% 置信区间（CI）。

第五节　病例对照研究

一、定义

（一）病例对照研究

病例对照研究（case-control study）是选定一组具有某种疾病或出现特定健康结局的个体作为病例组，一组不具有该种疾病或条件的个体作为对照，从而调查两组人群过去对某些与所研究的疾病或条件发生有关的因素的暴露情况，比较两组暴露率或暴露水平的差异，以分析该疾病或条件与这些因素的关系（图6－5－1）。属于观察法及回顾性研究，是由果到因的研究，不能验证病因。

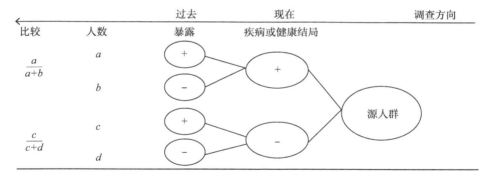

图6－5－1　病例对照研究设计示意图

（二）基本原理

以确诊患某种特定疾病的患者作为病例，以不患该病但具有可比性的个体作为对照，通过询问、实验室检查或复查病史，搜集既往各种可能的危险因素暴露史，测量并比较两组各因素的暴露比例，经统计学检验该因素与疾病之间是否存在统计学关联系。

（三）研究类型

病例对照研究的研究类型包括病例与对照不匹配和病例与对照匹配，不匹配研究指从设计所规定病例和对照人群中，分别抽取一定量的研究对象，对照组人数≥病例组人数，对照组应能代表产生病例的人群。

（四）匹配/配比（matching）

病例对照研究要求对照在某些因素或特征上与病例保持一致，目的是对两组进行比较时排除匹配因素的干扰。匹配方法如下。

1. 频数匹配　又称成组匹配。匹配因素所占的比例在对照组与病例组一致。

2. 个体匹配　以病例和对照个体为单位进行匹配。

3. 匹配法　其注意事项包括慎重选择匹配因素；可疑病因不作为匹配因素；比例一般为1:1，最多不超过1:4；避免匹配过度（over matching）。

4. 匹配的前提　匹配特征或变量必须是已知的混杂因素，或有充分的理由怀疑为混杂因素，否则不应匹配。

5. 匹配的目的　①提高研究效率；②控制混杂因素的作用。

二、设计类型

（一）巢式病例对照研究

巢式病例对照研究（nested case-control study）是将病例对照研究和队列研究的设计思路组合杂交后形成的一种研究方法。

1. 设计框架　首先按研究设计确定某特定人群作为研究的队列，收集队列中每个成员的有关资料信息或生物标本（最常用的是血清），并对该队列成员随访一段事先规定好的时间内发生的全部新发病例组成的病例组，同一队列中选取一定数量的研究对象作为对照组；分别抽出病例组和对照组已收集到的相关资料及生物标本，按病例对照研究（主要是匹配病例对照研究）的分析方法进行资料的统计分析和推论（图6-5-2）。

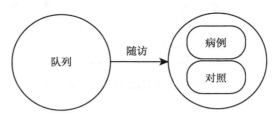

图6-5-2　巢式病例对照研究

2. 优点

（1）病例与对照的暴露资料均在发病或死亡前获得，暴露与疾病的先后顺序清楚，而且不存在回忆偏倚。

（2）与病例对照研究相比，巢式病例对照研究中病例和对照均是从已明确的备选人群中产生，因此产生选择偏倚的机会减少，可比性好。

（3）可提高统计效率和检验效率，因为队列成员的暴露率较高，而且队列成员都有共同的开始暴露时间，一般病例对照研究只取整个暴露期的一个横断面。

（4）研究样本较队列研究小，节约人力、物力和财力，特别适合分子流行病学研究。

（二）病例 – 队列研究

病例 – 队列研究（case-cohort study）又称病例参比式研究（case-base reference study），也是一种队列研究与病例对照研究结合的设计形式。队列研究开始时，在队列中按一定比例随机抽样选出一个有代表性的样本作为对照组，观察结束时，队列中出现的所研究疾病的全部病例作为病例组，与上述随机对照组进行比较（图 6 – 5 – 3）。

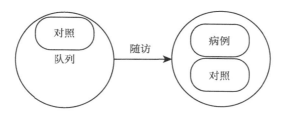

图 6 – 5 – 3　病例 – 队列研究

1. 优点　节约成本量，节省人力、物力和财力；设计的效率高，可以同时研究几种疾病、不同疾病构成不同的病例组，而对照组都是同一队列的随机样本；对照是随机选取的，不与病例匹配，选择较简单。

2. 缺点　病例组和对照组重叠，即对照组中可能发生部分所研究的疾病的病例。

（三）病例队列研究与巢式病例对照研究的不同之处

病例队列研究的对照是在基线队列中随机抽取的，不与病例进行匹配，对照是在病例发生之前就已经选定，而巢式病例对照研究，选择对照是在病例发生之后进行。巢式病例对照研究可以同时研究几种疾病，不同的疾病有不同的病例组，而对照组都是同一组随机样本。

（四）病例交叉设计（case-crossover study）

同一个研究对象比较事件发生前一段时间的暴露与未发生事件的暴露是否相同。如果暴露与事件有关，那么事件发生前的暴露量应该比事件未发生时的暴露量要多。

1. 前提　假设在整个观察期间里的混杂因子不发生系统的改变；"暴露"必须有变化，而且断续发生，如血型是稳定不变的，就不可用该方法研究；暴露效应必须在暴露后的短时间内产生（诱导期短），即效应是由时间上接近的暴露触发产生，并且可以被测量；无延期效应，即避免将过去的暴露作为此疾病发生的原因，否则需要考虑两次暴露间的洗脱期。

2. 优点　特别适用于罕见急性事件，如车祸、伤害、心血管事件、支气管哮喘等研究；不需另设对照组，从而避免了因选择对照而产生的偏倚，减少了病例和对照在许多特征上的不一致；统计分析时效率较高，避免了一些复杂的数学模型，便于计算；

节约样本量，节省人力、物力、财力，便于组织实施。

3. 缺点 由于研究的是急性事件，并且要求无延期效应，因此病例交叉研究不能用于评价某项干预措施所引起的累积效应或者慢性病的进展情况；有时难以避免信息偏倚和暴露的时间趋势所带来的混杂偏倚等。

（五）病例 – 病例研究

病例 – 病例研究（case-case study）也称单纯病例研究（case only study），确定某一患病人群作为研究对象，追溯每一成员的环境暴露资料，并收集患者的一般情况、混杂变量及其他宏观资料，采集患者的生物标本，采用分子生物学技术检测基因型。以具有某一基因型的患者作为病例组，以无该基因型的患者作为对照组，在调整其他协变量（如年龄、性别、种族、职业等）后，根据基因型与环境暴露情况，按病例对照研究的方式处理资料。

1. 前提条件 在正常人群中，基因型与环境暴露各自独立发生，且所研究的疾病为罕见病（此时可用 *OR* 来估计 *RR* 值）。

2. 优点 特别适合肿瘤及罕见慢性病的研究；所需样本量仅为病例对照研究样本量的1/2；因无对照组，从而避免了对照选择所引起的偏倚；节省人力、物力、时间，并较易组织实施。

3. 缺点 只可以估计遗传与环境因素相乘模式下的交互作用，无法估计两者各自的主效应；不适用于基因外显率高的疾病研究；除了可出现病例对照研究的病例选择所引起的常见偏倚，还可能存在于不同亚人群暴露率和基因型频率不一致所引起的偏倚。

（六）病例时间对照设计

病例时间对照设计（case-time-control design）仅适用于效应短暂的问题研究，不适用于随时间的推移暴露可能会发生变化的情况。

三、研究设计与实施

（一）提出假设

根据以往疾病分布的研究或调查（如现况调查）得到的结果，在广泛查阅相关文献的基础上，提出该疾病的病因假设。

（二）明确适宜的研究类型

若广泛地探索疾病的危险因素，可以采用不匹配或频数匹配的方法；若研究的是罕见病，可采用个体匹配的方法。

（三）病例与对照的来源与选择

病例与对照选择的基本原则包括代表性和可比性，可比性往往更重要。

1. 病例的选择 选择病例的要求包括：诊断可靠，使用金标准；选择确诊的新病例回忆偏倚小，代表性好，易于合作，被调查因素改变少。

2. 病例的类型

（1）新发病例：发病时间更接近于病因暴露时间，回忆暴露历史清晰，易于辨认发病前的危险因素，复查各种记录容易获得，同时新发病例尚未受到某些决定生存因素的影响，因而信息丰富且相对准确。

（2）现患病例：是发病病例中的幸存者，若幸存者与死亡者的危险因素有差别，选用现患病例可能会产生错误结论；现患病例或许是存活多年的患者，患病后可能改变过环境条件和习惯，如患者遵从医嘱戒除了吸烟等。

（3）死亡病例：主要由家属或他人提供信息，准确性较差。

3. 病例的来源 包括医院来源，可节省费用，容易获得，合作好，信息较完善、准确，但容易发生选择偏倚。还包括社区来源（自然人群），其为理想来源，代表性强，但实施难度大。

4. 对照选择

（1）对照的选择原则：候选对象必须来自产生病例的总体（源人群）；意味着对照一旦发生所研究的疾病，就能成为病例组的研究对象。

（2）对照的主要来源：①同一或多个医疗机构中诊断的其他病例；②病例的邻居或所在同一居委会、住宅区内的健康人或非该病患者；③社会团体人群中的非该病患者或健康人；④社区人口中的非该病患者或健康人；⑤病例的配偶、同学或同事等。

（3）对照的选择要遵循以下4个目的：①缩小信息偏倚；②排除选择偏倚；③缩小不清楚或不能很好测量的变量引起的残余混杂；④符合真实性要求和逻辑限制的前提下使统计把握度达到最大。病例与对照之间的可比性比代表性更重要。

5. 不同类型病例对照研究的优点 以社区为基础的病例对照研究可以较好地确定源人群；容易保证病例和对照来自同一源人群；对照的暴露史更可能反映病例源人群的暴露情况。以医院为基础的病例对照研究研究对象的可及性好；研究对象更易合作；比较容易从医疗记录和生物标本收集暴露信息。

四、影响样本量的因素

影响样本量的因素包括：研究因素在对照组中的暴露率 P_0；预期的该因素的效应强度，即相对危险度 RR 或暴露的比值比 OR；希望达到的检验的显著性水平，即假设检验第 I 类错误的概率 α；希望达到的检验功效，即把握度 $(1-\beta)$，β 为统计学假设检验第 II 类错误的概率。

五、计算

1. 研究因素的选定与测量 所研究的暴露因素应根据研究假设而定，应是过去暴露且易于测量。

2. 资料的收集　质量控制，抽取一定比例的样本进行复查。

3. 统计性推断　先进行假设检验，再计算 OR 值。传统四格表如表 6 – 5 – 1 所示。

表 6 – 5 – 1　传统四格表

暴露或特征	疾病		合计
	病例	对照	
有	a	b	$a + b = n_1$
无	c	d	$c + d = n_0$
合计	$a + c = m_1$	$b + d = m_0$	$a + b + c + d = t$

4. 比值比计算与可信区间的估计及意义

（1）比值比（odds ratio，OR）：表示疾病与暴露之间关联强度的指标，指病例组中暴露人数与非暴露人数的比值除以对照组中暴露人数与非暴露人数的比值。

$OR = （a/c）/（b/d） = ad/bc$（说明暴露者的疾病危险性为非暴露者的多少倍）。

（2）OR 值的意义

1）$OR = 1$，说明暴露因素与疾病之间无关联。

2）$OR > 1$，说明疾病的危险度因暴露而增加，暴露与疾病之间呈"正"相关；$OR < 1$，说明疾病的危险度因暴露而减少，暴露与疾病之间呈"负"相关。

3）OR 与 RR 一样，优势比反映暴露者患某种疾病的危险性较无暴露者高的程度。$OR \approx RR$ 的前提条件：①所研究疾病的发病率（死亡率）很低；②病例对照研究中所选择的研究对象代表性好，则 OR 值就很接近甚至等于 RR 值。

5. 常见偏倚及其控制

（1）选择偏倚（selection bias）：指被选入研究中的研究对象，与没有被选入者特征上的差异所导致的系统误差。这种偏倚常产生于研究设计阶段。

（2）入院率偏倚（admission rate bias）：亦称伯克森偏倚（Berkson's bias），指当以医院患者作为研究对象进行研究时，由于不同患者入院率的不同所导致的系统误差。

（3）现患病例 – 新发病例偏倚（prevalence-incidence bias）：也称奈曼偏倚（Neyman bias），以现患病例为对象进行研究，与以新病例为对象进行研究时相比，因研究对象的特征差异所致的系统误差。

（4）检出症候偏倚（detection signal bias）：也称暴露偏倚（unmasking bias），指某因素与研究疾病在病因学上无关，但由于该因素的存在导致了所研究疾病相关症状或体征的出现，使其及早就医，以致该人群比一般人群该病的检出率高，从而得出该因素与该疾病相关联的错误结论。由此所致的系统误差称为检出症候偏倚。

（5）时间效应偏倚（time effect bias）：许多慢性病如肿瘤、冠心病等，自接触有效暴露之日起到出现临床表现止，其间常经过一段很长的潜隐过程，此期间他们实际上是有暴露史但没有出现症状或未能通过现有检查手段发现所研究疾病的患者，由于无明显症状，常常被归入健康对照组内。由此而导致对研究因素与疾病的关系的错误估计，称为时间效应偏倚。

（6）信息偏倚（information bias）：亦称观察偏倚（observational bias），指在研究实

施过程中，获取研究所需信息时产生的系统误差。

（7）回忆偏倚（recall bias）：指研究对象在回忆以往研究因素的暴露情况等信息时，由于准确性或完整性上的差异而导致的系统误差。

（8）调查偏倚（investigation bias）：是指调查者在收集、记录和解释来自研究对象的信息时发生的偏倚。

（9）混杂偏倚（confounding bias）：或称混杂（confounding），指在流行病学研究中，由于一个或多个潜在的混杂因素（confounding factor）的影响，掩盖或夸大了研究因素与研究疾病（事件）之间的联系，从而使两者之间的真正联系被错误地估计的系统误差。

六、病例对照研究与队列研究

病例对照研究与队列研究的优点和局限性的比较如表 6 – 5 – 2 所示。

表 6 – 5 – 2　病例对照研究与队列研究优点和局限性的比较

	病例对照研究	队列研究
优点	1. 特别适用于少见病、罕见病的研究	1. 研究者亲自观察资料，信息可靠，回忆偏倚小
	2. 省力、省钱、省时间，并易于组织实施	2. 直接计算 *RR* 和 *AR* 等，反映疾病危险关联的指标
	3. 还可用于疫苗免疫学效果考核及暴发调查等	3. 可证实病因联系
	4. 可同时研究多个因素与某种疾病的联系	4. 有助于了解人群疾病的自然史
	5. 对研究对象多无损害	5. 分析一因与多种疾病的关系
		6. 样本量大，结果比较稳定
缺点	1. 不适于研究暴露比例很低的因素	1. 不适于发病率很低的疾病病因研究
	2. 选择偏倚难以避免	2. 依从性差，易出现失访偏倚
	3. 暴露与疾病时间先后难以判断，信息真实性差	3. 耗费人力、物力、财力和时间，组织与后勤工作亦相当艰巨
	4. 存在回忆偏倚	4. 研究设计要求更严密
	5. 不能测定暴露和非暴露组疾病的率	

七、应用与解读

案例 6 – 5 – 1

心源性猝死影响因素的巢式病例对照研究，基于队列人群研究心源性猝死（sudden cardiac death，SCD）的影响因素，为 SCD 的预防和病因学研究提供科学依据。采用巢式病例对照研究的方法，以金昌队列 2011—2019 年三次随访新发 52 例 SCD 者为病例组，按照年龄（±2 岁）及同性别 1:4 个体匹配的方法，以同期随访未发生 SCD 者的 208 例为对照组。用条件 logistic 回归分析模型分析金昌队列人群发生 SCD 的影响因素，并通过限制性立方样条模型拟合 SCD 发病风险的剂量 – 反应关系曲线。

案例 6-5-2

空气质量健康指数（air quality health index，AQHI）是大气污染健康风险预警和沟通的重要工具，但目前的 AQHI 构建大多基于单污染物模型，存在明显的局限性。因此可建立基于大气污染物复合暴露的 AQHI（J-AQHI），为进行大气污染健康风险预警和风险沟通提供科学工具。基于我国 5 省大气污染物复合暴露数据构建 AQHI 的研究，从云南、广东、湖南、浙江和吉林省疾病监测点系统收集 2013 年 1 月 1 日至 2018 年 12 月 31 日的每日非意外死亡数据，包括死亡日期、年龄、性别和死因，同时分别通过中国气象数据共享服务系统和城市空气质量实时发布平台收集同期逐日气象（温度、相对湿度）及大气污染数据（SO_2、NO_2、CO、$PM_{2.5}$、PM_{10} 和 $8hO_3$ 最高浓度）。首先使用 Lasso 回归筛选大气污染物；然后采用时间分层的病例交叉设计，将每个病例死亡日期的同一月份的同一星期几作为对照，为每个病例分配 3~4 个对照日；随后应用分布滞后非线性模型（distributed lag non-linear model，DLNM）建立筛选出的大气污染物与死亡的暴露-反应关系，并进一步计算 AQHI；最后利用世界卫生组织《全球空气质量指南》［*Air Quality Guidlines*（2021），AQG2021］中主要大气污染物指导限值，将 AQHI 分为四个等级，并比较单污染模型构建的 AQHI 和多污染物模型构建的 J-AQHI 的超额死亡风险（excess risk，ER）。

第六节　实验流行病学

一、定义

（一）实验流行病学

实验流行病学（experimental epidemiology）是指研究者根据研究目的，按照预先确定的研究方案将研究对象随机分配到试验组和对照组，对试验组人为地施加或减少某种因素，然后追踪观察该因素的作用结果，比较和分析两组或多组人群的结局，从而判断处理因素的效果。

（二）基本原则

对照的原则、随机化的原则、盲法原则、可重复原则。

（三）基本特点

属于前瞻性研究；随机分组；具有均衡可比的对照组；有人为施加的干预措施；主要用于验证病因假设；评价疾病防治效果；考核新药或新疗法的效果。

（四）主要类型

根据研究目的和研究对象分为临床试验、现场试验、社区干预试验。

1. 临床试验（clinical trial）　是以患者为研究对象，按照随机的原则分组，评价临床各种治疗措施有效性的方法。

2. 现场试验（field trial）　在某一特定的环境下，以自然人群为研究对象的试验研究，干预措施实施的基本单位是个体，常用于评价疾病预防措施的效果。

3. 社区试验（community trial）　是以社区人群整体为干预单位进行的试验研究，常用于评价不易落实到个体的干预措施的效果。

根据有无对照组和是否随机分配分为真实验和类实验。

4. 真实验（true experiment）　有对照组并且随机分配，受控条件好或较好。实验室实验和临床试验一般能达到真实验设计。狭义的流行病学实验就是指真实验设计。

5. 类实验（quasi－experiment）　又称准实验或半实验（semi－experiment），这种实验有对照组但未随机分配，或完全没有对照组，受控条件较差。社区试验一般为类实验。

二、流行病学实验的偏倚

（一）内部主要偏倚

1. 历史效应　实验期间受试者外部的历史事件或经历所产生的效应会干扰实验处理效应的评价，如病情加重或其他保健处理等。

2. 成熟效应　实验期间受试者自身（内部）的心理或躯体随着事件发生的系统改变所导致的效应，如"久病成良医"。

3. 回归假象效应　实验前具有极端测量值的受试者，在下一次（实验处理后）测量时，其测量值有自发向均数靠近的倾向，这种变化会同实验处理效应混在一起。

（二）外部主要偏倚

1. 选择－处理交互作用　指选择和处理（因素）同时存在时产生的附加联合作用，它不同于单纯的选择或单纯的处理效应。研究样本具有选择性，若实验处理规划将要面对的目标人群代表性差，就难以外推，即在目标人群中将没有选择－处理交互作用这部分效应。

2. 情景效应　实验特有的情景因素所产生的效应。情景因素包括：实验执行人员特征；受试者知晓他们是实验的一部分的程度，即霍桑效应；实验的新奇性；实验进行的特定期间等。

三、方法

（一）临床试验

临床试验是以患者为研究对象，按照随机的原则分组，评价临床各种治疗措施有效性的方法。其特点包括：①具有实验性研究的特性——对照、随机化、盲法和重复；②研究对象具有特殊性；③要考虑医学伦理学问题；④要科学评价临床疗效。

（二）随机对照试验

随机对照试验（randomized controlled trial，RCT）是将研究人群随机分为试验组与对照组，将研究者所控制的措施施加给试验人群后，随访观察并比较两组人群的结局，以判断干预措施的效果。其特点包括：①研究对象分组时必须采取随机原则；②必须设立对照，并做可比性检验；③试验的方向是前瞻性的；④最好使用盲法观察结果。

四、随机对照实验的偏倚及其控制

（一）盲法

盲法（blind）是指在临床试验中，不让受试者、研究者或其他有关工作人员知道受试者接受的是何种处理，从而避免他们干扰试验结果的行为或决定。

1. 盲法分类　盲法主要分为单盲、双盲和三盲等。

（1）单盲（single blind）：是指研究对象不知道自己的分级和所接受处理的情况，但观察者和资料收集分析者知道。

（2）双盲（double blind）：研究对象和观察者都不知道分组情况，也不知道研究对象接受的处理措施。

（3）三盲（triple blind）：研究对象、观察者和资料整理分析者均不知道研究对象的分组和处理情况。

2. 常用对照方法

（1）标准对照（standard control）：或称阳性对照（positive control），以现行最有效或临床上最常用的药物或治疗方法作为对照，用以判断新药或新疗法是否优于现行的药物或疗法。

（2）安慰剂对照（placebo control）：或称阴性对照（negative control），指给予安慰剂的对照。安慰剂是一种伪药物，其剂型、大小、重量、颜色、气味和口味等都同试验药物尽可能保持一致，但不含有试验药物的有效成分。

（3）交叉对照（crossover control）：按随机方法将研究对象分为甲、乙两组，甲组先用试验药，乙组先用对照药。一个疗程结束后，间隔一段时间以消除治疗药物的滞留影响，然后甲组再用对照药，乙组用试验药，最后分析和比较疗效。

（4）互相对照（mutual control）：如果同时研究集中药物或治疗方法时，可以不设专门的对照，分析结果时，各组之间互为对照，从中选出疗效最好的药物或疗法。

（5）自身对照（self control）：试验中研究对象不分组，在同一研究对子昂中进行试验和对照，如比较用药前、后体内某些指标的变化情况，以判断药物的疗效；或研究皮肤科用药时使用左、右肢体作为试验和对照，分析何种药物疗效更好。

3. 评价效果的指标　包括有效率、治愈率、病死率、不良事件发生率、生存率等。

（1）保护率：PR = 对照组发病（或死亡）率 – 试验组发病（或死亡）率/对照组发病（或死亡）率×100% 。

（2）效果指数（index of effectiveness，IE）：指对照组发病率/试验组发病率。

表6-6-1　4种常用流行病学研究设计比较

特征或依据	横断面研究	病例对照研究	队列研究	实验流行病学
方法	观察法	观察法	观察法	实验法
研究对象	人群中现有的患者和非患者	患有和未患有所研究疾病的患者和非患者	未患有所研究疾病的暴露与非暴露者	接受和不接受干预的试验和对照
时间性	同时	有先后顺序	有先后顺序	有先后顺序
功能	提出病因假设	验证病因假设	验证病因假设	验证病因假设
病因线索	仅为提示性	中	强	强
混杂因素	很难控制	需努力控制	能够控制	能够控制
稀少疾病	不适合	合适	不适用	—
危险度测量	相对患病率	只估计可能性	好	最好
探明暴露是否先于疾病	不适合	不适合	合适	很合适
无应答或失访	有	一般很少	有	有
时间和经费成本	中	低 – 中	高	高

第七节　筛　检

一、概述

筛检（screening）是运用快速、简便的试验、检查或其他方法，将健康人群中那些可能有病或缺陷、但表面健康的个体，同那些可能无病者鉴别开来。

（一）筛检的目的

疾病的早期发现、早期诊断和早期治疗；检出某种疾病的高危人群；识别疾病的早期阶段，帮助了解疾病的自然史，揭示疾病的"冰山现象"。

（二）筛检的类型

按筛检对象的范围分为整群筛检和选择性筛检；按筛检项目的多少分为单项筛检和多项筛检；依照筛检的目的分为治疗性筛检和预防性筛检；基于筛检组织的方式分为主动性筛检和机会性筛检。

（三）筛检实施原则

筛检的疾病或状态是该地区现阶段的重大公共卫生问题；对所筛检疾病或状态的自然史有比较清楚的了解，有较长的潜伏期或领先时间。疾病的筛检试验方法简单、经济、安全、准确，且容易被受检者接受。疾病的治疗应为对筛检阳性者能提供有效的治疗方法或可行的干预措施。筛检项目预期应有良好的筛检效益。

二、筛检试验

筛检试验（screening test）是用于识别外表健康的人群中可能患有某疾病的个体或未来发病危险性高的个体的方法。筛检试验与诊断试验的区别见表6-7-1。

表6-7-1　筛检试验与诊断试验的区别

	筛检试验	诊断试验
对象	健康人或无症状患者	患者或筛检阳性者
目的	把可能患有某病的个体和无病者区分开	将患者和疑似有病但实际无病的人区分开
要求	快速、简便、安全、高灵敏度	复杂、准确性和特异度高
费用	经济、廉价	一般花费较高
处理	阳性者需要进一步做诊断试验	阳性者要随之以严密观察和及时治疗

（一）筛检试验的基本步骤

1. 确定金标准。
2. 确定研究对象。
3. 估计样本含量。
4. 整理分析资料。
5. 质量控制。

（二）研究对象

金标准（gold standard）是指当前临床医学界公认的诊断疾病的最可靠的方法。一组是经金标准确诊的某病病例，称为病例组；一组是由金标准证实的未患该病的其他疾病病例或一般人群，称为非病例组或对照组。保证研究对象的代表性是要坚持随机化原则。

（三）影响样本含量大小的因素

显著性水平 α，容许误差 δ，待评价筛检试验的灵敏度和特异度。

三、筛检试验的评价

筛检试验的评价主要针对真实性、可靠性和收益三个方面。

（一）真实性评价指标

表 6 - 7 - 2 筛检试验的真实性评价

筛检试验	金标准		合计
	患者	非患者	
阳性	真阳性 A	假阳性 B	R_1
阴性	假阴性 C	真阴性 D	R_2
合计	C_1	C_2	N

1. 灵敏度（sensitivity）与假阴性率 灵敏度反映了筛检试验发现患者的能力。假阴性率反映的是筛检试验漏诊患者的情况。

$$灵敏度或真阳性率 = [A/(A+C)] \times 100\% \qquad （式 6 - 7 - 1）$$
$$假阴性率 = [C/(A+C)] \times 100\% \qquad （式 6 - 7 - 2）$$

2. 特异度（specificity）与假阳性率 特异度反映筛检试验确定非患者的能力。假阳性率反映的是筛检试验误诊患者的情况。

$$特异度或真阴性率 = [D/(B+D)] \times 100\% \qquad （式 6 - 7 - 3）$$
$$假阳性率 = [B/(B+D)] \times 100\% \qquad （式 6 - 7 - 4）$$

3. 正确指数或约登指数 反映筛检方法发现真正患者和非患者的总能力，指数越大，其真实性越高。

$$正确指数 = （灵敏度 + 特异度）- 1 = 1 - （假阴性率 + 假阳性率）$$
$$（式 6 - 7 - 5）$$

4. 似然比（likelihood ratio，LR） 患者中出现某种检测结果的概率与非患者中出现相应结果的概率之比。表明某项筛检试验所确定的阳性界值（截点）能否良好地区分真阳性和假阳性。阳性似然比反映了筛检试验正确判断阳性的可能性是错误判断阳性可能性的倍数。阴性似然比反映错误判断阴性的可能性是正确判断阴性可能性的倍数。

（1）阳性似然比（positive likelihood ratio，+LR）

$$+LR = \frac{真阳性率}{假阳性率} = \frac{灵敏度}{1 - 特异度} \qquad （式 6 - 7 - 6）$$

（2）阴性似然比（negative likelihood ratio，-LR）

$$-LR = \frac{假阴性率}{真阴性率} = \frac{1 - 灵敏度}{特异度} \qquad （式 6 - 7 - 7）$$

5. 一致性　说明筛检试验阳性与阴性结果均正确的百分比，表示试验的真实性。

$$一致性 = \frac{A + D}{A + B + C + D} \times 100\%　　（式6-7-8）$$

（二）可靠性评价

筛检试验的可靠性评价指标包括标准差和变异系数、符合率和 *Kappa* 值。

1. 符合率（agreement/consistency rate）　是筛检试验判定的结果与标准诊断的结果相同的数占总受检人数的比例。

$$符合率 =（A + D）/（A + B + C + D）\times 100\%　　（式6-7-9）$$

2. *Kappa* 值　表示不同观察者测量同一组研究对象，或同一观察者不同时间重复测量同一组研究对象的一致性强度。

$$Kappa = \frac{N（A + D）-（R_1 C_1 + R_2 C_2）}{N^2 -（R_1 C_1 + R_2 C_2）}　　（式6-7-10）$$

一般认为，*Kappa* 值≥0.75 为一致性极好。

3. 收益评价

（1）预测值（predictive value）：是反映应用筛检结果来估计受检者患病和不患病可能性的大小的指标。

（2）阳性预测值（positive predictive value，PPV）：是指试验阳性结果中真正患病（真阳性）的比例。

$$阳性预测值 = A /（A + B）\times 100\%　　（式6-7-11）$$

（3）阴性预测值（negative predictive value，NPV）：是指筛检试验阴性者不患目标疾病的可能性。

$$阴性预测值 = D /（C + D）\times 100\%　　（式6-7-12）$$

在筛检试验的灵敏度和特异度不变的情况下，筛检试验的阳性预测值随着筛检人群患病率的升高而升高，但阴性预测值随患病率的升高而降低。在患病率不变的情况下，随着灵敏度的升高，阳性预测值下降，阴性预测值升高；而随着特异度的升高，阳性预测值升高，阴性预测值下降。

四、提高筛检收益的方法

选择患病率高的人群（即高危人群）、选用高灵敏度的筛检试验、采用联合试验。

1. 串联试验（serial test）　也称系列试验，是指采用几种筛检方法监测疾病，只有全部检测均为阳性者才判为阳性，凡有一项检测结果为阴性即判为阴性。特异度高，灵敏度低。

2. 并联试验（parallel test）　也称平行试验，是指采用几种筛检方法检测疾病，凡有一项检测为阳性者即判为阳性，所有检测均为阴性才判为阴性。灵敏度高，特异度低。

五、筛检效果的评价

筛检效果评价主要包括生物学效果评价和卫生经济学效果评价。生物学效果评价指标包括病死率、死亡率、生存率、效果指数等。卫生经济学效果评价包括成本效果分析（生物学效果）、成本效益分析（经济效应）、成本效用分析（生命质量的改善）等方法。

六、筛检评价中存在的偏倚

1. 领先时间偏倚　是指筛检诊断时间和临床诊断时间之差被解释为因筛检而延长的生存时间。领先时间（lead time）是指通过筛检试验，在慢性病自然史的早期阶段，在症状出现前提前做出诊断，从而赢得提前治疗疾病的时间。

2. 病程长短偏倚　疾病被检出的可能性和疾病的进展速度有关。疾病进展缓慢，其被筛检到的机会较大，从而产生进展慢疾病的筛检者要比疾病进展快的未筛检者生存时间长的假象。

3. 过度诊断偏倚　指用于筛检的病变临床意义不大，不会发展至临床期，也不会影响受检者的寿命。

4. 志愿者偏倚　筛检参加者与不参加者之间，某些特征可能存在不同，使得通过筛检发现的病例的预后较临床期确诊的病例的预后好。

七、偏倚及其控制

（一）选择偏倚

选择偏倚是指被选入研究中的研究对象，与没有被选入者特征上的差异所导致的系统误差。此种偏倚在确定研究样本、选择比较组时容易产生，也可产生于资料收集过程中的失访或无应答等。

1. 常见类型

（1）入院率偏倚（admission rate bias）：又称伯克森偏倚（Berkson's bias），指当以医院患者作为研究对象进行研究时，由于不同患者入院率的不同所导致的系统误差。

（2）现患病例 – 新发病例偏倚（prevalence – incidence bias）：又称奈曼偏倚（Neyman bias），以现患病例为对象进行研究，与以新病例为对象进行研究时相比，因研究对象的特征差异所致的系统误差。

（3）检出症候偏倚（detection signal bias）：某因素与研究疾病在病因学上无关，但由于该因素的存在导致了所研究疾病相关症状或体征的出现，使其及早就医，以致该人群比一般人群该病的检出率高，从而得出该因素与该疾病相关联的错误结论。由此所致的系统误差称为检出症候偏倚。

（4）无应答偏倚（non-response bias）：在流行病学研究中，无应答者是指由于种种原因那些没有对调查信息予以应答的研究对象。在特定研究样本中，无应答者的患病状况以及对某些研究因素的暴露情况与应答者可能会不尽相同，从而导致系统误差。

（5）易感性偏倚（susceptibility bias）：研究对象暴露于某可疑致病因素与否，与许多主、客观原因有关，其有可能直接或间接地影响研究对象对所研究疾病的易感程度，从而导致某因素与某疾病间的虚假联系。

2. 选择偏倚的控制 ①掌握发生环节，主要针对研究对象选择；②严格选择标准，研究对象的纳入和排除标准；③研究对象的合作，降低无应答、不依从或失访；④采用多种对照。

（二）信息偏倚

信息偏倚又称观察偏倚（observational bias），指在研究实施过程中，获取研究所需信息时产生的系统误差。信息偏倚的表现是使研究对象的某种或某些特征被错误分类，可分为无差异错误分类和有差异错误分类。无差异错误分类是指错误分类等同地发生在用于比较的两组之中；有差异错误分类是指错误分类不等同地发生在用于比较的两组之中。主要发生在信息收集和分析阶段。

（三）回忆偏倚

回忆偏倚（recall bias）指研究对象在回忆以往研究因素的暴露情况等信息时，由于准确性或完整性上的差异而导致的系统误差。

1. 常见类型

（1）报告偏倚（reporting bias）：在研究信息收集时，由于某些原因，研究对象有意夸大或缩小某些信息而导致的系统误差。

（2）暴露怀疑偏倚（exposure suspicion bias）：研究者若事先了解研究对象的患病情况或某结局，可能会对其采取与对照组不可比的方法探寻认为与某病或某结局有关的因素，由此而导致的系统误差，称为暴露怀疑偏倚。

（3）诊断怀疑偏倚（diagnostic suspicion bias）：研究者若事先了解研究对象研究因素的暴露情况，在主观上倾向于应该或不应该出现某种结局，在进行诊断或分析时，有意无意地倾向于自己的判断，由此而导致的系统误差，称为诊断怀疑偏倚。

（4）测量偏倚（detection bias）：指研究者对研究所需数据进行测量时所产生的系统误差。

2. 回忆偏倚的控制 ①严格信息标准，指标明确、客观，力求量化或等级化；②盲法收集信息；③采用客观指标；④调查技术的应用，例随机应答技术；⑤统计学处理，校正效应值。

（四）混杂偏倚

混杂偏倚或称混杂（confounding），指在流行病学研究中，由于一个或多个潜在的混杂因素（confounding factor）的影响，掩盖或夸大了研究因素与研究疾病（事件）之间的联系，从而使两者之间的真正联系被错误地估计的系统误差。混杂因素在研究因素各分层间分布不均，即可产生混杂偏倚。

混杂因素（confounding factor）与研究因素和研究疾病均有关，若在比较的人群组中分布不均衡，可以歪曲（缩小或夸大）研究因素与疾病之间真实联系的因素。

混杂因素成立的 3 个基本特点：①为疾病结局的危险或保护因素（预测因素）；②与研究的暴露因素有关；③不是研究因素与研究疾病因果链上的中间变量。

混杂因素并不是一种应排除的杂质因素，往往是需要了解的疾病危险因素之一，只是在分析其他危险因素是需要对它进行控制。控制混杂的含义指避免所研究因素的独立效应与其他危险因素或保护因素的作用混在一起。

（1）混杂偏倚的测量：假设存在某混杂因素（f）时，研究因素与研究疾病的效应估计值称为粗 RR（cRR）或粗 OR（cOR）；将混杂因素（f）调整后的效应估计值为 aRR（f）或 aOR（f）。若 $cRR = aRR$（f），则 f 无混杂作用，cRR 不存在 f 的混杂偏倚。若 $cRR \neq aRR$（f），则 f 有混杂作用，cRR 存在 f 的混杂偏倚。

$$混杂偏倚 = \frac{cRR - aRR_{(f)}}{aRR_{(f)}} \qquad （式 6-7-13）$$

若得值 $=0$，为无混杂；当得值 >0，为正混杂；当得值 <0，为负混杂。

（2）混杂偏倚的控制：常用以下四种方法。①限制（restriction）：指在研究设计时，针对某些潜在的混杂因素，通过研究对象的入选标准予以限制。缺点是研究对象对总体的代表性可能受到影响，研究结论的外推性会受到一定限制。②随机化（randomization）：指以随机化原则与技术使研究对象以同等的概率被分配在用于比较的各组之中，使潜在混杂变量在各组间分布均衡，从而排除其他混杂作用。③匹配（matching）：指在为研究对象选择对照时，针对一个或多个潜在的混杂因素，使其与研究对象相似，从而消除这一（些）混杂因素对研究结果影响。缺点是失掉了对匹配因素分析的机会，既不能分析其作为所研究疾病危险因素的作用，亦不能分析其与其他因素间的交互作用。④统计学处理：标准化法、分层分析、多因素分析等。分层分析是将研究资料按照拟控制的混杂变量分层，若各层间研究因素与疾病间的联系一致，即不存在混杂变量与研究因素的交互作用时，可用 Mantel-Haenszel 分层分析方法进行分析，得到将该混杂变量调整后的结果。

（3）交互作用：当研究某一暴露因素 A 与疾病的联系时，若按另一原因变量 B 进行分层，若此暴露因素 A 在各层中与疾病的联系强度不同，则这个原因变量 B 为交互因子（或效应修正因子）。由暴露因子和交互因子联合产生的作用称为交互作用。混杂是因素间的相互联系导致研究因素与结果间真实联系被歪曲的情况，而交互作用是指因素间相互依赖联合产生的效应。

第八节　病因与因果推断

一、现代流行病学的病因

那些能使人群发病概率增加的因素，就可以认为是疾病的病因，其中某个或多个不存在时，人群疾病发生频率就会下降。

疾病暴发一旦确立，则意味着疾病（及其病因或疑似暴露）已经发生。暴发是疾病流行强度的指标之一，虽然其本身不具备设计要素，但暴发调查可有多种设计选择。

二、病因分类

（一）必要病因

必要病因（necessary cause）是指某种疾病的发生必须具有的某种因素，这种因素缺乏，疾病就不会发生。但是有该因素的存在，却并不一定会导致疾病的发生。

（二）充分病因

充分病因（sufficient cause）是指最低限度导致疾病发生的一系列条件、因素和事件。但是该病发生并非一定具有该因素。充分病因强调了疾病发生过程中多种病因因素的联合作用，将这种联合作用效果中的各个因素称为组分病因（component causes）。

1. 充分且必要病因　有该病因 X 存在时，疾病 Y 必定发生；有相应疾病 Y 发生时，以前必定有该病因 X 存在。

2. 必要但不充分病因　有该病因 X 存在时，疾病 Y 可能发生；有相应疾病 Y 发生时，以前必定有该病因 X 存在。

3. 充分但不必要病因　有该病因 X 存在时，疾病 Y 必定发生；有相应疾病 Y 发生时，以前可能有该病因 X 存在。

4. 不充分且不必要病因　有该病因 X 存在时，疾病 Y 可能发生；有相应疾病 Y 发生时，以前可能有该病因 X 存在。

在疾病的预防和控制中，如果能找到并能消除或有效控制某病的必要病因，可以防止该类疾病的发生，但是在很多慢性病中很难找到完全的必要病因因素，这是如果能够发现充分病因中的各个组分病因，通过有效防控同样可以大大降低该病在人群中的发生频率。

（三）病因模型

1. Koch 法则　①每一例患者体内都可以通过纯培养分离到该病原体；②在其他疾

病患者中没有发现该病原体；③该病原体能够使实验动物引发同样的疾病；④该实验感染的动物中也能分离到该病原体。

2. 三角模型　该模型强调致病因子、宿主和环境是疾病发生的三要素，三要素各占等边三角形的一个角，当三者处于相对平衡状态时，人体保持健康；一旦其中某要素发生变化，三者失去平衡，就将导致疾病。

（1）特点：致病因子、宿主和环境必须同时存在，否则疾病不会发生。

（2）局限性：将病因、宿主和环境截然分开，并强调三者等量齐观。

3. 轮状模型　又称车轮模型，该模型强调宿主与环境的密切关系，将环境又分为生物、社会、物理和化学环境，宿主还包括遗传内核。此模型的特点是：轮状构成的各部分具有伸缩性，其大小变化根据不同的疾病而异。

4. 病因网模型

（1）病因链（chain of causation）：一种疾病的发生常是多种致病因素先后或同时连续作用的结果。根据不同病因在病因链上的位置分为近端病因、中间病因和远端病因。近端和中间病因在病因链上距离疾病结局近，病因学意义明确。但是越靠近病因链近端的病因，涉及的人群面越窄，预防的机会越小。远端病因与疾病之间的因果机制可能不是那么明确，但是针对此环节的干预措施涉及的人群面广，预防的机会大。

（2）病因网（web of causation）：指一种疾病的发生和流行，可能是两条以上病因链并行作用，并彼此纵横交错，交织如网。

可以提供较为完整的因果关系路径，从而有的放矢地指导疾病的有效防控。

（四）病因的作用方式

一因一病、一因多病、多因一病、多因多病。

（五）病因研究的主要步骤

病因研究的主要步骤如图6-8-1所示。

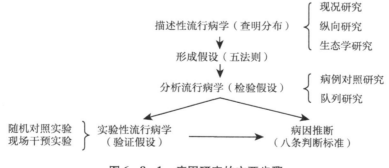

图6-8-1　病因研究的主要步骤

（六）Mill 准则

1. 求同法　是指在发生相同事件的不同群体之间寻找共同点，即根据患同种疾病的不同患者的共同特点，寻找可能的病因。

2. 求异法　是指在事件发生的不同情况的不同群体之间寻找不同点。

3. 共变法　是指如果某因素出现的频率或强度发生变化时，某事件发生的频率与强度也随之变化，则该因素很可能与该事件呈因果关系。

4. 同异并用法　是指事件与某因素之间的关联既符合求同法，又符合求异法。

5. 剩余法　是指当某事件的发生是由多种因素所致时，把已知有关联的因素去掉后，仍不能排除的因素就有可能是病因。

（七）因果关联的推断步骤

步骤如图 6 – 8 – 2 所示。

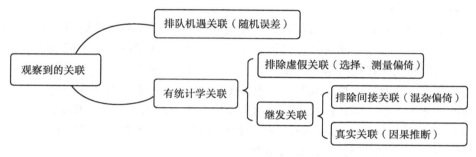

图 6 – 8 – 2　因果关联的推断步骤

（八）因果推断的标准（Hill 标准）

1. 关联的时序性　指因与果出现的时间顺序，有因才有果，作为原因一定发生在结果之前，这在病因判断中是唯一要求必备的条件。

2. 关联的强度　指疾病与暴露因素之间关联程度的大小，常用 OR 或 RR 值来描述。关联强度越大存在因果关联的可能性也越大。

3. 关联的可重复性　指某因素与某疾病的关联在不同研究背景下，不同研究者用不同的研究方法均可获得一致性的结论。

4. 关联的特异性　指某因素只能引起某种特定的疾病，也就是说某种疾病的发生必须有某种因素的暴露才会出现。

5. 剂量－反应关系　指某因素暴露的剂量、时间与某种疾病的发生之间存在的一种阶梯曲线，即暴露剂量越大、时间越长，则疾病发生的概率也越大。

6. 生物合理性　指能从生物学发病机制上建立因果关联的合理性，即所观察到的因果关联可以用已知的生物学知识加以合理解释。

7. 关联的一致性　指某因素与疾病之间的关联与该病已知的自然史和生物学原理一致。（如果某因素是某病的病因，则该因素应该能够解释该病的所有人群现象）

8. 实验证据　指用实验方法证实去除可疑病因可引起某疾病发生频率的下降或消灭，则表明该因果关联存在终止效应，其作为因果关联的判定标准论证强度很高。

上述 8 条标准中，关联的时间顺序是必须满足的；关联的强度、关联的可重复性、

剂量 – 反应关系及实验证据有非常重要的意义；其他标准可作为判断病因时的参考。

第九节 生物安全相关流行病热点

一、传染病流行病学

（一）定义

传染病流行病学（epidemiology of infectious diseases）是研究传染病在人群中的发生、流行过程和传播规律，探讨影响传染病流行的因素，制订预防和控制传染病流行的策略与措施的一门学科。传染病是由病原体引起的，能在人与人、动物与动物以及人与动物之间相互传播的各种疾病总称。

（二）我国传染病危害特点

1. 艾滋病危害严重，艾滋病毒感染模式正在发生从高危人群向一般人群播散变化。
2. 毒性肝炎防治效果依然严峻。
3. 多耐药性结核病的出现和流行。
4. 新发、突发传染病流行不断发生。
5. 流感、感染性腹泻等常见传染病发病率仍处于较高水平。

（三）传染病的传染和流行过程

传染过程（infectious process）指病原体进入宿主机体后，与机体相互作用、相互斗争的过程，即传染发生、发展直至结束的整个过程。流行过程（epidemic process）是传染病在人群中连续传播的过程，包括病原体从传染源排出，经过一定的传播途径，侵入易感者机体而形成新的感染的整个过程。流行过程必须具备传染源、传播途径和易感人群三个基本环节。对于直接传播，病原体循环为传染源→易感者→传染源；对于间接传播，病原体循环为传染源→传播因素→易感者→传染源，即中间要经过传播因素。自然和社会因素对"三环节"均可起正或负的影响。整个流行过程涉及的区域就是疫源地。

1. 传染源（source of infection） 指体内有病原体生长、繁殖并且能排出病原体的人和动物。包括患者、病原携带者和受感染的动物。

2. 潜伏期（incubation period） 自病原体侵入机体到最早临床症状出现这一段时间称为潜伏期。

3. 临床症状期（clinical stage） 出现特异性症状和体征的时期，病原体数量多，临床症状又有利于病原体排出和传播，是传染性最强的时期。

4. 恢复期（convalescence） 患者的临床症状消失，开始产生免疫力，对大多数传染病来说，机体内的病原体被清除，不再具有传染性。

5. 传染期 患者能排出病原体的整个时期，是决定传染病患者隔离期限长短的主要依据。

6. 病原携带者（carrier） 病原携带者是指没有任何临床症状而能排出病原体的人，是带菌者、带毒者和带虫者的统称。

7. 人畜共患疾病（zoonosis） 疾病在动物和人之间传播，并由共同的病原体引起疾病。

8. 传播途径（route of transmission） 病原体从传染源排出后，侵入新的易感宿主前，在外环境中所经历的全部过程。在外界的病原体必须借助一定的物质如水、空气等才能进入易感宿主体内，这些物质称为传播因素或传播媒介。

（四）传染病的传播方式

1. 垂直传播（vertical transmission） 又称围产期传播（perinatal infection），病原体通过母体直接传给子代。其传播的主要方式包括经胎盘传播、上行性传播、分娩时传播。

2. 水平传播（horizontal transmission） 指病原体在外环境中借助传播因素实现人与人之间的传播。

3. 经空气、飞沫传播 经空气、飞沫传播的途径具有以下几个流行特征。

（1）传播途径易实现。

（2）传播广泛，发病率高。

（3）冬春季高发。

（4）少年儿童多见。

（5）在未免疫预防人群中，发病率呈周期性升高。

（6）受居住条件和人口密度的影响。

4. 经水或食物传播

（1）经饮水和食物传播的途径具有以下流行特征。①病例分布与供水范围一致，有饮用同一水源史。②如水源经常受到污染，则病例终年不断。③发病无年龄、性别、职业差别。④停用污染水源或采取消毒、净化措施后，暴发或流行即可平息。

（2）经疫水传播的传染病具有以下流行特征。①患者有疫水接触史，发病有职业差异，主要是接触疫水的职业。②发病有季节性和地区性。③大量易感者进入疫区接触疫水时可致暴发或流行。④对疫水处理和加强个人防护，可控制病例发生。

（3）经食物传播的传染病具有以下流行特征。①患者有进食某一食物史，不食者不发病。②一次大量污染可致暴发，潜伏期较短，流行的持续时间也较短。③停止供应污染食物后，暴发可平息。④食物多次被污染，暴发和流行可持续较长时间。

5. 经接触传播 经接触传播分为直接接触传播和间接接触传播。直接接触传播（direct contact transmission）指在没有外界因素参与下，传染源直接与易感者接触的一种传播途径，如性病、狂犬病等。间接接触传播（indirect contact transmission）指易感者接触了被传染源的排出物或分泌物污染的日常生活用品所造成的传播。

6. 媒介节肢动物传播　媒介节肢动物传播分为机械携带和生物性（吸血）传播，其传染病流行特征如下。

（1）地区性分布特征明显的节肢动物传播的传染病具有明显的地区分布，分布广泛的节肢动物传播的疾病则没有明显的地区差。

（2）呈现一定的季节性。

（3）有明显的职业特点，主要与接触机会有关。

（4）有明显的年龄差异，传播广泛的疾病，青壮年发病较多；在老疫区，以儿童发病率较高；新迁入疫区者发病年龄差异不明显。

7. 经土壤传播　易感组织直接暴露于土壤中的腐生菌或生存的寄生虫。

8. 医源性传播　指在医疗、预防实践中，由于未能严格执行规章制度和操作规范，而人为地造成某些传染病的传播。

（五）人群易感性

1. 定义　人群作为一个整体对传染病的易感程度。人群易感性（herd susceptibility）高低取决于该人群中易感个体所占的比例。群体免疫力是指人群对于传染病病原体的侵入和传播的抵抗力，可以通过人群中有免疫力的人口占全人口的比例来反映。

2. 引起人群易感性升高的主要因素　①新生儿增加；②易感人口迁入；③免疫人口免疫力自然消退；④免疫人口死亡。

3. 引起人群易感性降低的主要因素　①计划免疫；②传染病流行。

（六）疫源地

1. 定义　传染源及其排出的病原体向周围播散所能波及的范围称为疫源地（epidemic focus）。形成疫源地的条件的存在和病原体能够持续传播。

2. 疫源地消灭的条件　传染源被移走或不再排出病原体；传染源排于外环境的病原体被消灭；所有的易感接触者经过该病最长潜伏期而未出现新病例或证明未受感染。

（七）预防策略和措施

1. 策略　①预防为主；②传染病监测；③全球化控制。

2. 措施　①疫情管理［39种法定传染病，传染性非典型性肺炎、炭疽中的肺炭疽和人感染高致病性禽流感按甲类传染病（鼠疫和霍乱）管理］；②控制传染源；③切断传播途径；④保护易感人群。

（八）计划免疫

根据某些传染病的发生规律，将有关疫苗按科学的免疫程序，有计划地给人群接种，使人体获得对这些传染病的免疫力，从而达到控制、消灭传染病的目的。

1. 预防接种分类　主动免疫（疫苗、菌苗、类毒素）和被动免疫（血清、免疫球蛋白）。

2. 下列情形不属于预防接种异常反应 ①因疫苗本身特性引起的接种后一般反应；②因疫苗质量不合格给接种者造成的伤害；③因接种单位违反预防接种工作规范、免疫程序、疫苗使用指导原则、接种方案给受种者造成的伤害；④受种者在接种时正处于某种疾病的潜伏期，接种后偶合发病，偶合症的发生与疫苗本身无关。⑤受种者有疫苗接种书规定的接种禁忌证；⑥因心理因素发生的个体或群体的心因性反应。

3. 预防接种的效果评价

$$疫苗保护率（100\%）= \frac{对照组发病率 - 接种组发病率}{对照组发病率} \times 100\% \quad （式6-9-1）$$

$$疫苗效果指数 = \frac{对照组发病率}{接种组发病率} \quad （式6-9-2）$$

（九）新发传染病

由新出现（发现）的病原体，或经过变异而具有新的生物学特性的已知病原体所引起的人和动物传染性疾病。

二、预防策略

（一）第一级预防

第一级预防（primary prevention）又称病因预防，是在疾病（或伤害）尚未发生时针对病因或危险因素采取措施，降低有害暴露的水平，提升个体对抗有害暴露的能力，预防疾病（或伤害）的发生，或至少推迟疾病的发生。

措施：预防环境中的有害暴露，提高机体抵抗力或保护个体免受有害暴露的伤害，教育个体改变危险行为等。（健康促进和特异保护）

根本预防（primordial prevention）：针对整个人群，通过从根本上去除威胁健康的因素，从而创造一个健康的环境，进而消除疾病的威胁。

（二）第二级预防

第二级预防（secondary prevention）称"三早"预防，即早发现、早诊断、早治疗，是在疾病早期，症状体征尚未表现出来或难以觉察，通过及早发现并诊断疾病，及时给予适当的治疗，有更大的机会实现治愈；或者如果疾病无法治愈，可以通过治疗阻止疾病发展到更严重的阶段或至少减缓发展进程，减少对更复杂的治疗措施的需要。

措施：筛检、病例发现、定期体检等。

（三）第三级预防

第三级预防（tertiary prevention）又称临床预防或疾病管理（disease management），

发生在疾病的症状体征明显表现出来之后。早期，通过适当的治疗缓解症状，预防疾病进一步恶化，预防急性事件的发生和复发，预防合并症和残疾的发生。到了疾病晚期，通过早期发现和管理合并症，对已经发生的残疾进行康复治疗，最大限度地恢复个体的机体功能和社会功能，提高生活质量，延长寿命。

（四）健康保护

健康保护（health protection）又称健康防护，即采取有针对性的措施保护个体或人群免受来自外界环境的有害物质（如生物、物理、化学类有害物质）对健康的威胁。

措施：①消除外界环境中的有害物质或将其控制到不会对人体健康造成有害影响的水平；②为个体提供保护屏障；③提升个体对抗有害物质的能力或暴露后采取措施，以预防发病或减轻发病时的症状。

（五）健康促进

健康促进是增强人们控制影响健康的因素，改善自身健康的能力的过程。

措施：①直接加强个体行为和生活技能的健康教育，使人们知道如何保持健康；②通过政策、立法、经济手段和其他形式的环境工程，改善社会、经济和环境条件，以减少它们对大众和个体健康的不利影响的社会行动，从而营造社会支持性的环境，促使人们实施维护和改善健康的行为。

（六）高危策略

高危策略（high-risk strategy）是以临床医学思维为导向的实现第一级预防的策略。对未来发病风险高的一小部分个体，针对致病危险因素采取有针对性的措施，降低危险暴露水平及其未来发病的风险。

全人群策略（population-based strategy）是以公共卫生思维为导向的实现第一级预防的策略。通过消除有害暴露，尤其是那些个体难以觉察或控制的环境暴露，或针对人群中有害暴露的决定因素，即病因的原因采取措施，降低整个人群有害暴露的水平，进而降低人群总的疾病负担。

（七）风险悖论

大部分病例出自低或中等暴露水平的人群，仅小部分病例来自高暴露、高风险人群。分布曲线中段的大部分人仅暴露于小幅增加的风险，但是相比那些位于分布尾端、风险很高的小部分人，前者贡献的病例更多。当采取全人群策略时，由于更多的人受益，即使平均每个人因预防而获得的收益微不足道，但是给整个人群带来的总健康收益非常可观。

（八）预防悖论

一项预防措施可以为整个社区带来巨大的收益，而平均每个个体却所得甚少。

三、公共卫生监测

（一）公共卫生监测

公共卫生监测（public health surveillance）是指长期、连续、系统地收集、分析、解释、反馈及利用公共卫生信息的过程。

1. 被动监测（passive surveillance） 下级单位常规地向上级机构报告监测资料，而上级单位被动地接受。如法定传染病监测信息系统、药物不良反应监测自发报告系统。

2. 主动监测（active surveillance） 根据特殊需要，上级单位专门组织调查收集资料。如传染病漏报调查、对某些行为因素（如吸烟、吸毒）的监测、美国CDC建立的食源性疾病主动监测系统（FoodNet）。

3. 哨点监测（sentinel surveillance） 为了更清楚地了解某些疾病在不同地区、不同人群的分布以及相应的影响因素等，根据被监测疾病的流行特点，选择若干有代表性的地区和/或人群，按统一的监测方案连续地开展监测。如艾滋病哨点监测、流感样病例监测。

4. 监测定义与监测病例 在大规模的监测工作中，确定一个统一的、可操作性强的监测标准是极为重要的，用这个监测标准所定义的病例则称为监测病例。如流感监测时的流感样病例，是指发热（体温≥38℃）伴咳嗽或咽痛之一者。

（二）监测的直接指标与间接指标

监测病例的统计数字和指标，如发病数、死亡数、发病率、死亡率等，称为监测的直接指标。有时监测的直接指标不易获得，如流感死亡与肺炎死亡有时难以分清，则可用"流感和肺炎的死亡数"作为监测流感疫情的间接指标。

（三）公共卫生监测的目的和意义

1. 描述与健康相关事件的分布特征和变化趋势 定量评估，确定主要公共卫生问题；发现异常情况，及时采取措施；预测发展趋势，估计卫生服务需求；研究影响因素，确定高危人群。

2. 评价公共卫生干预策略和措施的效果 公共卫生监测的种类包括疾病监测和症状监测。

（1）疾病监测：包括传染病监测、慢性非传染病监测、死因监测。①传染病监测的内容主要有以下几方面：疾病的发生和诊断；病例三间分布的动态变化情况；人群免疫水平；病原体的血清型和基因型、毒力、耐药性；动物宿主和媒介昆虫的种类、分布、病原体携带状况；干预措施的效果。②慢性非传染性疾病监测：包括恶性肿瘤、心脑血管病、出生缺陷等。③死因监测：指了解人群的死亡率和死因分布，确定不同时期主要死因及疾病防治重点。

（2）症状监测：包括临床症状或症候群和监测与疾病相关的现象。①临床症状或症候群，例如流感症状（咳嗽、喷嚏等）；②监测与疾病相关的现象，例如门诊就医情况，药店非处方药。

（四）公共卫生监测的方法与步骤

1. 监测方式　以人群为基础的监测，以医院为基础的监测，以实验室为基础的监测。

2. 监测方法与技术　除主动与被动监测、常规报告与哨点监测、监测中的病例定义外，无关联匿名监测等。

3. 现代信息技术在公共卫生监测中的应用　公共卫生监测中的网络直报系统，更及时；在线收集监测信息，更便捷；促进监测信息的深入、及时分析和利用；促进监测系统的交流与信息共享；地理信息系统（geographic information system，GIS）的利用，使公共卫生监测数据在地区分布上更加形象化。

（五）公共卫生监测系统的评价

1. 质量评价
（1）完整性：指监测系统所包含的监测内容或指标的多样性。
（2）敏感性：指监测系统发现和确认公共卫生问题的能力。
（3）特异性：指监测系统排除非公共卫生问题的能力，以避免发生预警误报。
（4）及时性：指从某公共卫生事件发生到监测系统发现并反馈给有关部门的时间间隔。
（5）代表性：指监测系统发现的公共卫生问题能在多大程度上代表目标人群的实际发生情况。
（6）简单性：指监测系统的资料收集、监测方法和系统运作简便易行。
（7）灵活性：指监测系统能针对新的公共卫生问题，对操作程序或技术要求进行及时的调整或改变的能力。
2. 效益评价
（1）阳性预测值：指监测系统报告的病例中，真正的病例所占的比例。
（2）可接受性：指监测系统各个环节的工作人员对监测工作的参与意愿程度。
3. 卫生经济学指标　成本－效益、成本－效用、成本－效果分析等。

四、伤害流行病学

（一）基本概念

1. 伤害　凡因能量（机械能、热能、化学能等）的传递或干扰超过人体的耐受性造成组织损伤，或窒息导致缺氧，影响了正常活动，需要医治或看护，称为伤害。
（1）伤害诊断标准：经医疗单位诊断为某一类损伤或因损伤请假（休工、休学、休息）一日以上。

（2）伤害的分类：按造成伤害的意图分为故意伤害和非故意伤害，故意伤害有指有目的、有计划地自害或加害于他人所造成的伤害，非故意伤害指无目的（无意）造成的伤害。

2. 伤害的流行特征与研究现状

（1）地区分布：发展中国家的伤害死亡率高于发达国家。

（2）人群分布：伤害的发生有年龄依赖性，表现为0～14岁伤害发生率较低，15岁以后伤害死亡率攀升，并维持在一个较高的水平，65岁以后伤害死亡率则再次攀升。其中0～14岁的儿童期，伤害死亡率变化规律呈现反向趋势，即0～1岁最高，伤害死亡率随年龄的增加而下降。

（3）时间分布：由于危险职业从业人员的减少和自动化程度的提高，以及交通工具和道路等的安全性能的提高等，发达国家的职业性伤害和道路交通伤害的发生有逐步下降的趋势。

3. 伤害流行病学研究特点　①由个别发达国家扩展到世界各国，预防与控制正在由专家行为向政府行为转变；②建立各类各级监测系统；③研究呈现一般死因分析和伤害描述扩展到各类伤害研究的趋势；④多学科交叉；⑤开展社区伤害研究。

4. 伤害的测量指标　潜在减寿年数（PYLL）是指某病某年龄组人群死亡者的期望寿命与实际死亡年龄之差的总和，即死亡所造成的寿命损失。

伤残调整寿命年（DALY）是指从发病到死亡所损失的全部健康寿命年，包括因早死所致的寿命损失年和疾病所致伤残引起的健康寿命损失年两部分。

5. 伤害研究方法　病例交叉设计、meta分析、巢式病例对照研究、捕捉－标记－再捕捉法、伤害的社会经济学研究。

（二）伤害的预防与控制

1. 预防策略

（1）三级预防：一级预防为全人群策略，高危人群策略，健康促进策略；二级预防为降低伤害的发生率及其严重程度；三级预防为伤害已经发生后，控制伤害的结果。

（2）主动干预与被动干预。

（3）Haddon伤害预防的十大策略：预防危险因素的形成；减少危险因素的含量；预防已有危险因素的释放或减少其释放的可能性；改变危险因素的释放率及其空间分布；将危险因素从时间、空间上与被保护者分开；用屏障将危险因素与受保护者分开；改变危险因素的基本性质；增加人体对危险因素的抵抗力；对已造成的损伤提出有针对性的预防与控制措施；采取有效的治疗及康复措施。

（4）"5E"伤害预防综合策略：教育预防策略（education strategy）、环境改善策略（environmental modification strategy）、工程策略（engineering strategy）、强化执法策略（enforcement strategy）、评估策略（evaluation strategy）。

2. 预防措施

（1）公共卫生方法四步骤：首先是搜集数据；其次，确认问题的原因及修正风险因素；然后是设计、实施、监控和评估干预措施；最后，在更大规模上实施评估干预措施。

（2）Haddon 模型：三阶段（伤害发生前、发生中和发生之后）对应的三因素（宿主、致病因子和环境）预防。

（3）安全社区：具有针对所有人、环境和条件的积极的安全和伤害预防项目，并且作为国家制订的包括政府、卫生服务机构、志愿者组织、企业和个人等共同参与的工作网络的地方社区。

五、分子流行病学

（一）分子流行病学

分子流行病学是阐明人群和生物群体中医学相关生物标志的分布及其与疾病/健康的关系和影响因素，并研究防治疾病、促进健康的策略与措施的科学。

（二）研究内容

生物标志主要指从暴露到疾病这个连续过程中可测量的、能反映功能或结构变化的细胞、亚细胞、分子水平的物质。包括暴露标志、效应标志和易感标志。

1. 暴露标志　与疾病或健康状态有关的暴露因素的生物标志。包括外暴露标志、内暴露标志和生物有效剂量标志。

2. 效应标志　宿主暴露后产生功能性或结构性变化，并进一步引起疾病亚临床阶段和疾病发生过程的生物标志。包括早期生物效应标志、结构和/或功能改变标志、临床疾病标志等。

3. 易感性标志　指宿主对疾病发生、发展易感程度的生物标志。

（三）研究方法

分子流行病学的研究方法包括病例对照研究、病例－病例研究、巢式病例对照研究等。

六、应用与解读

案例 6－9－1

采用高通量测序方法对 2023 年 2 月 15—19 日来自许昌市哨点医院的 6 例新冠病毒感染者的咽拭子标本进行全基因测序，进行序列对比和进化分析。将 6 例新冠病毒感染者样本进行全基因测序，获得 6 条长度为 29 844 ~ 29 853bp 序列。经过 Nextclade V2.11.0 在线分析，6 条序列均属于新冠病毒奥密克戎 BA.5 变异株，其中病例 1 为 BF.7.14，其余均为 BA.5.2.48 分支。进化树显示 6 条序列位于奥密克戎 BA.5 进化分支，与河南省其他地市 BA.5 进化株位于同一分支。未发现 BQ、XBB 等变异株。因此，测序的 6 例本土病例新冠病毒均为奥密克戎变异株，BA. 5. 2. 48 分支变异株依然是许昌市优势流行毒株。

第十节　识别和控制混杂因素

一、研究设计阶段的方法

随机分组（randomal location）使随机对照试验中比较组之间所有可能的已知和未知的混杂因素得到平衡和可比，从而同时切断了所有可能的混杂因素的第三个条件，是所有控制混杂的方法中最简单、最有效的方法，因此随机对照试验无需在数据分析阶段采取混杂控制措施。但是，随机分组只能用于干预性研究，不能用于病因研究。其他控制混杂的方法主要适用于非随机分组的对照试验和观察性研究。

在男性中研究吸烟和肺癌的关系，不会受到性别的混杂影响，因为吸烟组和非吸烟组都是男性，在性别上完全可比，这是限制（restriction）控制混杂的原理。再以性别为例，匹配就是在暴露组和非暴露组纳入同样比例的男性和女性，使两组在性别上可比，从而消除了性别可能引起的混杂，这是匹配（matching）控制混杂的原理。

尽管观察性研究可以使用限制和匹配控制混杂，但是它们在病例对照研究里只能提高统计分析的效率，不能起到控制混杂的作用，反而有可能引入偏倚。在前瞻性研究里，二者都可以有效地控制混杂，但是由于操作上的复杂性，以及由此增加的费用和信息的损失，限制和匹配都不是队列研究（尤其是大型的、需要控制很多混杂因素的研究）用来控制混杂的可行方法。另外，匹配和限制后将不能再分析匹配和限制的因素与结局的关系，尤其在早期探索研究中，二者均会降低研究的效率，也是少用的原因。

二、数据分析阶段的方法

绝大多数队列研究和病例对照研究只能在数据分析阶段依靠统计学方法控制混杂。主要方法包括标化法、分层分析和回归分析。标化法和分层分析简单、直观、明了，容易理解和解释，是初步认识和控制混杂的最常用的方法。但是它们仅仅适用于一两个因素的控制，同时控制多个混杂因素，只有回归分析是可行、有效的方法。因此，多元回归分析是观察性研究识别和控制混杂最重要的方法。

（一）标化法

1. 直接标化法（direct standardization）　是在分析阶段研究者"迫使"暴露组

和非暴露组拥有同样的混杂因素水平，形成人为的组间可比性，然后在混杂因素分布相同的情况下比较两组的发病情况。

2. 间接标化法（indirect standardization） 在比较两个组时，间接标化法和直接标化法在本质上（即按照混杂因素的分布标化）没有任何区别，但是在比较三组或更多组别时，间接标化法相当于使用"游动"标准进行标化，这样可疑危险因素的分布在各组势必是不同的，因此不能消除混杂的作用。

（二）分层分析

1. 基本概念 分层分析（stratified analysis）是一种统计分析方法，通常用于研究中的子群体或层次内的数据。在分层分析中，数据集根据一个或多个重要的因素（通常是分类变量）进行分层划分，然后在每个子群体内进行独立的分析。

2. 主要目的 是在考虑不同子群体的特征时，更深入地了解总体数据的特性和关系。这种方法允许研究者独立地分析每个子群体，以确定在不同层次上是否存在差异或趋势。这些子群体通常是根据某种特定特征或因素划分的，如性别、年龄、治疗组别、地理位置等。

3. 基本假设 用于识别混杂或交互效应时，每个层内具有同质性。

在分层分析中，中心问题是各层别之间效应值的一致性。首先是对一致性的判断，其次是不一致时对各层异质结果的处理。由于随机误差的存在，层别效应估计值完全相等的机会几乎是零，不一致才是常态。另外，组间效应的大小可能存在真实的差别，比如吸烟在男性中引起的肺癌的危险的确高于女性。那么，层间的不一致性则由机会和真实的层间差异两种因素造成。

因此，分层分析的一个重要任务不是判断层间效应估计之间是否存在差异，而是这个差异的原因。由于随机误差永远存在，而真实的层间差异可能存在，也可能不存在，不一致性的解释只有两种可能：①仅由于随机误差造成；②由随机误差和真实差异两种因素造成。

处理层间差异首先是区别以上这两种情况。通常使用的方法就是一致性检验（homogeneity test），又称异质性检验（heterogeneity test）。如果异质性检验显示差异有统计学显著性（$P \leqslant 0.05$），说明是第二种情况，提示可能存在交互作用。反之，说明是第一种情况，说明层间差异可能完全是由于随机误差造成的，各层的真实效应是一样的，完全可以用一个总效应概括各层的效应，这个总效应就是前面提到的加权平均总效应，或称调整总效应。

加权就是根据不同层别效应估计值的精确度给以不同的权重，一般来讲，权重与样本量成正比，因此加权可以看成是给予样本量大的层或亚组更多的信任。最简单的、最原始的方法就是依据样本量的大小进行加权。常用的加权平均法包括 DerSimonian-Laird 法、Mantel-Haenszel 法及 Peto 法。DerSimonian-Laird 法是最通用的方法，适合于所有效应测量指标，其权重就是效应估计的标准误平方的倒数。Mantel-Haenszel 法只可用于二分变量的数据。Peto 法只可用于比值比。

分层分析步骤如下。

（1）确定暴露、结局和混杂（或效应修饰）变量。

（2）计算暴露对结局作用的粗效应值（如粗 RR）。

（3）按照混杂因素把研究对象分成两层或多层（即多组）。

（4）计算各层暴露对结局作用的层效应值（如层 RR）。

（5）用异质性检验判断组间效应值的一致性。

（6）如果异质性检验无显著性，计算加权平均的调整效应值。

（7）比较粗效应值和调整效应值，若二者有别，说明存在混杂。

（8）用调整效应值作为无（该因素）混杂偏倚的总效应值。

（9）如果异质性检验有显著性，提示可能存在交互作用（效应修饰作用）。

（10）总结和报告层效应与效应修饰因素。

三、应用与解读

案例 6 – 10 – 1

北欧的瑞典是一个发达富裕的国家，居民享有很高的平均寿命，而中美洲的巴拿马是一个欠发达国家，生活水平、医疗标准和平均寿命均低于瑞典。然而，资料却显示，1962 年瑞典人口的年总死亡率为万分之 98，高于巴拿马的万分之 72，两国的粗死亡率之比（即相对危险度）为 1.36，说明生活在（或暴露于）瑞典是一个死亡的危险因素（表 6 – 10 – 1）。这显然是一个错误的结论。

表 6 – 10 – 1　1962 年瑞典和巴拿马死亡率比较

	年龄/岁			
	0 ~ 29	30 ~ 59	60 +	合计
死亡率 （/10 000）				
瑞典	11	36	475	98
巴拿马	53	52	416	72
可用的年龄标准 （%）				
标准 1：瑞典人口年龄分布	0.42	0.41	0.17	1.00
标准 2：巴拿马人口年龄分布	0.69	0.26	0.05	1.00
标化死亡率 （/10 000）				
采用标准 1：巴拿马的死亡率	[22 +	21 +	71][1]	114
采用标准 2：瑞典的死亡率	[8 +	9 +	24][1]	41

注：①数值是加权或基于特定年龄分布标准化后的结果。

检查两国人口年龄组死亡率发现，瑞典 0 ~ 29 岁和 30 ~ 59 岁年龄组的死亡率均低于巴拿马，只有 60 岁以上年龄组的死亡率高于巴拿马，但是瑞典 60 岁以上人群在总人口中的比例是巴拿马的 3.4 倍。这说明瑞典总死亡率高于巴拿马的假象很可能是因为年龄在两国分布不同（即瑞典平均年龄高于巴拿马）而造成的混杂偏倚。而且瑞典 60

岁以上年龄组的死亡率高于巴拿马，还是由于瑞典这个年龄组的平均年龄高于巴拿马，年龄越高越容易死亡。

一种公平的比较方法是假设两国人口的年龄分布（即每个年龄组人数的百分比）是一致的，并"迫使"这个"新的人口"分别"经历"两国的实际年龄组死亡率，然后估计和比较两个国家的标化年龄后的总死亡率，这样就可以消除年龄造成的混杂。这就是直接标化法。

在上述的直接标化法里，标化的标准是年龄分布。在本案例中，有两个方便的标准可以使用瑞典人口的年龄构成（标准1）和巴拿马人口的年龄构成（标准2），标化只需要一个标准。

假如采用瑞典人口的年龄分布作为标准计算标化死亡率，则瑞典的总死亡率维持不变（万分之98），而巴拿马按照瑞典人口构成的标化总死亡率为万分之114，标化率的相对危险度 $RR = 98/114 = 0.86$。若用巴拿马人口的年龄构成作为标准，则巴拿马的总死亡率不变（万分之72），而瑞典的标化总死亡率为万分之41，相对危险度为0.57。使用不同的人口标准，都显示瑞典的总死亡率低于巴拿马，这是消除了年龄构成不同后的比较，是符合常识也是符合事实的结论。

本案例分析中粗率的相对危险度（$RR = 1.36$）为含有年龄混杂的效应估计，标化率的相对危险度（$RR = 0.86$）是消除了混杂作用后的准确的效应估计，若二者相同，则说明年龄没有在比较两国总死亡率中引起混杂；若二者不同，则说明年龄引入了混杂，二者差别的大小反映了混杂作用的大小。在混杂存在与否的问题上，标化法是可靠的，但是在估计混杂大小的问题上，使用不同的标准经常会得出不同的结论，反映了标化法的问题。

第七章

循证医学方法

第一节　循证问题的构建方法

循证医学，作为临床医学的基石学科，其核心在于为临床医疗提供科学、合理的诊治决策依据。它通过五大关键环节——构建循证问题、检索与收集证据、严格评价证据、应用最佳证据、经验总结与后效评价，来解决实际的临床问题。与传统的经验医学不同，循证医学强调的是以最新、最可靠的科学证据为基础，为患者量身打造诊治方案。正因如此，它被誉为"临床科学诊治决策的方法学"，不仅适用于临床医学的各个领域，如内科、外科、妇产科等，也延伸至其他医学相关领域，如护理、公共卫生、卫生政策与管理等。不同学科之间的差异，主要体现在循证医学实践的具体形式上，但其核心原则和方法论是一致的。

一、构建临床问题的 PICO 问题模型

在构建一个具体的临床问题时，可采用国际上常用的 PICO 格式。

P 指特定的患病的人群（population/participants），确定患病人群涉及对受试患者的疾病、症状或特征进行详细描述。通过清晰地界定患者群体，能够确保研究问题具有针对性和相关性，从而更准确地评估特定人群中的健康状况和治疗需求。

I 指干预（intervention/exposure），指对患者采取的治疗措施或方案。在构建临床问题模型时，需要明确描述干预措施的具体内容、方式以及实施过程。这有助于了解干预措施对患者病情的影响，并评估其有效性和安全性。

C 指对照组或另一种可用于比较的干预措施（comparator/control），关注的是干预措施与其他可能的治疗方法或现状之间的对比。通过比较不同干预措施的效果，可以更全面地了解各种治疗方案的优劣，从而为患者提供最佳的治疗选择。

O 为结局（outcome），是临床问题模型中的关键要素，它关注的是干预措施对患者病情或健康状况的改善程度。在构建问题时，需要明确描述期望达到的结果或目标，以便评估干预措施的实际效果。每个临床问题均应由 PICO 四部分构成。要提出一个好的临床问题，需要具备系统扎实的基础与临床专业知识和技能，深入临床实践，善于

思考和交流，跟踪本专业研究进展，学会以患者的角度考虑，方能提出并构建出良好的循证问题。

举例来说，针对高血压临床治疗问题，如果需要验证在 65 岁以上患有轻度高血压的老年患者中，长期服用 ACEI 相比于钙通道阻滞剂，是否能更有效地降低血压并减少心血管事件的发生。在这个问题中，P 指 65 岁以上患有轻度高血压的老年患者，I 指长期服用 ACEI，C 指钙通道阻滞剂，O 指降低血压并减少心血管事件的发生。通过 PICO 构建的这个临床问题，研究者可以更有针对性地设计临床试验，对比 ACEI 和钙通道阻滞剂在特定患者群体中的疗效和安全性。

更具体的生物安全领域来看，近年来，基因编辑技术（如 CRISPR-Cas9）在农业领域的应用逐渐增多，为改良作物性状、提高产量和抵抗病虫害提供了新的途径。然而，这种技术的应用也带来了一系列生物安全问题，如基因漂流、非预期遗传变异以及对生态环境的潜在影响。那么如何利用卫生政策来规范基因编辑技术在农业领域的应用，确保生物安全，可以通过构建以下 PICO 问题模型开展实际应用。P：基因编辑技术在农业应用中的生物安全问题。I：制定并实施相关的卫生政策和监管措施。C：无明确对照，但可以比较实施前后的情况。O：减少基因编辑技术对生态环境和人类健康的潜在风险，促进农业可持续发展。可以根据该问题模型在某地区设计系列卫生政策和监管措施，比较这些卫生政策和监管措施实施的作用。

二、SPIDER 模型

SPIDER 是另一个构建循证问题的框架，它扩展了 PICO 框架。近年来定性研究不断兴起，研究者们发现 PICO 模型并不完全适用于定性研究的问题构建。尽管 PICO 模型已经得到广泛认可，但在 PICO 模型中，P 代表患者人群、I 代表干预措施，然而在定性研究中，研究的样本量往往小于定量研究，且定性研究是一种以观察和访谈为主的研究方法，因此干预措施并不会在定性研究中出现，定性研究的循证问题需要新的模型构建。因此，学者们在 PICO 模型的基础上，构建出了一个更适用于定性研究问题构建的 SPIDER 模型。

S 指样本（sample）：定性研究参与者相对于定量研究少很多，因此样本比患病人群更合适。

PI 指感兴趣的现象（phenomenon of interest）：定性研究的目的在于了解某种行为、某个决定、某个人的经历是怎样的，以及为什么发生这种经历。

D 指研究设计（design）：可用来限制定性研究的方法，加强定性研究检索的准确性。

E 指评估（evaluation）：定性研究侧重于一些无法测量的主观指标的评价，因此评估更适用于定性研究对结局变量及终点指标的解释。

R 指研究类型（research type）：有 3 种研究类型可供检索，包括定性研究、定量研究及混合型研究。例如，为了完善社区护理工作，研究者对高血压患者社区护理服务的影响因素进行研究。可根据 SPIDER 模型来构建如下问题：S（sample），社区服务中心管理者、社区护士、社区高血压患者；PI（phenomenon of interest），在社区实施或者接受过高血压服务；D（design），半结构式访谈；E（evaluation），服务需求方因素、服务提供方因素、外部支持服务方因素；R（research type），定性研究。

SPIDER 模型通过系统地整合这些关键要素，为研究者提供了一个清晰、结构化的框架来构建和定义临床或科研问题。这有助于确保研究问题的明确性、相关性和可操作性，从而提高研究的效率和质量。同时，该模型也有助于促进研究之间的比较和整合，推动临床实践和科研进展。使用 SPIDER 模型有助于更全面地描述和构建定性类研究问题，从而更全面地检索和评估相关文献。通过这种方式，可以更准确地确定证据，并为医疗决策提供可靠的基础。

三、构建公共卫生问题的循证模型

根据公共卫生政策问题的特点，参照构建临床问题的 PICO 原则，构建一个优先解决的具体公共卫生问题，需要明确该问题所面对的对象、解决该问题有哪些具体策略可以选择、这些策略实施的结果及其适用的环境与条件、可以衡量问题是否得到解决的研究方法（OSOS）。

（一）确定公共卫生问题的对象（object）

公共卫生问题往往涉及广泛的人群和复杂的社会因素，其主体并非单一的个体，而是具有某种共同特征或处于特定状态的人群，如特定疾病患者、弱势群体或特定地区的居民等。此外，公共卫生问题也可能涉及相关的政府部门、卫生机构和服务体系等。因此，在构建公共卫生问题时，需要明确问题的主体，界定其范围，并清晰阐述其定义和特征。这有助于更准确地把握问题的本质，为后续的策略制订和效果评估提供基础。

（二）确定改善或者解决公共卫生问题的实施措施（strategy）

针对公共卫生问题，需要结合专业知识和实践经验，探索可行的解决策略。这些策略可能包括预防措施、干预措施、政策制定和实施等方面。在探索策略的过程中，需要充分考虑问题的复杂性和多样性，结合实际情况进行归类和具体化。同时，还需要考虑策略实施的可行性、可接受性和可持续性等因素，以确保策略的有效性和实用性。

（三）确定公共卫生政策措施实施的效果（outcome）

公共卫生政策的效果评估是构建公共卫生问题的重要环节。需要根据问题的特点和策略的性质，确定合适的评估指标和方法。这些指标可能包括发病率、死亡率、健康水平改善情况等。在评估过程中，需要充分考虑策略实施的时间、范围和影响因素等，以确保评估结果的准确性和可靠性。同时，还需要结合实际情况，对评估结果进行解释和讨论，为政策制定和调整提供科学依据。公共卫生政策的效果往往难以在短时间内显现。然而可以根据公共卫生政策研究的结果进行描述。与 Cochrane 系统综述不同，不以统计学意义作为衡量政策干预效果的唯一标准，而是结合具体政策实施的结果和特定背景进行综合评价。

（四）公共卫生问题的研究方法（study design）

公共卫生问题的研究方法多种多样，包括描述性研究、分析性研究、实验性研究等。在选择研究方法时，需要根据问题的性质、研究目的和可用资源等因素进行综合考虑。例如，对于描述性问题，可以采用横断面研究或病例报告等研究方法；对于分析性问题，可以采用队列研究或病例对照研究等方法；对于实验性问题，可以尝试开展随机对照试验或干预研究等。在选择研究方法时，还需要注意方法的适用性和局限性，确保研究的科学性和有效性。在公共卫生政策领域，对整个人群进行干预性研究颇具挑战，随机对照试验的实施尤为困难。因此，观察性研究成为公共卫生政策研究中的常用方法，如队列研究、有对照的前后比较研究、间断性时间序列研究。这些方法有助于更深入地理解公共卫生问题的本质，并为制定有效的政策提供科学依据。

综上所述，构建公共卫生问题需要从多个角度进行考虑和分析，同样需要具备系统扎实的基础医学、临床医学及预防医学等方面的专业知识和技能，深入现场，善于观察和综合分析，通过明确问题的主体、探索解决策略、评估政策效果和选择合适的研究方法，学会以社会、宏观和群体观的角度去发现、提出、构建出良好的循证公共卫生问题。

第二节　循证证据检索与收集

循证证据的检索收集是指利用系统化方法和专业工具，自不同渠道搜集、整理、筛选和评估与特定议题或疑问紧密相关的证据的过程。此过程为循证决策与实践奠定基石，其核心目的在于确保所采用的证据具备可靠性、有效性和情境适应性，是各种来源检索、收集、筛选和评估与特定问题或主题相关的证据的过程。

一、明确研究问题和主题

在展开循证证据的检索与收集工作时，通常需关注以下几个要点：首要之务是明确研究的核心议题与方向。在正式检索之前，需依据前述的循证医学问题构建策略，清晰界定研究问题和主题，以便精准锁定所需搜集的证据类型，确保信息的针对性和实用性。

二、选择合适的检索工具和数据库

根据研究问题和主题，选择合适的检索工具和数据库进行检索。这些工具和数据库可能包括学术期刊、会议论文、专利、临床试验注册库等。常用的循证医学分析检索工具和检索库主要有以下几种。

1. 中国知网　中国知网是中国最大的学术文献数据库之一，收录了大量的学术期刊、学位论文、会议论文等各类学术资源。这些资源涵盖了各个学科领域，为循证证据的检索提供了丰富的素材。通过中国知网，研究者可以便捷地获取到大量的学术文献，从而为循证决策提供有力的支持。随着技术手段的发展，中国知网提供了先进的检索工具和功能，使得证据的检索更加高效和准确。用户可以根据关键词、作者、机构等多种方式进行检索，并且可以设置检索条件，如发表时间、被引次数等，以筛选出高质量的文献。此外，中国知网还支持多种检索方式的组合，满足用户不同的检索需求。

2. 万方数据库　涵盖了理、工、农、医、人文社科等各个专业领域的学术资源，包括期刊论文、会议论文、学位论文、专利、科技报告等多种类型的文献。其资源种类丰富，内容广泛，且更新速度较快，能够为用户提供最新的学术研究成果。在万方数据库中，用户可以通过关键词、作者、机构等多种方式进行检索，并可以根据文献类型、发表时间等条件进行筛选，以便快速找到与特定问题或主题相关的证据。此外，万方数据库还提供了引文分析、文献传递等增值服务，帮助用户更深入地了解文献之间的关系和背景，为循证决策提供全面的支持。

3. PubMed　这是一个提供生物医学方面的论文搜寻以及摘要，且免费搜寻的数据库。它的核心主题为医学，但亦包括其他与医学相关的领域，如护理学或者其他健康学科。它收录的医学文献，包括医学期刊、生物医学数据库及其他与医学有关的数据库来源。PubMed 提供的检索系统十分方便，用户可以通过关键词、作者、期刊名称等多种方式进行检索，并可以根据文献类型、发表时间等条件进行筛选。PubMed 上的文献都经过了严格的筛选和审核，确保其质量和可靠性，为循证医学提供了重要的支持。

4. Cochrane Library　Cochrane Library 是全球公认为循证决策的可靠资源，由英国Cochrane协作网建立，英国牛津 Update Software 公司出版，是临床医学各专业防治方法的系统评价和临床对照试验的资料库，被公认为循证医疗健康领域的"黄金标准"。Cochrane Library 主要包含三个高质量的子数据库：①Cochrane 系统评价数据库（cochrane database of systematic review，CDSR），医学保健领域系统评估的领先资源，提供Cochrane 评价的全文，包括方法、结果和结论，以及研究方案。它包含大量的综述、研究方案计划书以及部分社论和副刊，为临床决策提供了可靠的依据。②Cochrane 临床对照试验中心注册数据库（cochrane central register of controlled trials，CENTRAL），提供成百上千研究的引文信息，包括会议论文和其他文献数据库中未列出的其他来源的论文，为临床研究者提供了丰富的资源。③Cochrane 临床解答（cochrane clinical answers，CCA），提供针对特定临床问题的简洁、易于理解的答案，帮助临床医生和患者快速获取相关信息。

5. OVID 数据库　即 Ovid Technologies 所提供的数据库服务，是全球知名的数据库提供商。它涵盖了人文、社科、科技等多个领域的数据库资源，尤其在医学外文文献数据库方面占据绝对地位。目前，OVID 数据库已收录超过 300 种数据库，其中 80 多种是生物医学数据库，为研究者提供了丰富的学术资源。这个数据库包涵了生物医学的各方面内容，如临床各科专著及教科书、循证医学、MEDLINE、EMBASE 及医学期刊全文数据库等。OVID 数据库的特点在于其收录的文献质量高、更新速度快，并且检索功能强大。通过 OVID 平台，用户可以轻松地对多个数据库进行跨库检索，实现对不同来源数据的整合和分析。此外，OVID 数据库还提供了多种链接功能，如结构化文摘链接、参考文献链接、正文内容链接和图表链接等，使用户能够更深入地了解文献的详细内容和背景信息。

6. Elsevier　中文名为爱思唯尔，是一家总部位于阿姆斯特丹的国际化出版集团，隶属于 RELX 集团。它起源于 16 世纪，而现代公司则创立于 1880 年，历史悠久，底蕴深厚。作为全球领先的科学与医学信息服务机构，Elsevier 致力于为科学家、研究者、学生、医学以及信息处理的专业人士提供信息产品和革新性检索和研究工具。Elsevier 的产品线丰富多样，涵盖了学术期刊、电子书籍、参考书籍等多个方面。其中，旗下的学术期刊尤为出色，包括《柳叶刀》《四面体》《细胞》等 2800 多种高质量的出版物。这些期刊不仅覆盖了广泛的学科领域，而且在各自的领域内都享有很高的声誉。此外，Elsevier 还出版了大量的电子书籍和经典参考书，如《格雷氏解剖学》等，为研究者提供了丰富的学术资源。Elsevier 还致力于开发信息分析解决方案和数字化工具。例如，ScienceDirect 是 Elsevier 著名的学术数据库，每年下载量高达 10 亿多篇，是性价比最高的数据库之一。此外，Elsevier 还拥有 Scopus、SciVal、ClinicalKey 和 Sherpath 等一系列强大的信息分析工具和平台，这些工具为研究者提供了从文献检索、数据分析到临床决策支持等全方位的服务。

三、制订检索策略

首先，明确检索目的是制订策略的首要步骤。这需要结合构建循证医学问题的原则，例如 PICO 原则适用的研究题目需要确定临床问题、患者人群、干预措施和结局指标等。

其次，选择合适的数据库。不同的数据库收录的文献类型、学科领域和覆盖范围各不相同。因此，根据检索目的，选择如 PubMed、Cochrane Library、Embase 等权威且专业的数据库至关重要。明确目的和具体检索来源有助于缩小检索范围，提高检索效率。

然后，构建检索式。根据研究问题和主题，制订合适的检索策略，需要选择与你的研究主题和问题相关的关键词，包括主题词、同义词、相关术语等。同时，使用布尔运算符（如 AND、OR、NOT）来组合这些关键词，以扩大或缩小检索范围。此外，在检索过程中，还需注意调整检索策略。如果初次检索结果过多，可以通过增加限定词、提高检索词的专指度或利用数据库的限定功能来缩小范围；如果结果过少，则可以考虑使用同义词、近义词或上位词进行扩展检索。除了基本的检索技巧，利用高级检索功能也能提高检索效率。例如，利用截词符检索词干，可以检索到同一词根的不同形式；利用字段限定功能，可以限定在标题、摘要或关键词等特定字段中检索；利用主题词表或术语表，可以查找规范的主题词或术语，提高检索准确性。制订策略时还需注意检索的全面性。这包括不仅要检索与临床问题直接相关的文献，还要关注背景知识、研究方法学、不同观点等方面的文献，以便对问题有全面深入的了解。

以临床问题为例，某医生想要了解针对高血压患者的最佳药物治疗方案。首先，他明确了检索目的，即查找关于高血压药物治疗的最新、最有效的研究证据。然后，他选择了 PubMed 和 Cochrane Library 这两个权威的医学数据库进行检索。在构建检索式时，他使用了"高血压""药物治疗""随机对照试验"等关键词，并利用布尔逻辑运算符将这些关键词组合起来。通过不断调整检索策略，他最终找到了一些高质量的研究文献，这些文献提供了关于不同药物治疗方案的效果、安全性和经济性的比较信息。最后，他对这些文献进行了综合分析和评估，确定了最适合患者的药物治疗方案。

以生物安全研究领域为例，首先需要明确检索的具体目的和问题。例如，假设想要了解"基因编辑技术在生物安全领域的风险与防控策略"。针对生物安全研究领域，可以选择如 PubMed、Web of Science、Google Scholar 等综合性医学和科研数据库，以及专门针对生物技术和生物安全的数据库，如 NCBI 的 BioProjects 和 BioSamples 等。构建检索式时，选择与研究目的相关的关键词，如"基因编辑""CRISPR-Cas9""生物安全""风险""防控策略"等。利用 AND、OR、NOT 等布尔逻辑运算符将这些关键词组合起来，形成初步的检索式。例如，"基因编辑 AND 生物安全 AND 风险"可以检索到关于基因编辑技术在生物安全领域风险的相关文献。同时在实施具体检索时利用高级检索功能，例如在数据库中可以限定在标题或摘要字段中检索关键词，以找到更直接相关的文献，另外记得查看某些数据库的主题词表或术语表，可以帮助找到更规范、更全面的检索词。检索完成后，进行结果筛选与评估，根据研究需要，可以筛选特定类型的文献，如研究论文、综述、临床试验报告等，还需要利用文献评价工具或标准，对检索到的文献进行质量评估，包括查看文献的来源、作者资质、研究方法、样本量、结论的可靠性等方面。此外，生物安全领域是一个快速发展的领域，新的研究成果和技术不断涌现。因此，在制订检索策略时，需要保持对最新研究的关注，并随时调整策略以适应新的需求。

四、筛选和评估证据

在收集到相关证据后，需要对这些证据进行筛选和评估，以确定其可靠性、有效性和适用性。作者通常需要根据研究目的制订筛选标准，筛选时需要剔除重复性文献、与主题不符合的文献等，包括阅读摘要、全文或相关评论，判断文献的质量、相关性和适用性；利用文献评价工具或标准，对文献进行质量评估；比较不同文献的观点和证据强度，形成综合判断，再对剩下决定纳入的文献进行质量评估，包括对证据的质量、研究方法、结果解释等方面的评估。

第三节　证据评价方法

一、证据评价的基本原则与方法

（一）原始研究证据与二次研究证据

从方法学角度，可以将研究证据分为原始研究证据和二次研究证据。按照所研究问题的不同，研究证据可以分为病因、诊断、治疗、预后、预防、临床经济学评价等研究证据。本书重点介绍原始研究证据与二次研究证据。

原始研究证据是指直接获得的数据和信息，是科学研究中最基础的证据类型。它通常指直接以人群（患者和健康人）为研究对象，对相关问题进行研究所获得的第一手数据，这些数据和信息是研究者亲自收集、记录和分析的，它们是研究结论的基础。原始研究证据的种类多样，包括实验数据、观察数据、问卷调查数据、访谈数据等。具体的研究方法如随机对照试验、交叉试验、队列研究、病例对照研究、横断面调查等也用于获取这类证据。

二次研究证据则是指尽可能全面收集某一问题的全部原始研究证据，进行严格评价、整合、分析、总结所得出的综合结论。它是对原始研究证据进行再加工后得到的更高层次的研究证据。常见的二次研究方法包括系统评价、临床实践指南、临床证据手册、卫生技术评估等。通过系统性地检索、筛选和整合已发表的学术期刊文章、报告、调查数据等，进行统计分析、比较和综合，形成新的结论或加强现有结论的可靠性。二次研究证据的优势在于能够利用大量已有的研究成果和数据，提高研究效率和资源利用率。

（二）证据分级

严格来说，循证医学证据等级的划分较为复杂，这里只描述最常见的证据等级划分。

Ⅰ级证据：这是最高级别的证据，主要指前瞻性随机对照试验。这种试验通过随机分配患者到不同的治疗或干预组，来评估特定干预措施的效果。由于采用了随机化和对照设计，这种证据的质量通常较高，但也可能存在偏倚和误差。

Ⅱ级证据：这类证据包括随机或非随机对照试验、队列研究、病例对照研究等。这些研究的设计和方法虽然可能没有Ⅰ级证据那么严格，但它们仍然能够提供相当可靠和有用的信息。

Ⅲ级证据：这是指没有对照的观察性研究，如单一病历报告或系列病历报告。由于这些研究没有设置对照组，因此其结果可能不够准确和可靠，存在较多的偏倚和误差。

Ⅳ级证据：这类证据主要包括专家意见、案例报道、机构指南等。这些证据的质量最低，因为它们主要基于个人经验或观察，而非科学的研究和数据分析。

除了上述的基本分级，还有更为详细的证据分级系统。

Ⅰa级：指系统评价全部随机对照试验或分析随机对照试验研究的荟萃分析（meta-analysis）。这种证据结合了多个高质量研究的结果，因此具有很高的可靠性。

Ⅰb级：指单个样本量足够的随机对照试验结果。虽然只基于一个研究，但如果该研究的样本量大且设计严谨，其证据质量也相当高。

Ⅱa级：指非随机对照研究但设有对照组的研究。这类研究虽然未采用随机化方法，但由于设置了对照组，其结果仍然具有一定的可靠性。

Ⅱb级：准试验研究，但无对照组的病例观察。这种研究的可靠性较低，因为缺乏对照组来对比干预效果。

在评价证据时，除了考虑其级别，还需要关注研究设计是否严谨、样本量是否足够、对照组和实验组是否匹配、结局指标是否客观可量化、数据收集和分析方法是否正确等因素。这些因素共同决定了证据的质量和可靠性。

（三）证据评价的基本要素

第一，内在真实性是评价证据的首要因素。它要求证据能正确反映被研究的人群或靶人群的真实状况。评价内在真实性时，需要关注研究设计的科学性、研究方法的合理性、统计分析的正确性及研究结果是否支持研究结论。

第二，临床重要性是另一个关键要素。证据不仅要在理论上成立，还要对临床实践具有指导意义，能够改善患者的健康状况或提高医疗质量。

第三，适用性也是不可忽视的因素。证据应适用于特定的患者群体和临床情境，考虑到患者的个体差异、疾病特点，以及实际可行的治疗条件。

在评价过程中，还需要注意避免一些常见的偏误，如过度解读或忽视某些研究结果，以及受到研究发表形式或来源的影响。同时，应保持批判性思维，审慎地评估证据的质量和可靠性。

（四）证据评价的内容

循证医学证据的评价是一个复杂而系统的过程，需要对多个关键内容进行深入评估。因此需要全面评估，包括研究设计的质量、研究结果的可信度、证据的适用性等内容。研究设计的质量评估包括研究设计是否严谨、科学，包括研究类型（如随机对照试验、队列研究等）、样本选择、随机分配方法、双盲设计等因素。这些因素对于确保研究的内部有效性和结果的可靠性至关重要。研究结果的可信度通过统计学方法评估研究结果的稳定性和准确性。这包括分析研究的统计学功效、置信区间、P 值，以及相对危险度或相对风险等指标。较大的样本量、较窄的置信区间和较小的 P 值通常表示研究结果更为可信。证据的适用性需要评估研究结果是否适用于特定的患者群体和临床情境。需要考虑研究对象的代表性、干预措施的实际可行性以及研究结果在临床实践中的推广价值。只有当研究结果符合临床实践的实际情况时，才能更好地指导医生的临床决策。

此外，还需要关注其他重要方面，例如研究的局限性和偏倚、证据的时效性和更新。识别并评估研究中可能存在的偏倚、局限性以及潜在的冲突利益，这些因素可能影响研究结果的准确性和可靠性。考虑证据的时效性，即研究结果是否反映了当前的最佳实践。同时，关注是否有更新的研究或证据对原有结论进行了修正或补充。

（五）证据评价的步骤

1. 明确临床问题　根据研究目的、研究类型的不同，采取不同的临床问题构建框架，需要根据不同的框架评估临床问题设置是否合理。例如使用 PICO 原则（患者/问题、干预、比较、结局）来明确具体的临床问题或关注点。这有助于聚焦研究范围，确定需要寻找的证据类型。

2. 系统全面地查找证据　根据临床问题的性质，制订检索策略，利用书籍、期刊、在线文献数据库等资源，逐级检索相关证据。证据来源可能包括原始研究（如随机对照试验、观察性研究等）、系统评价、临床实践指南等。

3. 严格评估证据的质量和可靠性　应用证据质量和推荐强度分级系统，如 GRADE（grading of recommendations，assessment，development，and evaluation）系统来评估证据的真实性和实用性。还需要评估证据的内部有效性（如方法学质量、偏倚风险）和外部有效性（如样本代表性、适用性）。另外，还需要审查证据的统计显著性、临床重要性及一致性。

4. 分析证据与临床问题的关联　确定证据是否直接回答临床问题，并考虑其在特定患者群体中的适用性。同时，评估证据对于改善临床决策和患者结局的潜在影响。

5. 整合证据并得出结论　综合分析多个研究的结果，注意考虑证据之间的异质性。当证据之间存在冲突时，进行深入的探讨和解释，考虑可能的原因（如研究设计、样本量、干预措施的差异等）。根据证据的强度和质量，形成临床决策的建议或结论。

6. 应用证据于临床实践　将评价后的证据与临床专业知识、患者价值观和偏好相结合，制订个性化的治疗计划。与患者沟通，解释证据支持的治疗方案，并讨论可能的利弊。

7. 后效评价　跟踪和评估所采纳证据的临床效果，包括患者结局、治疗满意度、不良事件等。根据实践效果反馈，不断修正和完善临床决策过程。

在评价过程中，还需要注意避免常见的偏误和陷阱，如过度依赖单一证据来源、忽视证据的局限性等。同时，保持批判性思维，审慎对待每一项证据，确保临床决策的科学性和合理性。根据这一部分的基础信息，将在后面对具体的评价工具展开描述。

二、Cochrane 偏倚风险评估工具

（一）偏倚

偏倚是导致研究结果偏离真值的现象，存在于临床试验中从选择和分配研究对象、实施干预措施、随访研究对象、测量和报告研究结果的每个阶段。因此，偏倚主要分为五种。①选择偏倚（selection bias）：发生在选择研究对象时，因随机方法不完善造成组间基线不可比，可夸大或缩小干预措施的疗效。采用真正的随机方法并对随机分配方案进行完善的隐藏可避免这类偏倚的影响。②实施偏倚（performance bias）：发生在干预措施的实施过程中，指除比较的措施不同外，试验组和对照组研究对象所接受的其他措施也不一样。采用标化治疗方案和盲法干预可避免实施偏倚。③测量偏倚（detection bias）：测量试验组和对照组结果的方法不一致所造成的系统误差，特别是主观判断研究结果时常会出现。采用统一、标化测量方法和对研究对象及结果测量者实施盲法可避免影响。④随访偏倚（attrition bias）：指在试验随访过程中，试验组或对照组因退出、失访、违背治疗方案等造成人数或情况不一样而产生的系统差异。对此，应尽量获得失访者的信息和对失访人员采用恰当的统计学方法处理如意向性治疗分析（intention to treat analysis）可减少其影响。⑤报告偏倚（reporting bias）：指文章中报告的结果与实际分析结果间存在的系统差异。

（二）评价工具

评价文献质量或者偏倚风险的方法和工具较多，评价工具可分清单或一栏表式（有许多条目，但不给予评分）和量表评分（有许多条目，每个条目均给予评分，但可给予相同或根据重要性给予不同的权重）。迄今至少有 9 种以上清单（checklist）和 60 余种量表（scale）用于评价随机对照试验的质量，条目数从 3 ~ 57 个不等，一般需要 10 ~ 45 分钟完成。Cochrane 偏倚风险评估工具是一种用于评估研究方法学质量的重要工具，旨在帮助研究者在进行系统评价时全面、客观地评估研究的质量，从而更准确地评估研究结果的可信度和偏倚风险。该工具由 Cochrane 协作网络（Cochrane Collaboration）开发和推广，现已成为 meta 分析研究者常用于对随机对照试验进行质量评估的工具，是 RevMan（一款用于 meta 分析的应用软件）特有的一项功能。

由于这些评价方法易受文献报告质量和文献评估者的主观因素影响，Cochrane 手册 5.1 并不推荐清单或量表等评价工具，而是采用"基于过程的评价表"（domain-based evaluation），本节重点介绍该工具，其由 Cochrane 协作网的方法学家、编辑和系统综述制作者共同制订，该"偏倚风险评估"工具包括 6 个方面。①随机分配方法：作者根据研究中随机分配序列的方法判断随机分配顺序的产生是否正确，以评估组间是否可比。②分配方案隐藏：作者根据研究如何隐藏随机序列判断分配方案隐藏是否完善，以判断干预措施分配情况是否可预知。③对研究对象、治疗方案实施者、研究结果测量者采用盲法：由作者判断盲法是否完善，以判断盲法造成的因素是否影响结

果准确性。④结果数据的完整性：作者根据研究中各结局指标完整性、失访退出数据和原因、分析方法判断结果数据是否完整。⑤选择性报告研究结果：作者根据判断研究报告是否提示无选择性报告结果。⑥其他偏倚来源：由作者判断研究是否存在其他引起高度偏倚风险的其他因素。针对每一项研究结果，对上述 6 条依次做出"低风险"（低度偏倚）、"高风险"（高度偏倚）和"不清楚"（缺乏相关信息或偏倚情况不确定）的判断。其中①②⑤用于偏倚风险评估，第③条则需针对每一篇纳入研究中的不同研究结果加以评估，强调同一研究中不同结果受偏倚影响程度不同。偏倚风险评价结果不仅采用文字和表格描述，还要求采用图示，以更形象、直观反映偏倚情况。该评估工具对每一条的判断均有明确标准，减少了评估者主观因素影响，保证评估结果有更好的可靠性。

Cochrane 偏倚风险评估工具主要关注几个关键领域，包括混杂偏倚、缺失数据偏倚、结局测量的偏倚以及结果选择性报告的偏倚等。这些偏倚都可能影响研究的准确性和可靠性。通过使用该工具，研究者可以对这些偏倚进行逐一评估，从而更全面地了解研究的质量。此外，Cochrane 偏倚风险评估工具还提供了针对不同领域的信号问题，要求评估者先对信号问题作出判断。这些信号问题旨在帮助评估者更准确地识别研究中的潜在偏倚风险。

为避免选择文献和评价文献质量人员的偏倚，规范的系统综述研究要求一篇文章分别由两位研究者独立提取数据和评价文献质量，也可采用专业与非专业人员相结合的共同选择和评价方法，对选择和评价文献中存在的意见分歧可通过共同讨论或请第三方的方法解决。多人评价证据质量时，为确保评价的一致性，还可以计算不同评价者之间的 *Kappa* 值来量化一致性程度。此外，应进行预试验，对事先设计的提取表和质量评价标准等进行完善，同时进行标化和统一选择、评价方法。

三、GRADE 评分

包括世界卫生组织（WHO）在内的 19 个国家和国际组织于 2000 年成立"推荐分级的评价、制订与评估"组，并在 2004 年正式推出了 GRADE 证据质量分级和推荐强度系统（grading of recommendations, assessment, development and evaluations, GRADE, 以下简称 GRADE 系统）。该系统已被世界卫生组织、美国内科医师协会、UpToDate、Coehrane Collaboration 等 70 多个组织或机构广泛采纳。

GRADE 系统为系统综述和指南提供了一个证据质量评价的体系，同时为指南中的推荐强度评级提供了一种系统方法。该系统的核心是一个由四个级别组成的推荐强度分类系统，包括强烈推荐、弱推荐、不推荐或无法确定推荐。这些推荐级别基于一系列严格的证据评估和考虑因素，如研究设计、样本大小、效应大小、一致性、直接性和适用性。该体系旨在为评估备选管理策略或干预措施的系统综述和指南而设计，也涉及包括诊断、筛检、预防等广泛的临床问题。

GRADE 系统不仅仅是一种评级系统，它为卫生保健领域的系统综述和指南从证据总结、结果呈现，到形成推荐意见的各个步骤，提供了一种透明规范的方法。GRADE

系统详细说明了如何来构建问题，如何选择感兴趣的结局指标并评定其重要性，如何评价证据，并将证据与患者价值观和社会偏好等相结合，以形成最终推荐意见，同时还为临床医生和患者在临床实践中使用推荐意见，以及为决策者制定卫生政策时，对如何使用该系统提供指导。

1. GRADE 证据质量分级 GRADE 系统证据质量是指在多大程度上能够确信效应量估计值的正确性。GRADE 系统将证据质量分为高质量、中等质量、低质量和极低质量 4 个等级（表 7-3-1）。

表 7-3-1　GRADE 证据质量分级表

质量等级	定义
高质量	非常确信真实的效应值接近效应估计值，进一步研究几乎不可能改变对效应估计的确信程度
中等质量	对效应估计值有中等程度的信心，真实值有可能接近估计值，但仍存在两者大不相同的可能性
低质量	对效应估计值的确信程度有限，真实值有可能与估计值大不相同
极低质量	对估计效应值几乎没有信心，真实值很可能与估计值大不相同

2. 影响 GRADE 证据等级的因素 GRADE 证据质量分级方法始于研究设计，无严重缺陷的随机对照试验为高质量证据，无明显优势或有严重缺陷的观察性研究属于低质量证据。如果随机对照试验中存在可能降低证据质量的因素，则降级为中等质量；如观察性研究中有增加证据质量的因素，则升级为中等质量，但观察性研究中如有降低证据质量的因素，则降级为极低质量（表 7-3-2，表 7-3-3）。

表 7-3-2　可能降低证据质量的因素

影响因素	表示方法
（1）研究设计和实施的局限性	
严重	减 1 分
极其严重	减 2 分
（2）研究结果的不一致	
严重	减 1 分
极其严重	减 2 分
（3）不能确定是否为直接证据	
部分	减 1 分
大部分	减 2 分
（4）精确度不够或可信区间较宽	
严重	减 1 分
极其严重	减 2 分
（5）报告偏倚	
可能	减 1 分
非常有可能	减 2 分

表7-3-3　可能提高证据质量的因素

影响因素	表示方法
（1）效应值	
大：2个活2个以上研究证据一致显示 $RR>2.0$ 或 $RR<0.5$，且几乎无混杂因素	加1分
很大：直接证据显示 $RR>5.0$ 或 $RR<0.2$，且其真实性不受影响	加2分
（2）存在可能降低效应值的偏倚或混杂	加1分
（3）研究因素与效应值间存在剂量反应关系	加1分

3. GRADE 证据推荐强度　是指在多大程度上能够确信执行推荐意见。GRAD + + E系统将证据推荐强度分为强推荐和弱推荐2个等级（表7-3-4）。

表7-3-4　GRADE 证据推荐强度

推荐强度	定义
强	明确显示干预措施利大于弊或弊大于利
弱	利弊不确定或无论质量高低的证据均显示利弊相当

GRADE 证据推荐强度反映干预措施是否利大于弊的确定程度。GRADE 将评估证据质量的过程与给出推荐意见的过程相互分开，推荐强度的判断不仅依赖于证据质量，利弊关系的不确定性、患者意愿等同样会严重影响推荐强度（表7-3-5，表7-3-6）。

表7-3-5　GRADE 证据质量与推荐强度

证据质量	证据集群的质量等级	推荐强度	表达符号/数字
高质量	⊕⊕⊕⊕或 A	支持使用某项干预措施的强推荐	↑↑/1
中等质量	⊕⊕⊕○或 B	支持使用某项干预措施的弱推荐	↑?/2
低质量	⊕⊕○○或 C	不支持某项干预措施的弱推荐	↓?/2
极低质量	⊕○○○或 D	不支持某项干预措施的强推荐	↓↓/1

表7-3-6　证据质量的影响因素

影响因素	解释
证据质量	证据质量越高，越有可能被列为强推荐
利弊权衡	利弊之间的差距越大，越有可能被列为强推荐。利弊之间的差距越小，越有可能被列为弱推荐
价值观和意愿	价值观和意愿选择越多样化或其不确定性越大，越有可能被列为弱推荐
成本（资源分配）	干预措施的成本越高（即消耗的资源越多），越不可能被列为强推荐

四、OCEBM 证据标准表

牛津循证医学中心（Oxford Center for Evidence-Based Medicine，OCEBM）在2009年推出了一套 OCEBM-2009 版本的证据等级分类方法，并在2011年对它做了简化和改进。目前，2011 版的 OCEBM 仍被较多地应用。它将研究的临床问题分为 7 类，分别是疾病或某事件的发生率，诊断的准确性，预后研究或自然病程，干预效果，常见危害，罕见危害和疾病筛查。针对每个问题，再从研究的设计上把证据等级分为 4 个或 5 个等级（表 7-3-7）。

表 7-3-7　牛津意见分级标准

推荐级别	证据水平	描述
A	1a	同质 RCT 的 SR
	1b	可信区间窄的单个 RCT
	1c	"全"或"无"病例系列（一直干预措施推行前，某病死亡率为 100%，推行后死亡率 <100%；或推行前死亡率 >0，推行后死亡率将至 0）
B	2a	同质队列研究的 SR
	2b	单个队列研究，包括低质量 RCT，如随访率 <80%
	2c	结果研究，生态学研究
	3a	同质病例对照研究的 SR
	3b	单个病例对照研究
C	4	病例系列（包括低质量的队列和病例对照研究）
D	5	未经严格评估的专家意见或基于生理、基础研究或初始概念

注：RCT（randomized controlled trial），随机对照试验；SR（systematic review），系统评价。

五、CONSORT 为代表的医学研究报告规范

CONSORT（CON solidated Standards of Reporting Trials）即临床试验报告的统一标准，是一个国际性的报告标准，旨在提高医学研究报告的可靠性和价值，确保研究结果的透明度，从而有助于读者更好地理解和评估临床试验的设计、实施和结果。其最初于 1996 年发布，并随着时间的推移和临床试验方法的发展，经历了多次更新和修订，以适应不断变化的临床研究环境。CONSORT 的主要成果是 CONSORT 声明，这是一组基于证据的最低限度的建议，用于报告随机试验。它为临床试验研究者撰写结果报告提供了一种标准方式，促进其完整和透明地进行报告，并帮助研究者进行批判性评价和解释。

目前最新的 CONSORT 声明包括一个含有 25 项条目的检查表和一个流程图。检查表项目重点报告试验的设计、分析和解释方式，详细阐述了 RCT 报告撰写时需要遵从的规范，包括对研究原理、试验设计、数据分析、结果陈述和结果解释等的关键说明。流程图则展示了受试者参与 RCT 的经过，包括纳入、干预、随机分配、随访和分析信息等不同阶段。

此外，由于研究者们意识到该规范过于简单、不够具体，没有说明和解释纳入的每个条目，因此制订了详细解释性文件，即 CONSORT 解释和细化文件，并发表在杂志上。这个文件解释并说明了 CONSORT 声明的基本原则，强烈建议将其与 CONSORT 声

明结合使用。

目前，越来越多的国际学术期刊已要求作者应按照 CONSORT 声明准备稿件，包括 *Lancet*、*British Medical Journal*、*Journal of American Medical Association* 和 *Annals of Internal Medicine* 等国际顶尖期刊；并且越来越多的生物医学期刊编辑组织也对 CONSORT 声明表示了支持，包括国际医学杂志编辑委员会、科学编辑委员会、世界医学编辑协会等。

六、5S 模型及证据生态系统

（一）"5S" 证据模型

以 PICO 为代表的结构化问题模型、以系统评价为代表的证据合成方法、以 GRADE 为代表的证据质量和推荐强度分级方法、以 CONSORT 为代表的医学研究报告规范主要聚焦证据的生产、合成、评价和报告，加拿大学者 Brain Haynes 在此基础上总结了 "5S" 模型（图 7-3-1）。"5S" 模型之所以成为循证医学最重要的理论之一，因其明确提出循证医学的实践者并不需要从浩如烟海的传统医学数据库中寻找答案，而是首先要建立起一种检索思维，即当有更高质量、已经被总结和评价过的证据存应用：在系统综述过程中指导研究者进行操作。

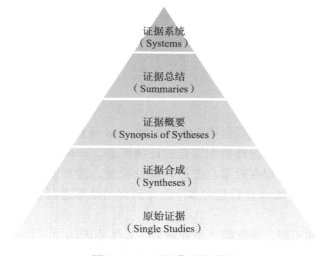

图 7-3-1 "5S" 证据模型

证据系统（Systems）
证据总结（Summaries）
证据概要（Synopsis of Sytheses）
证据合成（Syntheses）
原始证据（Single Studies）

（二）MAGIC 的证据生态系统

MAGIC（making GRADE the irresistible choice）是快速制订与传播高质量临床推荐意见的新兴方法体系。MAGIC 的证据生态系统是一个综合性框架，旨在整合和优化医学及相关领域的证据生成、评估和应用过程。这个生态系统强调证据的连贯性、一致性和高效性，以促进最佳临床实践和患者护理。

MAGIC 证据生态系统强调证据的生成。证据来源需要通过高质量的临床研究、观察性研究和其他形式的医学研究来产生新的证据。这些研究应遵循科学方法和伦理准则，确保数据的准确性和可靠性。此外，系统还鼓励跨学科的合作，以充分利用不同领域的知识和方法，推动医学科学的进步。

证据的评估是 MAGIC 证据生态系统的核心环节。评价时涉及对已有证据的严格评价，以确定其质量、适用性和可信度。这通常通过同行评审、系统评价、元分析等方法来实现。同时，系统还关注证据的连贯性和一致性，确保不同研究之间的结果能够相互印证和支持。

MAGIC 证据生态系统注重证据的应用。这意味着将经过评估的高质量证据转化为临床实践中的有效干预措施，包括制订临床实践指南、培训医务人员，以及向患者提供基于证据的健康教育和咨询。通过将证据与临床实践相结合，系统旨在提高医疗质量和患者满意度。

MAGIC 证据生态系统还强调知识的传播和更新，包括通过各种渠道（如学术会议、期刊文章、在线平台等）分享最新的研究成果和最佳实践。同时，系统还关注证据的时效性，定期更新和修订已有的证据和指南，以适应医学领域的不断发展和变化。

第四节　系统综述与 meta 分析

一、概述

循证医学证据评价方法主要包括系统评价和 meta 分析。系统综述是对某一问题的所有相关研究进行全面、系统评价和综合的证据汇总。meta 分析则是系统评价中的一种定量分析方法，用于确定有效量、进行异质性检验、选择效应模型和统计方法，并进行敏感性分析，因此 meta 分析是对多个独立研究的结果进行统计学的合并和量化分析的方法。

与传统文献综述不同，系统综述是针对某一具体临床问题（如疾病的病因、诊断、治疗、预后），系统、全面地收集现有已发表和未发表的临床研究文献，进而采用临床流行病学严格评价的原则和方法，对筛选出符合质量标准的原始研究结果进行定性或定量合成（如 meta 分析），从而得出可靠的综合结论。系统综述是一种科学、客观、系统地总结和整合原始研究结果的研究方法，具有规范、透明和可重复性的特点，可为医疗卫生决策提供较为完整、可靠、权威的证据。随着循证医学及其理念的不断发展，系统综述已广泛应用于临床医学、公共卫生和卫生政策决策之中。

meta 分析又称为综合分析或荟萃分析，是一种统计学方法，主要用于合并基于所选主题的所有相似研究的结果，进行定量系统评价。它通常用于评估某一问题的总体效果，具有许多优点，如可以通过综合多种研究结果，消除单一研究结果的局限性，从而提高结论的准确性和可靠性，同时可以汇集大量数据，使得研究的可行性和可操作性得到提高。

系统综述与 meta 分析特征见表 7-4-1。

表 7-4-1　系统综述与 meta 分析特征

特征	叙述性文献综述	系统综述
研究的问题	涉及的范畴常较广泛	常集中于某一具体临床问题
原始文献来源	常未说明、不全面	明确，常为多渠道
检索方法	常未说明	有明确的检索策略
原始文献的选择	常未说明、有潜在偏倚	有明确的选择标准
原始文献的评价	评价方法不统一	有严格的评价方法
结果的合成	多采用定性方法	多采用定量方法
结论的推断	有时遵循研究依据	多遵循研究依据
结果的更新	未定期更新	根据证据定期更新

（一）系统综述的步骤

系统综述通常是一项耗时且需要团队合作开展的研究工作。因此，在开始系统综述之前，应充分评估选题、团队资源和成员时间，并制订详细的研究计划。一般来说，系统综述包括以下 8 个步骤。

1. 明确研究问题　清晰明了地定义研究问题的范围和目标，才能确保综述的焦点明确。明确的研究问题或假设将指导后续的文献搜索和筛选工作。

2. 制订文献搜索策略　根据研究问题，制订系统的文献搜索策略。这包括选择适当的数据库、确定搜索关键词、设定筛选条件等。为了更全面地收集相关文献，还可以使用适当的搜索工具和引文网络来扩展搜索范围。

3. 收集文献　按照制订的策略，全面收集相关文献。确保不漏掉任何重要研究，以便为后续的综述提供充分的资料支持。

4. 筛选文献　根据预设的纳入和排除标准，对收集到的文献进行筛选，包括基于标题和摘要的初筛，以及全文审阅进一步筛选，确保只纳入分析高质量的文献。

5. 评价文献质量　采用科学的评价标准和方法，对纳入的文献进行质量评价。需要评估的维度包括文献的可靠性、有效性和适用性等，以确保所使用的研究资料具有足够的可信度。

6. 提取数据和信息　从纳入的文献中提取关键数据和信息，包括研究方法、样本量、研究结果等需要用到的指标和统计量。这些数据和信息将为后续的综合分析提供基础。

7. 数据分析和综合　对提取的数据和信息进行综合分析，评估研究结果的一致性和差异性。通过对比不同研究的结果，可以得出综合结论，并对研究问题进行深入的探讨。

8. 撰写综述　将上述步骤的结果整理成一篇结构清晰、逻辑严谨的综述文章。综述文章应包括引言、方法、结果、讨论和结论等部分。在撰写过程中，要确保文章的内容准确、完整，并符合学术规范。

（二）meta 分析的步骤

meta 分析的基本流程，主要包括构建循证问题、证据检索与收集、严格评价证据、应用最佳证据、经验总结与后效评价等步骤，这里主要介绍其数据分析步骤，主要包括数据提取及汇总、异质性检验、合并效应量估计与假设检验，以及效应量估计模型的选择等内容。

1. 数据提取 准确可靠的数据是 meta 分析的基础，数据本身的缺陷是无法弥补的。所以在收集与提取数据时，应广开渠道，通过多种途径收集，确保数据全面完整；同时，采取有效的质控措施，如多人同步提取数据，防止测量偏倚；最后对数据资料的真实性要进行严格评价。数据提取要按照统一的表格，将所纳入研究的重要信息进行汇总，如样本量、分析方法、主要结果变量、设计方案、发表年份、具体实施时间及地点、质量控制措施等。

2. 异质性检验 在系统综述过程中，尽管纳入的多个研究都具有相同的研究假设，但这些研究在研究设计、研究对象、干预措施、测量结果上可能存在变异，这些在不同研究间存在的各种变异称为异质性（heterogeneity）。Cochrane 协作网将异质性分为：①临床异质性，即参与者、干预措施、结局指标差异所致的偏倚；②方法学异质性，由试验设计和研究质量不同引起；③统计学异质性，是临床异质性及方法学异质性联合作用的结果。Meta 分析的核心思想是合并（相加）多个研究的统计量，而只有同质的资料才能进行合并或统计分析。因此，在进行 meta 分析之前，必须进行异质性检验，以判断其是否具有同质性，用假设检验的方法检验多个独立研究的异质性是否具有统计学意义。

异质性检验的方法主要有目测图形法和统计学检验。图形法包括森林图、拉贝图、Galbrain 星状图、z 分值图等。目测图形法的优点是简单明了，如通过目测森林图中的点估计值的变异及可信区间重叠程度，初步判断是否存在异质性。若可信区间大部分重叠、点估计值中无明显异常值，一般可认定同质性较高。其缺点是主观判定性比较强，即同一张图不同的研究者可能有不同的解读，故目测法只能初步判定是否存在异质性。统计学检验评价异质性的方法包括 Q 检验及 I^2 统计量、H 统计量等检验方法，是评价异质性的主要方法。

3. 合并效应量估计及其假设检验 通常包括以下步骤。

（1）数据类型及合并效应量：可用于 meta 分析的数据主要包括以下 5 类。①二分类变量资料：按照某种属性分为互不相容的两类，如描述临床结局时，选用存活、死亡，复发或不复发等。②数值变量/连续性变量资料：如血压值、糖化血红蛋白值等，往往有度量衡单位，且能够精确测量。③等级资料/有序多分类变量资料：按照某种属性分为多类，类与类间有程度或等级上差异。如疗效判定用痊愈、显效、有效、无效等表示。以上 3 类数据类型比较常见。④计数数据：即同一个体在一定观察时间内可发生多次不良事件，如心肌梗死、骨折、多次入院等。⑤生存资料：同时观察两类数据，即是否发生不良事件以及发生不良事件的时间。

数据类型不同决定了效应量的表达方式有所不同。效应量常被定义为临床上有意义的值或改变量。当结局观察指标为二分类变量资料时，常用的效应量表达有相对危险度（RR）、比值比（OR）、危险差（RD）、绝对危险度（AR）或 NNT（number needed to treat）等。选择 *OR* 或 *RR* 作为合并统计量，其结果解释与单个研究的效应量相同，选择 *RD* 作为合并统计量，其解释为两个率的绝对差值。

当结局观察指标为定量变量资料或连续性变量资料时，效应量采用均数差值（mean difference，MD）或标准化均数差值（standardized mean difference，SMD）等表达方式。*MD* 即为两均数的差值，以原有单位真实地反映了试验效应，消除了多个研究之间绝对值大小的影响。有些目的相同的研究可能采用不同的检测方法，获得的指标无法进行直接比较，可以把这些效应指标进行标化后再进行合并统计分析。*SMD* 适用于单位不同或均数较大资料的汇总分析，但 *SMD* 没有单位，所以在结果解释时要慎重。

对于等级资料或计数数据，可根据实际情况转换化为二分类变量资料或当作连续性变量资料进行处理，选用相应的效应量。对于生存资料，效应量表达可用风险比（hazard ratio，HR）。

（2）合并效应量估计：meta 分析是对多个同类研究的结果进行合并获得一个单一效应量（effect size）或效应尺度（effect magnitude），通过合并后的统计量来评价多个同类研究的综合效应。meta 分析常用的合并效应量估计方法有 Mantel-Haenszel（M-H）法、Peto 法、方差倒置法（inverse variance，IV）、DerSimonian-Laird（D-L）法等。前三种方法适用于固定效应模型，后一种方法适用于随机效应模型。近年还出现了最大似然估计法（maximum likelihood，ML）及非参数策略等较新的一些统计分析方法。

当异质性检验无统计学意义时，选择固定效应模型。如果是分类资料，可选择M-H法或 Peto 法，主要用于小概率事件的合并效应量计算。M-H 法适用于纳入研究数量较少或事件发生率较低的研究。Peto 法是 M-H 法的改良，仅适用于 *OR* 值的分析。如果是数值变量资料，采用 IV 法计算其合并效应量。IV 法同样适用于分类资料，但当数据较小时没有 M-H 法得到的结果稳定。当异质性检验有统计学意义或 $I^2 > 50\%$，可选择随机效应模型，多采用 D-L 法，它既可用于分类资料，又可用于数值变量资料合并效应量的校正。D-L 法通过权重 Wi 对效应量进行校正，它通过增大小样本研究的权重、减小大样本研究的权重，来处理研究间的异质性。但该方法可能增大了质量较差的小样本信息，降低了研究质量较好的大样本的信息，因此，对随机效应模型的结论应慎重解释。

（3）固定效应模型和随机效应模型：固定效应模型（fixed effect model）和随机效应模型（random effect model）的选择取决于异质性检验结果以及对理论效应量的假设。如果异质性检验无统计学意义，而且异质性小到可以忽略，此时可认为理论效应量是固定的，原始研究间的效应量若有差别，也是由于抽样误差造成的，可直接选用固定效应模型，估计合并效应量；反之，如果异质性较大，且假定理论效应量变化呈正态分布，则应选用随机效应模型。随机效应模型因将研究间的变异因子作为校正权重，其结果比固定效应模型结果更稳健。

固定效应模型（fixed effect model）指当异质性检验 $P > 0.10$，即各研究结果具同质性时，使用固定效应模型计算合并统计量。以二分类变量资料为例，适用于固定效应模型的 meta 分析方法有 M-H 法、Peto 法、方差倒置法等。其中 M-H 法是分类变量固定效应模型最常用的统计分析方法，可用于 *OR*、*RR*、*RD* 等效应指标的合并统计分析。

随机效应模型（random effect model）指当多个研究不具有同质性，且进行异质性分析和处理后仍无法解决异质性时，可使用随机效应模型计算合并统计量。随机效应模型只是一种对异质性资料进行，meta 分析的统计学方法，不能控制混杂、校正偏倚和消除异质性产生的原因。目前随机效应模型多采用 D-L 法，该方法同时适用于二分类变量和数值变量，主要是对权重 $W * i$ 进行校正。

（4）合并效应量的假设检验：采用上述方法计算获得的合并效应量后，需要通过假设检验来判定是否具有统计学上的显著性差异，常用 z 检验。使用森林图进行统计描述，可以用来展示全部纳入研究统计分析的内容。

二、单个病例数据的 meta 分析

单个病例数据的 meta 分析（individual patient data meta – analysis，IPD meta 分析）是一种特殊类型的 meta 分析方法，通过与试验研究者联系，获取文献的原始数据，进而对单个病例数据进行 meta 分析。与常规 meta 分析相比，IPD meta 分析所收集的是每个试验的个体病例数据，即每个受试者的数据。这些数据不限于已发表的数据，而是获取最原始的数据，这种方法的一个关键优势是能够进行更深入和细致的分析，包括患者层面的亚组分析、调整潜在的混杂因素，以及探索不同治疗或干预措施对患者群体的异质性影响。这有助于极大地减少常规 meta 分析中常见的发表偏倚和异质性。通过 IPD meta 分析，可以确认受试者实际分配方案，保证数据的准确性和完整性。这种方法旨在增加样本量、提高统计效能，并得出更可靠和精确的结论。

在进行 IPD meta 分析时，研究者首先需要收集来自多个研究的单个病例数据。然后，他们会对这些数据进行清理、标准化和整合，以确保数据的一致性和可比性。接下来，研究者会使用适当的统计方法来分析和合并数据，以得出关于研究问题的综合结论。

需要注意的是，IPD meta 分析也面临一些挑战和限制。例如，数据收集和整合可能涉及多个研究机构和伦理审查的问题。此外，由于数据的复杂性和异质性，分析过程可能需要更高级和复杂的统计技术。

三、网状 meta 分析

网状 meta 分析（network meta-analysis）是一种基于多个研究的方法，用于分析两个以上干预措施之间的直接和间接比较结果。这种方法利用包含 3 种及以上干预措施构成的证据里的所有研究，结合直接比较和间接比较，基于 meta 分析技术进行加权

合并分析。网状 meta 分析涉及调整间接比较和混合治疗效应。其主要特点在于强调在相同条件下比较多种干预措施，从而提供更全面和准确的治疗效应估计。这种方法可以同时比较多个干预措施之间的治疗效果差异，并按效果大小进行排序，为决策者制订临床指南提供重要参考依据。

在进行网状 meta 分析时，有几个重要的假设需要满足。首先是同质性假设，它与传统直接比较 meta 分析相同，需要检验干预措施和试验质量的同质性。其次是相似性假设，包括临床相似性和方法学相似性，这有助于平衡试验集的偏倚。当有直接比较和间接比较结果时，还需要进行一致性检验，以判断比较结果是否差异小，符合一致性假设。

网状 meta 分析可以通过以下几种方式进行。①间接比较 meta 分析：不存在直接比较的情况时，基于共同对照对多个干预措施进行比较的 meta 分析。②混合治疗效应 meta 分析：当同时存在直接比较和间接比较的情况时，基于间接结果与直接结果的合并结果来同时分析多个干预措施的 meta 分析。

网状 meta 分析的优势在于能够使用间接比较的方法去评价无直接临床试验比较的两种治疗方案的优劣。然而，这种方法也存在一些假设和限制，例如同质性假设、网络连接性假设、传递性假设和一致性假设等。

第五节　循证医学实践

一、循证医学实践

循证医学实践（evidence-based medicine，EBM）是一种基于科学证据临床决策模式，强调将最新的科学研究结果、临床经验和患者的价值观相结合，以制订最适合患者的治疗方案。这种实践模式旨在提高医疗服务的质量和效率，为患者提供更好的医疗保健，不仅体现了新时代社会科学实践领域的科学化、工程化趋势，也彰显了全球化时代求真、民主、高效、公正与共享的时代精神。

在循证医学实践中，问题的驱动是至关重要的。医生首先需要根据患者的具体情况，提出明确的临床问题。这些问题通常围绕患者的疾病诊断、治疗方案及预后评估等核心问题展开。问题的明确性有助于医生更加精确地确定研究的方向和目标，从而为患者提供更为精准的医疗服务。

二、关键环节

证据的搜集与评估是循证医学实践中的关键环节。医生需要通过查阅权威的医学数据库、参加学术会议，以及与其他专家交流等方式，搜集与临床问题相关的最新科学证据。这些证据可能来自随机对照试验、系统评价、病例报告等多种类型的研究。在搜集到证据后，医生还需对其进行严格的评估，包括评价研究的设计、样本大小、统计分析方法以及结果的可靠性等。通过这一过程，医生能够筛选出高质量、可信度高的证据，为临床决策提供有力支持。

证据应用时，医生需要将所收集到的证据与患者的具体情况相结合，制订个性化的治疗方案。这要求医生不仅要充分了解患者的病情、病史及个人偏好等信息，还需将最新的科学研究成果与自身的临床经验相结合，进行综合考虑。通过这种方式，医生能够确保治疗方案的科学性、合理性和有效性，从而最大限度地提高患者的治疗效果和生活质量。

循证医学实践还广泛运用于医学教育和研究领域。在医学教育中，循证医学的理念和方法被用于培养医学生的临床思维能力和科学素养，帮助他们更好地理解和应用临床研究证据。在医学研究领域，循证医学为研究者提供了系统综述和荟萃分析等方法，有助于总结和评估已有的临床研究证据，推动医学科学的不断进步。

循证医学实践是一种科学的、合理的临床决策模式，它可以提高医疗服务的质量和效率，为患者提供更好的医疗保健。在未来的医疗发展中，循证医学实践将会越来越受到重视和推广。

三、应用与解读

案例 7 – 5 – 1

为探讨合成生物学潜在风险与生物安全问题，合成生物学研发的风险类型分析首先针对合成生物技术从科研者、管理者、技术三大风险主体进行风险分析，然后针对 Web of Science 中关于合成生物 1900—2021 年的核心数据集，采用 CiteSpace 文献计量分析和 meta 分析的方法，梳理了合成生物学的主要研究内容、发展脉络，分析合成生物科研领域的生物安全热点问题。归纳得到的 8 个相关风险点主要包括技术滥用风险、伦理问题、利益分配风险、技术自身安全性、人体伤害、合成生物体的意外泄漏、缺乏监管、实验室生物安全。通过对风险开展系统梳理，本为监管与治理提供了具有针对性的建议。

扫码查看案例详细内容。

参考文献

［1］曹硕琳. 尿管外固定设计改进及干预评价［D］. 武汉：华中科技大学，2023. DOI：10.27157/d. cnki. ghzku. 2020.003876

［2］蔡宁伟，于慧萍，张丽华. 参与式观察与非参与式观察在案例研究中的应用［J］. 管理学刊，2015，28（4）：66－69.

［3］程显扬. 基于政策工具的《健康中国行动（2019—2030 年）》文本分析［J］. 东北大学学报（社会科学版），2020，22（5）：65－72.

［4］高静华，周纯良，胡建雄，等. 基于我国 5 省大气污染物复合暴露数据构建 AQHI 的研究［J］. 环境与职业医学，2023，40（3）：281－288.

［5］葛倩倩. 实验室生物安全法律规制之完善［D］. 郑州：中国科学技术大学，2021. DOI：10.27517/d. cnki. gzkju. 2021.001446

［6］何伟，魏榕. 话语分析范式与生态话语分析的理论基础［J］. 当代修辞学，2018（5）：63－73. DOI：10.16027/j. cnki. cn31－2043/h. 2018.05.008

［7］黄佳文. 医疗机构整合路径与评价框架研究［D］. 北京：北京协和医学院，2019. DOI：10.27648/d. cnki. gzxhu. 2019.000486

［8］黄萍，张文龙，叶圣琳，等. 基于 TF-IDF 和 VOSviewer 的我国应急救援现状可视化分析［J］. 中国安全科学学报，2023，33（11）：196－205.

［9］贾清臣. 登革热本地传播风险评价指标体系研究［D］. 济南：山东大学，2024. DOI：10.27272/d. cnki. gshdu. 2023.003153

［10］康德英，许能锋. 循证医学［M］. 北京：人民卫生出版社，2015.

［11］李灿，辛玲. 调查问卷的信度与效度的评价方法研究［J］. 中国卫生统计，2008（5）：541－544.

［12］李鲁. 社会医学［M］. 北京：人民卫生出版社，2017.

［13］李罗娜，左锟澜，马丽丽，等. 高致病性病原研究动向与热点挖掘：基于文献计量和双向聚类可视化分析［J］. 中国公共卫生，2023，39（8）：1049－1056.

［14］李曼. 上海大学生群体对他国新冠疫情的情感反应［D］. 上海：华东师范大学，2023. DOI：10.27149/d. cnki. ghdsu. 2023.000999

［15］李雪莹，荆丽梅，王静蓉，等. 基于扎根理论的突发公共卫生事件防控政策文本分析与启示［J］. 中医药管理杂志，2023，31（17）：234－237.

［16］李运书，徐健，姜霞，等. 医学生对实验室生物安全认知情况调查［J］. 中国感染控制杂志，2017，16（1）：73－77.

［17］刘婧斐. 新冠疫情背景下医学实习生身体活动与心理健康关系研究［D］. 秦皇

岛：河北科技师范学院，2023. DOI:10.27741/d. cnki. ghbkj.2023.000047

[18] 林青梅，黎敏，俞凯，等. 信息系统支持下新消除方案阻断乙肝母婴传播的生态学研究 [J]. 华南预防医学，2023，49（4）：452 –455.

[19] 马彦秋子，王艳玲，肖倩，等. 基于 CNKI E-Study 的国内护理实验室安全的文献计量学分析 [J]. 实验室研究与探索，2017，36（4）：284 –287.

[20] 马丽荣. 基于扎根理论的新冠疫苗接种意愿影响因素与关联路径研究 [D]. 南京：南京邮电大学，2023.

[21] 邱均平，邹菲. 关于内容分析法的研究 [J]. 中国图书馆学报，2004（2）：14 –19.

[22] 邱璐. 数智赋能全域医学快速响应案例研究 [D]. 南昌：江西财经大学，2023. DOI:10.27175/d. cnki. gjxcu.2023.001771

[23] 孙秉利. 河南省中小规模猪场生物安全现状调查研究 [D]. 郑州：河南农业大学，2018.

[24] 孙皓，时景璞. 循证医学中 PICO 模型的扩展及其在定性研究中的应用 [J]. 中国循证医学杂志，2014，14（5）：505 –508.

[25] 孙海法，朱莹楚. 案例研究法的理论与应用 [J]. 科学管理研究，2004（1）：116 –120. DOI:10.19445/j. cnki. 15 –1103/g3.2004.01.029

[26] 施丽萍. 基于内容分析法的中国科技创新政策研究 [D]. 杭州：浙江大学，2011.

[27] 王玲. 定性研究方法之焦点小组简析 [J]. 戏剧之家，2016（13）：258 –259.

[28] 王文江，张晓璐，仝玉平，等. 2023 年许昌市新冠病毒分子流行病学特征 [J]. 中国国境卫生检疫杂志，2023，46（5）：489 –492.

[29] 吴化宇，丁婕，雒朝君，等. 基于验证性因子分析的中医工作满意度量表研制 [J]. 中国卫生统计，2019，36（1）：92 –95.

[30] 吴晶，郎颖. 医疗服务可及性对老年人健康的影响 [J]. 中国卫生统计，2021，38（6）：912 –915.

[31] 毋瑞华，付玉杰，姚洪军. 基于 CiteSpace 的我国高校实验室生物安全研究可视化分析 [J]. 实验技术与管理，2023，40（S1）：63 – 67，89. DOI:10.16791/j. cnki. sjg.2023. s1.014

[32] 肖冬姐，陈海燕，肖海艳，等. 护理人员传染病突发事件应对能力现状调查及影响因素分析 [J]. 护理研究，2020，34（24）：4389 –4393.

[33] 许丽，李丹丹，许凤琴. "结构 – 过程 – 结果"理论在护理质量评价体系构建中的应用 [J]. 卫生职业教育，2019，37（12）：128 –130.

[34] 闫娟娟，赵耀伟，闫彬，等. 基于间断时间序列的药品带量采购政策实施效果研究 [J]. 价格理论与实践，2022，（12）：56 –60，195.

[35] 杨威. 访谈法解析 [J]. 齐齐哈尔大学学报（哲学社会科学版），2001（4）：114 –117. DOI:10.13971/j. cnki. cn23 –1435/c.2001.04.046

[36] 杨钰立，陈泓桦，王玲莉，等. 贵州省中学生心理健康素养现状及影响因素分析 [J]. 现代预防医学，2021，48（22）：4085 –4089，4098.

[37] 于兆吉，张嘉桐. 扎根理论发展及应用研究评述 [J]. 沈阳工业大学学报（社会

科学版），2017，10（1）：58－63.

［38］袁空军，赵创艺，杨媛，等. 基于倾向性评分匹配法探索我国中老年人体质指数与血脂异常的关系［J］. 护理研究，2022，36（10）：1724－1731.

［39］袁永旭，魏华，于琦，等. 政策工具视角下我国传染病防治领域的政策研究——基于2010—2020年的国家政策文本［J］. 现代预防医学，2022，49（2）：273－278.

［40］赵湘铃，徐杰茹，段朝晖，等. 1990—2019年中国子宫内膜癌发病趋势及其年龄－时期－队列分析［J］. 中华肿瘤防治杂志，2022，29（20）：1446－1451.

［41］张博林，杨丽萍，杨耀. 某三甲医院住院患者血栓事件的横断面分析及其抗磷脂抗体情况［J］. 中国医药指南，2023，21（22）：1－5.

［42］张赓. 文献综述写作及其特性研究［J］. 怀化学院学报，2023，42（4）：118－123. DOI:10.16074/j. cnki. cn43－1394/z. 2023.04.020

［43］张丽，相晓妹，宋辉，等. 西安市空气污染物与出生缺陷的时序变化及相关性的生态学研究［J］. 西安交通大学学报（医学版），2017，38（3）：353－358，401.

［44］张李珍，尹春，李思宇，等. 心源性猝死影响因素的巢式病例对照研究［J］. 中华疾病控制杂志，2023，27（10）：1153－1160.

［45］L Pan, K Xiao, H Zhu, et al. The impacts of public hospital comprehensive reform policies on hospital medicine cost, revenues and healthcare expenditures 2014－2019: An analysis of 103 tertiary public hospitals in China［J］. Frontiers in Health Services, 2023, 3: 1079370.

［46］O J Wouters, L A Berenbrok, M He, et al. Association of research and development investments with treatment costs for new drugs approved from 2009 to 2018［J］. Jama Netw Open, 2022, 5（9）: e2218623.